骨科临证经验集

主审 姜益常

主编 宋寒冰 张大鹏

U0301917

全国百佳图书出版单位

中国中医药出版社

·北京·

图书在版编目（CIP）数据

骨科临证经验集 / 宋寒冰，张大鹏主编 . -- 北京：
中国中医药出版社，2025. 3.
ISBN 978-7-5132-9021-0

Ⅰ . R274

中国国家版本馆 CIP 数据核字第 2024K7K781 号

中国中医药出版社出版

北京经济技术开发区科创十三街 31 号院二区 8 号楼
邮政编码　100176
传真　010-64405721
廊坊市祥丰印刷有限公司印刷
各地新华书店经销

开本 710×1000　1/16　印张 20　字数 285 千字
2025 年 3 月第 1 版　2025 年 3 月第 1 次印刷
书号　ISBN 978 - 7 - 5132 - 9021 - 0

定价　89.00 元
网址　www.cptcm.com

服 务 热 线　010-64405510
购 书 热 线　010-89535836
维 权 打 假　010-64405753

微信服务号　zgzyycbs
微商城网址　https://kdt.im/LIdUGr
官 方 微 博　http://e.weibo.com/cptcm
天猫旗舰店网址　https://zgzyycbs.tmall.com

如有印装质量问题请与本社出版部联系（010-64405510）

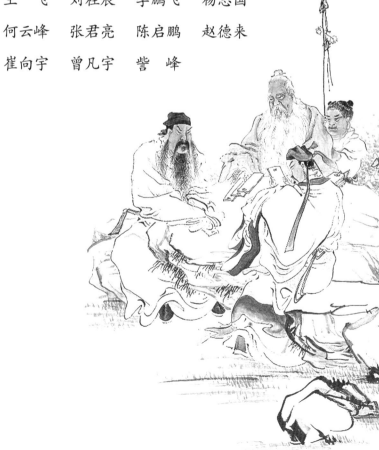

姜益常教授祖籍山东省巨野县，于1961年11月4日出生于黑龙江省齐齐哈尔市富拉尔基区。虽家境清贫，然其少年时便展现出非凡才智，好学不倦，于1980年高考中以优异成绩被黑龙江中医学院（现黑龙江中医药大学）中医系录取。因学业有成，备受院系赞誉，1985年毕业后即留校，于黑龙江中医学院附属医院执医生之职，专攻骨伤科。他勤勉工作，不断探索求知，遍访名师，将所学融会贯通于临床实践，历经近四十载积累，终成一代骨伤名家。

黑龙江省拥有独特的历史、文化、经济、地理及气候条件，是孕育骨伤名家的沃土。严寒的北方有诸多特有疾病，也因此成就了诸多刻苦钻研的骨伤名家。黑龙江省历史上涌现了黄殿栋、樊春洲、邓福树等杰出的骨伤科专家，姜益常教授不仅继承了这些北方骨伤前辈的学术遗产和独特理论，更进一步发扬光大了龙江骨伤科学。

姜益常教授现执掌黑龙江中医药大学附属第一医院骨伤三科及骨伤教研室，主任医师，被评为"龙江名医""黑龙江省名中医"，并领衔黑龙江省中医药管理局膝关节重点专病学科，同时担任黑龙江中医药大学中医骨伤学本科专业负责人。身为硕士研究生导师及全国老中医药专家学术经验继承工作指导老师，他悉心培养了大批杰出的骨伤科人才，成果丰硕。其学生遍布全国，均已成为骨伤科领域的骨干，有的甚至已成为学术领军人物，为我国卫生健康事业贡献力量。

姜益常教授将毕生所学都倾注于黑龙江省骨伤学科的教育、临床与科研之中。他勤勉务实的工作作风，为其积累了丰富的学术和临床经验。中医药学需吾辈传承，本人有幸成为姜益常教授的研究生弟子，多年来深受老师教诲。为了更好地学习和传承姜益常教授对骨伤疾病的独到见解与治疗方法，本书详细介绍了姜益常教授对于骨伤科疾病的病因、病机、诊断关键及治疗手段等，涵盖中医小针刀、正骨、手法复位、推拿、练功、中药应用，以及骨伤手术中的要点和经验。期望读者在阅读本书时，能深刻领会姜益常教授对骨科疾病的精深认识，并从中受益。

本书编纂过程中，我们既认真总结了姜益常教授近四十年的宝贵医疗经验，也参考了众多专著和期刊资料。同时，得到了黑龙江中医药大学和中国中医药出版社领导的大力支持。对此，我们表示真诚感谢！尽管我们已竭尽全力，但受时间和水平所限，书中难免存在疏漏之处，恳请广大读者不吝指正，以便完善。

宋寒冰

2025 年 2 月

目　录

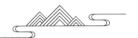

第一部分

医家传略

第一节　志向高远，初入骨科

　　姜益常教授，主任医师，黑龙江省当代中医骨科之翘楚，黑龙江中医药大学附属第一医院骨科临床教研室主任，被评为"龙江名医""黑龙江省名中医"，并荣膺"第七批全国老中医药专家学术经验继承工作指导老师"之殊荣。同时，他还肩负着黑龙江省中医药管理局膝关节重点专病学科带头人的使命，并作为黑龙江中医药大学中医骨伤学本科专业负责人，担当着培育英才的重任。姜益常教授在其职业生涯中，始终秉持认真负责、精益求精的态度，兼容并蓄的胸怀，以及传道授业的热忱。他将一生中最美好的年华无私地奉献给了深爱的中医骨伤事业。从技术到品德，都折射出医者谦逊、勤奋、仁厚的光辉。在漫长的医学征途上，他不仅完成了继承者归纳总结前辈经验的历史使命，更开创了独具风格与特色的理论和疗法，为中医骨伤领域注入了新的活力。同时，他还悉心培养了众多优秀后辈。他以合格的继承者、优秀的开拓者、辛勤的教导者之姿，为龙江中医骨伤事业积累了宝贵财富，被誉为当代龙江骨科名家，实至名归。

　　姜益常，汉族，祖籍山东巨野，于1961年11月4日诞生在黑龙江省齐齐哈尔市的一个普通工人家庭。齐齐哈尔这座东北的工农业重镇，不仅拥有着浓厚的人文环境，更承载着独特的文化底蕴。在这片黑土地上，淳朴与勤劳的文化氛围孕育了他深邃而丰富的生命内涵。自幼他便展现出非凡的才华和优异的成绩，怀揣着积极进取、不甘落后的拼搏精神。初中毕业后，他凭借出色的成绩被齐齐哈尔市第六中学录取，开启了新的人生篇章。在孩提时代，姜益常便怀揣着一个"伟大"的梦想——成为一名杰出的工程师。然而，人生充满了变数，一次偶然的关节脱位经历，让他对中医骨科产生了浓厚的兴趣。他初步领略到了中医骨科的神秘与高效，由此下定决心投身医学，立志成为一名救死扶伤的医者，守护人类的生命健康。俗话说："不为良相，便为良医。"姜益常的理想与古人的智慧不谋而合，这一抉择也深刻地改变了他的人生轨迹，并对他一生的工作与生活产生了深远影响。

1980 年，姜益常在高考中取得优异成绩，顺利被黑龙江中医学院（现黑龙江中医药大学）中医系录取。他学业有成，备受院系赞誉。1984 年，他进一步考入中医骨科专业班深造。1985 年毕业后，他选择留校，在黑龙江中医学院附属医院担任骨伤科医师，时至今日，他依然坚守在这一岗位，致力于中医骨伤科的治疗与研究。

第二节　兼容并蓄，开拓创新

在人类历史发展的长河中，中国人民凭借辛勤的劳动与卓越的智慧，创造了举世瞩目的中华文化，为人类贡献出无比璀璨的文明瑰宝。中医便是这中华民族优秀文化宝库中的一颗耀眼明珠，它代表着中华文化的精髓。历经数千年的积淀与演进，中医学已形成了完善的医学理论体系，积累了丰富的临床经验，其治疗成果至今仍熠熠生辉，彰显出强大的生命力。姜益常教授深谙中医之精髓，他汲取中医之智慧，摒弃陈腐之观念，在博大精深的中医学理论上不断创新，以先进的理念引领实践，再以实践验证和完善理论。

黑龙江省，这片以严寒为主要气候的土地，孕育了众多骨伤名家，同时也形成了特有的疾病类型。在这片沃土上，黄殿栋、樊春洲、邓福树等杰出的骨伤科医者脱颖而出。姜益常教授不仅继承了这些北方骨伤前辈的学术遗产和独特理论，更将龙江骨伤科学发扬光大。

1985 年，姜益常教授踏入黑龙江中医学院附属医院骨伤科，开启了他的医学之旅。白日里他忙于诊治病患，夜晚则沉浸在医书的海洋中。他学识渊博，能够触类旁通，将所学知识融会贯通。当时医院内中医骨科名家汇聚，姜益常教授有幸跟随黄殿栋、樊春洲、邓福树等骨科大家学习工作，得到了他们的言传身教。同时，他结合自己的领悟，集各家学说之所长，很快在中医骨伤科领域形成了自己独特的学术思想。姜益常教授一直致力于探索中西医结合治疗脊柱及骨关节病的方法，他凭借丰富的理论知识，提出了"五步法"治疗膝关节病、腰椎间盘突出症术后的腰背肌锻炼、针刀治疗颈源性眩晕和老年性骨质疏松导致的腰背部疼痛，以及补肾强督法治疗强直性脊柱炎等创新性的临床治疗方案。此外，他还凭借精湛的技艺，在传统中医骨折手法复位的基础上，结合自身的临床经验，对其进行了相应改进。

在探索骨科治疗新法的过程中，姜益常教授不断推陈出新，善于归纳总结。自 20 世纪 70 年代朱汉章先生开创针刀治疗以来，针刀在我国的发展历程并非一帆风顺。但姜益常教授坚信，针刀虽然是一种新兴的中医治疗方法，但其本质仍然植根于中医九针的传统之中。既然古籍中早有记载九针可以疗疾，那么针刀同样具有治疗的潜力。于是，他开始尝试使用针刀治疗骨科常见疾病，如腱鞘炎等。相较于以往常用的钩针治疗，针刀操作更为安全可靠，避免了可能因操作不慎而导致的肌腱损伤风险。患者在接受针刀治疗后，腱鞘炎症状能够得到显著改善。这一成功的实践进一步坚定了姜益常教授对针刀治疗骨科疾病的信心。接下来，他凭借扎实的解剖知识和对生物力学的深入理解，开始将针刀技术广泛应用于颈椎病、腰椎间盘突出症，以及膝骨关节病的治疗中。

在骨折治疗领域，姜益常教授同样展现出卓越的医术和独到的见解。以 Colles 骨折为例，他在长期的临床实践中发现，尽管手法整复和石膏固定能够使骨折部位达到良好的对位对线效果，但在固定一段时间后的 X 线复查中，掌侧骨质常常会出现丢失现象。经过深思熟虑，姜益常教授认为这是由于石膏固定后掌侧缺乏有效支撑所致。为了解决这一问题，他创新性地提出，在石膏固定后再于掌侧加置一块夹板，以提供必要的支撑。实践证明，这一改进措施显著减少了骨质丢失的发生率。

姜益常教授以精湛的医术、勇于创新的精神为中医骨伤科的发展作出了杰出贡献。他的治疗方法和理念不仅深受患者信赖，也为同行所敬仰。

在疑难杂症的治疗方面，姜益常教授采用中西医结合的方法，表现出极高的造诣。以强直性脊柱炎为例，教授不仅深入研究其病因病理，还从中医经典中寻求辨证施治的灵感，进而提出了补肾强督祛湿法治疗强直性脊柱炎的创新组方（基本方组成：金毛狗脊30g，桑寄生30g，葛根30g，白芍30g，生甘草10g，青风藤30g，威灵仙15g）。此方经过十余年的临床应用，已成为治疗强直性脊柱炎的主要中药制剂，并收获了令人满意的临床疗效。

在康复医学领域，姜益常教授同样有着独到的见解与杰出的贡献。自1995年至今，他已对1.2万多名腰椎间盘突出症患者成功实施了手术治疗，并对其中的8000余例患者进行了系统的术后腰背肌功能锻炼指导。通过长期的跟踪随访，这些患者的恢复效果均十分显著。姜益常教授将术后锻炼分为三个阶段：第一阶段（术后3～7天），注重适当牵拉与放松运动的结合，以缓解腰背肌肉痉挛、改善血液循环、促进炎性渗出物的吸收及神经根水肿的消散，从而防止神经根粘连；第二阶段（术后7天～3周），重点在于加强腰背肌力量、改善腰腿功能、增强腰椎稳定性，并纠正腰部不良姿势，以治疗和预防肌肉萎缩；第三阶段（术后3周以后的长期运动方式），则强调逐渐加强腰背肌肉的锻炼，并注意腰背部活动的自我保护。经过三个阶段的科学训练，患者的腰背肌得到了有效锻炼，脊柱的稳定性得到了显著提升，在一定程度上延缓乃至杜绝了颈椎病的发生。

以上所述仅是姜益常教授在中医骨伤领域众多贡献中的冰山一角。他在针刀松解法治疗习惯性髌骨脱位、针刀治疗颈源性眩晕，以及针刀配合旋提法治疗寰枢关节半脱位等方面均有着独到的见解和实践经验。这些宝贵的学术思想和实践成果已通过课题研究和学术论文等形式得到了系统归纳总结。

姜益常教授自2004年起担任骨伤三科主任，2016年晋升为骨科教研室主任，同年荣获"黑龙江省名中医"称号，2018年再获"黑龙江省名医"殊荣。2020年，他接任黑龙江中医药大学骨伤专业负责人一职，继续致力于中医骨伤领域的教学与科研工作。2022 年，姜益常教授更是被遴选为"第七批全国老中医药专家学术经验继承工作指导老师"，这无疑是对他多年来在中医药领域所作贡献的高度认可。他凭借精湛的医术和深厚的中医底蕴，在中医骨伤领域辛勤耕耘近四十载，将其精力都奉献给了人类健康事业和他所深爱的这片黑土地。他用自己勇于探索、无私奉献的精神为中医药事业的发展开辟了一条康庄大道。

第三节　传道授业，广植杏林

回望姜益常教授近四十年的医学教育之路，可谓桃李满天下。正所谓"学高为师，身正为范"。姜益常教授在汲取前人智慧的基础上，不断学习新知识与技术，深谙医道之精髓，终成为医学界的佼佼者。其深厚的学识功底为他赢得了为人师的资格，而他谦逊正直的品性、勤勉敬业的精神，更是对众多弟子都产生了深远影响。

韩愈云："师者，所以传道授业解惑也。"这句流传千年的名言，至今仍然闪耀着智慧的光芒。姜益常教授深刻理解并践行着这一教育理念，"作为老师，传道是根本，授业是基础，解惑是关爱"。这也是他从教近四十年来始终坚守的信条。他常说："没有教不好的学生，只有不会教的老师。"姜益常教授认为，老师应时常自省，勇于剖析自己的不足，在教学实践中不断反思并改进教学方法，才能保持教学的活力与创新。作为一名优秀的导师，除了具备扎实的专业知识外，还应拥有广博的相关学科知识，如此才能融会贯通，激发学生的求知欲，引领他们在交叉学科中探索新的兴趣点。

2016 年，身为骨科教研室主任的姜益常教授依然坚守在教学一线，为本科生讲授《中医骨伤科学》。他相信每个学生都蕴藏着无限的潜能。在课堂上，他喜欢用彩色粉笔绘制肌肉、骨骼和神经图解，同时进行讲解，引导学生跟随他的思路。在运用数字解剖、多媒体动画等现代教学手段的同时，他也坚持使用板书、挂图、标本等传统教学方式，让思维活跃但注意力不易集中的 80 后学生们在枯燥的解剖课上也能聚精会神地听讲、记笔记，并积极参与课堂互动。

在指导研究生方面，姜益常教授至今已培养了 70 多名硕士研究生，并发表了 100 余篇论文及多部著作。他在救死扶伤的同时，还利用自己的专业知识进行医学科普宣传，多次参与电台和电视台的科普节目，致力于提高广大群众的医学素养，培养更多的医学人才，让医学的火炬代代相传。他对年轻医生寄予厚望，要求他们加强自身业务素质的提升，先学会做人再做事；要树立远大目标，并勇于面对困难挑战自己的临床工作和科研。他将培养年轻医生比作链式反应中一环接一环的传递过程，在老一辈医者的辛勤耕耘下，中医骨伤的精神才得以在新一代医生中薪火相传、生生不息。如今黑龙江中医药大学骨伤科已经建立起一支立体化、多层次的人才队伍，在科研与临床之间形成了良性互动、前沿与基础之间相互渗透的良好局面，有力地推动着学科的持续发展与进步。

第二部分

学术思想

姜益常教授的学术思想可概括为：融贯古今，正骨归原；洞察细微，创新不辍；融汇中西，优势互补；动静相宜，医疗与调养并重；针刀精妙，微创疗效显著；追求平衡，顺应自然之道。

姜益常教授在骨伤科临床与教学领域深耕近四十载，他在继承传统的基础上不断创新，融入新知，于骨伤科积累了丰富的医疗经验。他参考中医学对骨病的认识，同时吸纳西医学理念，在保守治疗方面勇于拓宽治疗手段。姜益常教授一直致力于探寻中西医结合治疗脊柱及骨关节病的路径，结合深厚的理论知识，他提出了"五步法"治疗膝关节病、腰椎间盘突出症术后的腰背肌锻炼、针刀治疗颈源性眩晕和老年性骨质疏松导致的腰背部疼痛，以及补肾强督法治疗强直性脊柱炎等创新性的临床治疗方案。同时，姜益常教授凭借其精湛的技艺，对传统中医骨折手法复位进行了临床经验上的改良。具体学术思想概述如下。

第一节　针刀治骨，源古创新

自 20 世纪 70 年代朱汉章先生开创针刀治疗以来，针刀在我国的发展历程并非一帆风顺。面对外界对针刀治疗科学性的质疑，姜益常教授深入研究古籍，在《灵枢·九针十二原》中寻得中医九针的描述，并从中找到针刀治疗的历史渊源。他坚信，既然古籍中记载九针能治病，那么属于九针范畴的针刀同样具有疗效。于是，姜益常教授率先在骨科常见的腱鞘炎治疗中尝试应用针刀，取得了显著疗效。这一成功实践进一步坚定了他对针刀治疗骨科疾病的信心。随后，通过对解剖知识和生物力学原理的深入钻研，姜益常教授将针刀治疗拓展至颈椎病、腰椎间盘突出症和膝骨关节病等领域。随着临床应用的深入，他发现不同疾病、同一疾病的不同症状，在使用不同规格的针刀时，会产生不同的治疗效果。这一发现与《灵枢·九针十二原》中的记载不谋而合，再次印证了他的临床经验与古代医理的契合。

第二节　中西兼顾，取长补短

Colles 骨折作为常见的骨折之一，中医正骨在此疾病的治疗上完全可以媲美西医的手术治疗，甚至在一定程度上优于手术治疗。姜益常教授在多年的临床治疗中发现，虽然经过手法整复和石膏固定后，骨折的对位和对线均达到了满意效果，但是在固定 1～2 周后，X 线复查可见掌侧的骨质会有丢失的情况。起初以为这可能是因患者体质原因出现的个例，但是随着对更多患者的回访发现，这并不是个例。姜益常教授开始对于这种情况的发生进行了深入思考，经过深思熟虑，姜益常教授认为这是因为石膏固定后，掌侧没有相应支撑出现的问题，但是在当时可以查阅到的文献中并未对此类情况进行记载，也没有针对这一情况的治疗方案。虽然这并不会影响患者骨折的恢复，但是对于日后功能的恢复可能会有一定影响，会造成恢复期的延长、远期出现腕关节周围的不适，姜益常教授决定当骨折石膏固定后，再于掌侧放置一块夹板，来给予支撑，结果发现骨质丢失的情况正如预期一样，发生率明显降低。

第三节　强直治疗，中药探微

强直性脊柱炎这一慢性炎性疾病，主要以侵犯中轴骨骼为特征，骶髂关节炎为其显著标志。该病呈现明显的家族聚集性，炎症会蔓延至滑膜关节及肌腱、韧带的肌腱端，常常导致纤维性和骨性强直，造成不同程度的残疾，严重地影响了患者的生活质量。因此，如何有效控制关节炎症及疾病进展，促进受损关节的修复，仍是中医骨伤学科研究的重中之重。

尽管西医学在强直性脊柱炎病因学的研究上已取得了显著进展，但其确切病因仍未完全揭示。对强直性脊柱炎发病与诸多因素如内分泌、代谢、营养、地理、职业、心理和社会环境的关系进行深入探讨后，发现这些因素虽可能对疾病有一定影响，但并非直接病因。众多学者倾向于将强直性脊柱炎归类为自身免疫性疾病，其中抗原可能为体内隐蔽抗原或自身组织抗原性改变后形成的免疫原。免疫异常被视为强直性脊柱炎的核心环节。遗传因素与环境因素如感染等，通过干扰免疫系统，导致免疫功能紊乱，从而引发疾病。例如，连锁不平衡学说指出，真正的疾病易感基因与人类白细胞抗原（HLA）某基因座位的等位基因存在紧密连锁不平衡，而 HLA 基因本身并非致病基因，真正的易感基因可能是干扰免疫调节过程、引发自身免疫现象的病态免疫应答基因。当前已有研究证实，免疫反应产生的炎性细胞因子、基质金属蛋白酶（MMP-9）及其抑制剂（tIMP-1）在关节炎性破坏中扮演着重要角色。因此，明确强直性脊柱炎患者中 MMP-9 和 tIMP-1 的调控机制，通过干预手段启动内源性修复机制，降低 MMP-9 和 tIMP-1 的作用，是控制关节炎症及疾病发展的理想途径。

补肾强督祛湿法，这一疗法基于姜益常教授长期的临床经验，是治疗强直性脊柱炎的有效方剂（基本方：金毛狗脊 30g，桑寄生 30g，葛根 30g，白芍 30g，生甘草 10g，青风藤 30g，威灵仙 15g）。经过十余年的临床应用，该方剂已成为姜益常教授团队治疗强直性脊柱炎的主要中药制剂，并取得了令人满意的临床疗效。课题组前期的黑龙江省教育厅课题研究发现，补肾强督祛湿法不仅具有抗炎镇痛、调节免疫功能的作用，还能激活机体的内源性修复机制，并参与调节强直性脊柱炎患者体内单个核细胞（PBMC）的分泌。我们进一步探讨补肾强督祛湿法是否能降低强直性脊柱炎患者血清中 MMP-9 和 tIMP-1 的水平，以期从胞内信号转导通路的整体调控角度，阐明其内源性修复作用机制。这将有助于验证"中药汤剂 - 信号调控血清 - 内源性修复启动"的科学假说，为中药治疗强直性脊柱炎提供新的科学依据，并为强直性脊柱炎的治疗研究开辟更为广阔的思路。

第四节　针刀疗法，骨疾新解

对于腰椎间盘突出症术后的并发症，姜益常教授曾教导我们，手术虽能显著提高病患的生活质量，但临床中常因术后过度制动而引发腰背部肌肉萎缩、活动受限，甚至短期内出现颈椎病的症状。西医学强调生命在于运动，人体组织、器官遵循"用进废退"的原则，因此，姜益常教授非常重视术后指导患者进行早期功能活动与肌肉主动锻炼。他强调，这就是动静相宜之道，功能的恢复才是衡量手术与治疗效果的理想标准，康复锻炼势必成为骨科术后不可或缺的一环。

姜益常教授指出，腰椎间盘手术能够解除突出的间盘组织对神经根及硬脊囊的压迫，纠正其骨性位置关系，从而消除根性疼痛。然而，手术同时也可能增加腰椎不稳的风险，导致术后仍可能出现腰痛、腿痛等症状。腰椎的机械性不稳定在临床上虽不一定伴随可观察到的异常移位，但无一例外会引发明显的临床症状。从临床观察来看，腰椎间盘突出症术后患者几乎都会出现不同程度的慢性腰痛，且部分患者腰腿痛的症状还会复发。

鉴于此，姜益常教授自 1995 年至今，已对 2000 余例腰椎间盘突出症患者进行了手术治疗，并对其中 1000 余例患者进行了系统的腰背肌功能锻炼。经过长期的术后跟踪随访，效果显著。姜益常教授将术后锻炼划分为三个阶段：第一阶段（术后 3～7 天），旨在通过适当的牵拉与放松运动，缓解腰背肌肉痉挛，改善血液循环，促进炎性渗出的吸收，以及神经根水肿的消散，防止神经根粘连。具体方法包括在护理人员协助下进行股四头肌收缩、被动直腿抬高、被动交替屈伸腿等，角度从 30° 逐渐增至 70°。7 天后鼓励患者主动练习。第二阶段（术后 7 天～3 周），重点在于加强腰背肌力量，改善腰腿功能，增强腰椎稳定性，纠正腰部不良姿势，并预防和治疗肌肉萎缩。具体方法包括指导患者佩戴腰围，上下床的正确方式，纠正腰椎姿势和平衡能力的训练，腰背肌、腰臀和背臀肌的锻炼，以及腰肌的放松与伸展运动。第三阶段（术后3周以后的长期运动方式），此阶段需逐渐强化腰背肌肉的锻炼，并注重腰背部活动的自我保护。鼓励患者在腰围保护下下地行走，进行腰背肌巩固锻炼，并教授蹬脚、踢腿、伸展、转腰、悬拉等动作，以及快速行走、退步行走、慢跑和游泳等运动方法。

通过姜益常教授精心设计的三阶段训练，患者的腰背肌得到了有效锻炼，不仅增强了脊柱的稳定性，还在一定程度上延缓甚至杜绝了颈椎病的发生。

姜益常教授指出，当前针对习惯性髌骨半脱位的治疗手段对患者造成的创伤偏大。习惯性髌骨脱位，亦称复发性髌骨脱位，是髌骨不稳定的一种常见表现，在髌股关节疾病中占有一定比例。此病是导致患者膝关节疼痛及髌股关节软骨退变的重要因素之一。导致习惯性髌骨脱位（滑脱型）的成因多样，文献中报道的病例包括轻度外伤、出生后即有的髌骨脱位、学步时发现的髌骨脱位，以及在各个生长阶段出现的髌骨脱位。然而，随着年龄的增长，初次发生髌骨脱位的病例数呈下降趋势。

通过临床检查及手术观察，我们证实了膝关节局部结构在骨骼（静力性因素）和软组织（动力性因素）方面均存在先天性发育畸形。多数学者认为，影响髌骨稳定性的主要因素包括：①静力性因素，主要涉及髌韧带、内外侧支持带、髂胫束，以及股骨内外髁等。其中，髌韧带主要起限制髌骨上移的作用，而内外侧支持韧带则限制髌骨的侧方移位，髂胫束在加固髌骨外上方方面也发挥着作用。因此，髌骨外侧的限制机制强于内侧。当膝关节伸直后，股四头肌放松时，髌骨会稍向外偏移。滑车沟的内外侧壁则起到限制髌骨侧方滑移的作用。然而，当沟角增大，即沟槽变浅或股骨髁发育不良时，髌骨便可能失去这种限制作用，从而容易发生脱位。此外，当髌腱长度超过髌骨纵轴长度时（即髌骨高位），也会成为不稳定因素。②动力性因素，主要是指股四头肌的作用。由于其斜头肌纤维附着于髌骨内缘上1/2处，当该肌肉收缩时，会产生向内牵拉髌骨的作用。这是拮抗髌骨外移、稳定髌骨的重要动力因素。

近年来，随着影像学技术的不断进步，人们发现习惯性髌骨脱位与高位髌骨过大的 Q 角、外侧支持带的挛缩肥厚、髌骨的发育类型，以及股四头肌内侧头肌张力不良等因素密切相关。因此，改变高位髌骨过大的 Q 角，减少外侧支持带的挛缩肥厚，以及平衡股四头肌内侧头肌张力，成为治疗此病的关键所在。

目前，治疗习惯性髌骨脱位主要采用手术方法，过去一个世纪中，手术方法已逾百种。然而，由于本病的病理复杂性，迄今为止尚无一种术式能确保可靠疗效。手术旨在稳定髌骨、恢复其正常运动轨迹，从而预防或减少未来髌股关节炎的风险。但当前手术方法对于膝外结构挛缩和内侧结构松弛的问题仍缺乏有效的解决策略。有国外学者认为，对于髌股关节骨关节病，单一的关节清理手术效果并不理想，同时，手术治疗可能引发的骨骺损伤是全球骨科医师共同面临的挑战。因此，临床急需一种既效果显著又操作简便、安全且易于被患者接受的治疗方案。

针刀松解术在治疗习惯性髌骨脱位方面展现出诸多优势，如操作简便、疗效明确、不良反应小、成本较低等。它在缓解疼痛、预防畸形及改善功能方面表现突出。通过局部作用点的刺入与对痛点的切割剥离，针刀松解术能够松解挛缩组织、解除局部粘连、降低软组织内张力、恢复力的平衡、消除神经末梢的牵拉与卡压、改善局部血液循环、消除无菌性炎症，从而打破由膝外软组织病变引发的恶性循环，最终缓解疼痛并恢复髌骨的正常运动轨迹。值得一提的是，针刀松解术对骨骺的损伤极小，有效解决了手术易损伤骨骺的全球性难题。

姜益常教授通过深入研究，对针刀松解法在治疗习惯性髌骨脱位方面的应用进行了临床验证。研究结果显示，与传统保守治疗相比，针刀松解法无需长期保持对膝关节的固定保护，同时能够恢复力的平衡，且治疗后复发率极低。与常规手术相比，针刀松解法具有不损伤骨骺、创伤小、操作简单快捷、患者痛苦小、经济负担轻等诸多优点。通过对比患者治疗前后髌骨轴位 90° 的 X 线影像，发现针刀松解治疗后患者膝关节无明显疼痛感，关节活动接近正常，且骨 X 线髌骨指数有明显改善。

针刀松解法在治疗髌骨半脱位方面表现出色，能够有效恢复髌骨内外侧力的平衡，使半脱位的髌骨复位且不易复发。其疗效明显优于保守治疗，并与常规手术治疗相比具有操作简便、风险低、费用少、创伤小且无需术后卧床等诸多优点。这一方法为广大患者提供了新的治疗手段，不仅减少了手术创伤，还减轻了患者的经济负担。

姜益常教授在临床实践中观察到，部分患者在出现头晕症状时，首先会前往心血管内科或耳鼻喉科进行检查。然而，在经过一系列详尽的检查后，他们往往发现眩晕的根源与这些科室并无直接关联，最终才会转向骨科寻求帮助。经过深入检查，这类眩晕症状多被确诊为颈源性眩晕。姜益常教授指出，颈源性眩晕是由于椎基底动脉颅外段受到颈部病变影响，导致血流受阻，从而引发以眩晕为主的临床综合征。其临床表现多样，轻者可能仅感到阵发性或持续性的头晕脑胀，稍重者则会出现头重脚轻、步态不稳的情况，而重者可能会感到天旋地转，甚至晕倒。颈椎的"骨－韧带复合体"是维持脊柱稳定的重要结构，它与椎间盘共同为脊柱提供内源性稳定，这种稳定又被称为静力平衡。而肌肉则起到动力平衡的作用，且动力平衡的重要性甚至超过静力平衡。姜益常教授提出，"动力平衡失调在先，静力平衡失调为主"是颈部疾病发生与发展的核心因素，因此，颈椎生物力学失衡是导致本病的主要原因。

姜益常教授在临床上运用针刀治疗颈源性眩晕，取得了显著的治疗效果。其针刀治疗方法如下：患者采取俯卧位，上胸部垫上枕头，头部保持低位，颌部贴近胸前，确保颈部充分暴露，同时保持口鼻呼吸道通畅。在枕骨下项线、病变椎体椎板旁、关节突关节体表投影点，以及颈部肌肉压痛点等部位进行选择性定点，并用标记笔进行标记。随后进行常规消毒，铺设无菌巾，佩戴无菌手套，并使用 1% 的利多卡因进行局部麻醉。选用汉章牌 4 号针刀，在枕骨下项线处，使刀口线与人体纵轴平行，针刀垂直刺入枕骨面，进行 2～3 刀切割剥离。在病变椎体椎旁开 1.3cm 处，使刀口线与人体纵轴平行进针，当探及椎板后，改变刀口线方向 90°，上下探及椎板上下缘，进行 2～3 刀的黄韧带松解，然后向外探及关节突关节，松解关节突关节囊两刀。对于颈背部肌肉的压痛点或条索状结节处，使用针刀垂直肌纤维走行方向进行 2～3 刀的纵向疏通和横向剥离。出针后立即进行压迫止血，确认无出血后，再次消毒并用无菌敷料覆盖创口。治疗频率为每周 1 次，两次为 1 个疗程。据统计数据显示，针刀疗法治疗颈源性眩晕的总有效率高达 90.0%。这一疗法不仅能有效缓解颈源性眩晕患者的症状与体征，还能显著提高患者的生活质量和工作能力。同时，针刀疗法还能有效改善颈源性眩晕患者的椎基底动脉血流速度。

姜益常教授在诊治颈源性眩晕时察觉，部分患者之眩晕非由颈椎间盘突出所致，而是因寰枢关节半脱位所引发，且常伴有耳鸣、视物不清、记忆力衰退及失眠等症状。从解剖结构角度分析，左右两条椎动脉在脑桥尾侧缘汇合成椎基底动脉。此系统及其分支对脑干、小脑和大脑后部进行供血，占脑血流量的 40%，临床上称为脑后循环。椎动脉自寰椎的椎间孔至枕骨大孔间存在三处近乎直角的转弯，此乃椎动脉在椎间孔穿行的第三阶段。颈部之屈伸、侧弯及旋转均可能对椎动脉产生牵张与挤压，虽两侧椎动脉可相互代偿以保障椎基底动脉正常供血，然若寰椎关节发生错位，椎动脉便会直接受压、牵张、扭转，导致血管痉挛、管腔变窄、血流受阻，一旦超出另一侧椎动脉的供血代偿能力，便可引发脑部供血不足及相关肌肉的僵硬、痉挛等症状。从影像学角度考量，姜益常教授建议患者拍摄颈椎开口位片。在开口正位片上，若寰椎侧块等宽，且寰枢关节外侧对合不全或枢椎棘突偏离中线，则可判定为寰枢关节半脱位或不稳。此前，有其他专家认为寰齿间隙差值大于 3mm 对诊断寰枢关节半脱位具有重要意义，但此非唯一诊断依据。寰枢侧块不对称不能单独作为诊断寰枢关节脱位或半脱位的指征。唯有在明确颈部外伤史且寰枢侧块间隙差值超过 2mm，并结合临床综合评估后，方可确诊。姜益常教授指出，当 X 线显示寰枢关节外侧对合不全或枢椎棘突偏离中线，且患者症状与 X 线表现相符时，才诊断为寰枢关节半脱位或不稳。在治疗方面，姜益常教授主张首先采用针刀松解法进行治疗。具体步骤如下：首先，患者取坐位，选定双侧后枕部夹脊穴、风府穴及患侧阿是穴进行标记定位；其次，进行常规碘伏消毒，并由术者穿戴无菌手套；接着，以小针刀刀口线平行于肌纤维方向进刀，以纵行剥离为主，辅以横行剥离，直至刀下明显松动后顺原路出刀；最后，以敷料进行包扎，并确保术区在两天内保持干燥，避免剧烈活动。针刀治疗的优点在于能够松解局部粘连、平衡肌力和力线、改善局部血液循环。此后，再配合旋提法治疗，对于改善寰枢关节脱位情况效果更佳，优于单纯的手法整复。同时，姜益常教授强调，此手法整复非传统的颈椎整复手法，而是需结合不同手法进行。具体操作：患者取矮坐位，医者站于患者背后，左手拇指触及患侧偏移横突并固定之，余四指置于患者对侧头颞部，右手扶持面部并向上端提头部。在右手向健侧上方旋转的瞬间，左手拇指将横突轻压向患侧，听到"咯"的一声后，拇指下有轻度移动感，触之平复或改善，即完成手法整复。此法之益处在于可避免因手法过于暴力而压迫颈动脉，导致患者出现一过性晕厥的情况。

第五节　动静结合，促进骨愈

骨伤科中对骨折的手术疗法是吸取了中西医两者之长，但其指导思想和治疗原则则是源于传统正骨医学，是在活血化瘀、祛瘀生新、动静结合、筋骨并重等原则指导下发展起来的，其治疗原则顺乎自然，合乎生理，符合生物力学，适应骨组织生物性能，是力争以最安全、最小负担的影响取得良好的疗效为目的，将骨折对位、固定，而不影响关节活动，让患者在骨折愈合期间可以过着接近正常人的生活。

在骨折的诊断过程中，临床表现上一般症状即有疼痛和压痛、活动功能障碍，特征性改变即畸形、骨擦音及异常活动，这三种特征只要其中一种出现，在排除关节脱位、肌腱损伤或其他组织病变引起的肢体畸形时，可以初步诊断为骨折。但需要注意的是，在查体时不应主动寻找骨擦音或异常活动，避免过度增加患者痛苦，加重局部损伤或进而导致更严重的并发症，要防止只看到浅表损伤、不注意深部创伤，只看到一处损伤而忽略多处复杂损伤，只注重骨折局部、不顾及患者全身伤情，只顾检查、不顾及患者痛苦和增加损伤风险等情况。通过仔细询问受伤经过，详细进行体格检查，认真分析症状、体征和影像学表现等，从而做出及时准确、全面的诊断，以防漏诊、误诊。

"动静结合"理论的理念首次见于唐代蔺道人所撰写的《仙授理伤续断秘方》，其载："凡曲转……将绢片包之。后时时运动，盖屈则得伸，得伸则不得屈，或屈或伸，时时为之方可。"奠定了中医骨伤科"动静结合"理论的基础。在骨折的治疗理论原则方面，"动静结合"理念为骨科四大基本指导原则之首，于1966年由方先之、尚天裕等结合中西医治疗骨折的经验后正式提出，并编写了《中西医结合治疗骨折》，提出了骨折治疗和愈合的新观点，也被广泛应用于指导骨科术后的功能锻炼。现阶段，"动静结合"理论与骨折、筋伤疾病及骨代谢病多有交叉，并且贯穿疾病发生、发展与防治的始终，被广泛应用于临床试验研究与实践中，且理论不断充实和成熟。"动静结合"理论的作用机制是在整体上协调全身脏腑、经络，调节气血、津液，进而改善骨伤病损所造成的身体内外环境失衡，预防和减少减轻并发症的发生，理论认为"动"是绝对的，运动能够促进气血津液的流通，避免关节出现过分粘连；"静"是相对的，相对的静有利于在静息状态下修复软组织及关节的损伤。因而动与静既是对立也是统一的，在治疗过程中要做到"动中有静，静中有动，动静结合"。

骨折的治疗是一个持续过程，固定是骨折愈合的必要条件之一，创伤骨折需要"动静结合"理念的指导，当骨折复位后获得一个良好的力学环境的时候，仅仅是治疗的开始，同时应该考虑在骨折断端符合固定标准的情况下，为患者的康复活动锻炼提供尽可能良好的条件。康复锻炼对于整个固定后的治疗过程来说至关重要。这里所说的固定，即一种弹性固定或有限固定，而非传统的硬性固定，理念和实践需要逐渐探索。《类经·十二经筋结支别》有云："筋有刚柔，刚者所以束骨，柔者所以相维。"术后进行锻炼的过程中可引起肌肉收缩，局部产生压力促进骨折断端的挤压，可促进局部微循环血管内皮细胞的增生，修复局部血管，改善血运，增加局部营养，周身经络通畅，促进骨折愈合。肢体在活动中才会发挥作用，术后系统早期的功能锻炼可以改善关节功能，防止肌肉萎缩和粘连，降低关节僵硬的风险。动静结合理论指导下的功能锻炼不是盲目的训练，需从全身到局部，从软组织到骨骼系统，针对骨折的不同阶段制定训练量，骨折早期"以静为主，以动为辅"，在骨折中期"动静平衡"，在骨折后期"以动为主，亦静亦动"。在骨折早期肢体尽早进行肌肉的等长收缩锻炼等，可促进组织中血液循环和淋巴管的回流，防止长时间制动而引起废用性萎缩，合理的运动还可以产生生物电作用，有助于钙离子在骨骼中的沉积，促进骨折愈合。在骨折中期缓慢柔和的关节主动或被动运动，能牵伸挛缩的关节囊及韧带和关节周围软组织，保持肌肉休息状态时的长度，减少关节活动度的丢失，并能促进关节内滑液的分泌与循环，可防止或减轻关节内粘连。骨折后期随着活动量的增加，加入肌肉的抗阻力训练，在肌肉力量增长的同时，肌肉群的协调能力也会得到提高。动静结合理论指导下的功能锻炼是有目的、有选择、有节制的活动，并且是循序渐进的。将患者的动态和静态相结合，充分发挥机体的自我修复能力，改善骨、肌肉、筋脉的血运，促进骨折的愈合。姜益常教授本着骨伤科治疗重要原则"动静结合"理论，整体协调骨伤科手术治疗和术后康复过程的平衡关系。

第六节　治椎之道，探法寻方

　　人体作为一个有机整体，筋骨之间相互协调，筋与骨的任何一方受到内外邪气的侵袭，便会导致筋骨失衡，脊柱也会失去动静结合状态。腰椎间盘突出症是腰椎间盘因外伤或腰部软组织慢性劳损所致纤维环破裂，髓核从破裂处突出或脱出，压迫脊神经或者马尾神经，而出现的以腰腿放射性疼痛、下肢及会阴区感觉障碍为主要症状的疾病，严重时可引起下肢瘫痪。西医学认为，脊柱的生理活动和稳定性主要依靠内外动静力平衡系统来维持，一是脊柱椎体、椎间盘、附件及相连接韧带组织的内源性静力平衡，二是脊柱周围肌群及其他软组织的调节组成的外源性动力平衡。腰椎椎间盘是由内部的髓核和外周的纤维环组成的，髓核中含有大量的 2 型胶原蛋白纤维和蛋白多糖，这些物质提高了椎间盘组织的耐压强度。纤维环主要胶原纤维构成，这些纤维相互交错，提高了椎间盘的抗拉强度。当椎间盘发生退变，髓核就会失去一些压应力，这使得作用于纤维环的压力不断上升，以致原有的纤维环的外侧纤维结构出现裂隙，造成平衡的失调，最终导致椎间盘突出得以发生。动静力系统的相互协调，才会避免因一方平衡失调使脊柱的生理功能和完整性遭到损害。椎间盘突出分为四种，即膨出型、突出型、脱出型和游离型。膨出型最轻，一般刚刚导致出现症状，或无明显症状发生。突出型是指因纤维环外围组织的轻度损害致部分髓核组织突出至纤维环以外。而在脱出型中，突出于纤维环外的组织更多，其突出部分的直径较基底部要宽大。游离型椎间盘突出是指从残存椎间盘分离的一块椎间盘组织游离于椎管内。椎间盘突出也可以按照解剖位置分类，即中央型、旁中央型、椎间孔型和极外侧型，中央型突出位于纤维环的后正中线上。旁中央型是最常见的类型，其突出物多沿着后纵韧带边缘较后正中线稍偏向外侧，椎间孔型突出物在椎间孔，极外侧型多在椎间孔外缘以外。腰椎神经根于相应椎体的椎弓根下缘穿出椎管，中央型与旁中央型突出压迫下位神经根，而椎间孔型和极外侧型压迫上位神经根。如 $L_{4\sim5}$ 间隙水平的中央型或旁中央型突出压迫 L_5 神经根，而椎间孔型与极外侧型突出则会压迫 L_4 神经根。

手术治疗的选择方面，在检查时若未发现有神经功能损害，可先尝试通过给予抗炎药物、物理治疗、推拿按摩等 3 个月内的保守治疗，若患者感觉无明显缓解甚至继而出现顽固性症状，通常应考虑手术干预。腰椎髓核摘除术是治疗神经根性症状的一种常见术式。在这个时段内，对于出现运动功能障碍或进行性神经损害的患者，为了防止永久性的大小便功能障碍，对于引起马尾神经综合征的、较大的中央型突出的患者，应建议尽早行手术治疗。依据患者自身健康等不同的状况，综合情况选择合适的手术术式尤为重要，骨伤科微创技术的应用更是能体现骨伤科治疗的原则，应用上尽可能减少组织间的破坏，减少手术治疗给患者带来的痛苦，同时术后还可尽快指导患者功能锻炼，从而提高生活质量。

第三部分

骨伤疾病辨治思路与方法

　　姜益常教授对针刀疗法在治疗颈源性眩晕方面的应用进行了深入研究。他认为，颈源性眩晕属于中医学的"眩晕"范畴，其根本在于肝肾亏虚、气血衰少，同时受到风寒湿邪的侵袭，导致经络痹阻、气滞血瘀。从西医学角度看，颈椎失稳是引发颈源性眩晕的重要因素之一。颈椎的稳定性依赖于附着的韧带和肌肉，它们维持着颈椎的协调运动与力学平衡。

　　借鉴朱汉章教授的理论，姜益常教授指出，颈椎周围软组织肌肉、韧带损伤后的动态平衡失调，以及由此引发的颈椎生物力学平衡失调，是颈部发生疾病的根本原因。颈源性眩晕的发病与以下因素有关：颈部受凉、长期劳损及不正确姿势，这些因素引发局部无菌性炎症、组织粘连及瘢痕形成，进而刺激和压迫穿行其间的血管和神经。粘连的椎体周围软组织失去其正常力学平衡，导致颈椎生物力学平衡失调，使颈椎整体或局部失稳。在人体自我修复机制下，椎体骨质增生以寻求稳定，但增生的骨质和移位的椎体会刺激压迫颈部周围神经、血管、脊髓，产生相应的临床症状。因此，要解除眩晕，必须从根本上恢复颈椎的生物力学平衡。

　　针刀疗法在治疗颈源性眩晕时，融合了针刺和手术刀的功能。它首先通过针刺作用调和阴阳、疏通经络、镇痛；其次，利用刀的功能松解剥离粘连的肌肉、韧带、筋膜和瘢痕组织，局部减压，改善血液循环，排出致炎物质，促进炎症消退。这样能使颈椎周围软组织恢复力学平衡，重新建立颈椎的生物力学平衡，恢复颈椎曲度，稳定颈椎，避免椎动脉因椎体微移、牵拉而狭窄。此外，从椎动脉的走行来看，椎动脉除了穿过颈椎横突孔外，还经过椎旁软组织组成的肌肉通道。当椎旁软组织挛缩导致椎动脉相对狭窄时，会引起椎基底动脉供血不足，发生眩晕。针刀疗法能够解除颈部软组织的痉挛状态，改善椎动脉供血情况。

第一节　骨折概论

骨折乃诸般缘由致使骨骼之完整或连续状态受损之病症总名，包括皮质骨或松质骨骨小梁之毁损。因外伤而骨质遭破坏者，被称为外伤性骨折，其中亦包含儿童因外伤所引发的骨骺分离。而由骨骼之病变，诸如结核、肿瘤、炎症等疾患所引致之骨质毁损，则名为病理性骨折。

"骨折"之病名，源自唐代医家王焘所撰之《外台秘要》。中医学对于骨折的治疗积累了丰富的临床经验，在复位、固定、功能锻炼及药物治疗等诸方面，皆有其独到之精髓。

第二节　病因病机

一、主要病因

导致骨折的主要原因包含外伤和病理两大类因素。

能够明晰骨骼、关节及其附属软组织的损伤缘由，方能对损伤的性质和程度做出准确的判断，进而对治疗、功能锻炼及预后具有重要的指导意义。

（一）外伤因素

外伤因素可概括为生活损伤、工业损伤、交通损伤、农业损伤、运动损伤、火器伤，以及自然灾害损伤等七类。

1.生活损伤　是指在日常生活中遭遇的伤害，如滑倒、摔倒、跌落等。老年人因骨质疏松多发，摔倒后容易引起股骨颈骨折、粗隆间骨折、桡骨远端骨折等；青年人由于活泼好动，常因追逐打闹、斗殴或登高跌落而导致肱骨髁上骨折、锁骨骨折、桡骨远端骨折、踝部骨折等。

2. 工业损伤　是指在从事工业操作时发生的伤害。如操作机械时可能产生的压轧、切割、撕脱等伤害，其中手部损伤尤为常见，多会造成血管、神经和肌腱等的损伤，且致残率较高。矿工、建筑工人可能因塌方或高处坠落而导致骨盆骨折、脊柱骨折、颅脑外伤等，此类伤害多数较为严重，可能合并多脏器损伤，严重时甚至危及生命。

3. 交通损伤　是指因交通事故所引发的伤害。如交通工具碰撞时可能产生的撞击或挤压伤；当交通工具紧急制动时，乘客可能因惯性作用发生碰撞或因颈部突然受挫而导致颈髓挥鞭伤；交通损伤往往伤势严重，多为多发性骨折，可能合并烧伤或多脏器损伤，严重时危及生命。

4. 农业损伤　是指在从事农业劳动时所受的伤害。农业损伤具有明显的季节性特征，多发于农耕播种或收获时节。可能因农业机械操作失误、牲畜受惊失控或高处采摘跌落等导致伤害发生，其中以肋骨骨折和四肢骨折最为常见。

5. 运动损伤　是指运动员、军人、学生等在体育运动中遭受的伤害。如长期负重行军可能引发的足部疲劳性骨折；准备活动不充分时突然发力可能导致的撕脱性骨折（如胫骨结节撕脱性骨折）；跳高、跳远等运动可能导致的股骨干骨折等。

6. 火器伤　是指在军事活动中被火器击中所致的伤害。火器伤通常为严重的开放性复杂性损伤且感染率较高。

7. 自然灾害损伤　是由台风、地震、滑坡等自然灾害所引发的伤害。患者多为多发性骨折、骨盆骨折、脊柱损伤，以及多脏器损伤等严重情况，可能危及生命。

（二）病理因素

病理因素则是由于原发或继发的骨骼病变导致骨质破坏和骨骼强度减弱。在此情况下即使遭受轻微外力也可能导致骨折发生。例如原发或继发的骨肿瘤、骨结核、骨囊肿、化脓性骨髓炎，以及先天性脆骨症等疾病均可能引发此类情况。

二、暴力形式和受伤机制

加诸人体之伤害性力量，大致可分为直接暴力、间接暴力、筋肉牵拉及持续性劳损四类。

1. 直接暴力　若暴力径直触及骨骼之某一处而导致该处骨折，则通常致受伤部位折损，此类伤势往往伴随骨折处之软组织重创，例如撞击、重压或火器所伤。

2. 间接暴力　乃是通过纵向传递、杠杆效应或扭旋作用，于远离受力点引发骨折，如自高处坠地，足部先触地时，躯干因重力之牵引急剧前屈，致使胸腰脊柱交界之椎体受折刀力影响而发生压缩性骨折。

3. 筋肉牵拉　系因肌肉骤然强烈收缩，从而拉动骨骼导致骨折，如倾跌之时股四头肌急剧收缩，可致胫骨结节撕脱性骨折或髌骨骨折等。

4. 持续性劳损　长久且反复的轻微直接或间接损伤，可逐渐导致肢体某特定部位之骨折，如长途行军常引发第二三跖骨及腓骨下 1/3 骨干骨折。此类骨折多无大移位，然其愈合颇为缓慢。

外力加于人体之后，是否导致骨折，尚与年龄、健康状态、解剖部位、受伤之姿势及骨骼有无病变等内因相关。譬如，跌倒时以手掌撑地，老者因骨质疏松、骨质较弱，常见桡骨远端骨折或肱骨外科颈骨折，而幼童则多见尺桡骨青枝骨折或骨骺分离。故而外力虽为外缘，受伤之机制却系外因与内因共同作用之结果。

第三节　骨折分类

依据骨折之分类，可决其治法、明其发展变化规律，对于治疗有重要指导意义。骨折分类之法甚多，今将常见骨折分类方式概述如下。

一、根据骨折移位分类

骨折移位程度与方向，一则与暴力大小、作用方向及搬运情形等外在因素有关，一则亦与肢体远侧端之重量、肌肉附着点及其收缩牵拉力等内在因素有关。骨折移位方式有下列 5 种，临床上常合并出现。

1. 成角移位　骨折断端轴线交叉成角，以角顶之方向称为向前、向后、向内、向外成角。

2. 侧方移位　两骨折端移向侧方。四肢按骨折远端、脊柱按上端之移位方向称为向前、向后、向内或向外侧方移位。

3. 缩短移位　骨折端互相重叠或嵌插，肢体之长度因而缩短。

4. 分离移位　两骨折端互相分离，且肢体之长度增加。

5. 旋转移位　骨折端围绕骨之纵轴而旋转。

二、根据骨折处是否与外界相通分类

1. 闭合骨折　骨折断端不与外界相通，不易感染。

2. 开放骨折　有皮肤或黏膜破损，骨折处与外界相通，容易感染。

三、根据骨折之损伤程度分类

1. 单纯骨折　无神经、血管、肌肉、肌腱或脏器损伤。

2. 复杂骨折　合并神经、血管、肌肉、肌腱或脏器损伤。

3. 不完全骨折　骨小梁或皮质骨之连续性部分中断者。

4. 完全骨折　骨皮质或小梁之连续性全部中断。

四、根据骨折线之形态分类

1. 横断骨折　骨折线与骨干纵轴接近垂直。

2. 斜形骨折　骨折线与骨干纵轴斜交成锐角。

3. 螺旋形骨折　骨折线呈螺旋形。

4. 粉碎性骨折　骨折断端碎裂成三块以上。骨折线呈"Y"形或"T"形时，又称"Y"型或"T"型骨折。

5. 嵌插骨折　嵌插骨折发生在长管骨干骺端皮质骨与松质骨交界处。骨折后，皮质骨嵌插入松质骨内，可发生在股骨颈和肱骨外科颈等处。

6. 压缩骨折　松质骨因压缩而变形，如脊椎骨及跟骨等处。

7. 裂缝骨折或称骨裂　骨折间隙呈裂缝或线状，形似瓷器上之裂纹，常见于颅骨、肩胛骨等处。

8. 青枝骨折　青枝骨折多发生于儿童。仅有部分骨质和骨膜被拉长、皱褶或破裂，骨折处有成角、弯曲、畸形，与青嫩之树枝被折时之情形相似。

9. 骨骺分离　骨骺分离发生在骨骺板部位，使骨骺与骨干分离。骨骺之断面可带有骨组织，故骨骺分离亦属骨折之一种，见于儿童和青少年。

五、根据骨折整复后之稳定程度分类

1. 稳定骨折　复位后经适当之外固定不易再度移位者，如裂缝骨折、青枝骨折、嵌插骨折及横行骨折等。

2. 不稳定骨折　复位后易于再次移位者，如楔形骨折、螺旋形骨折及粉碎骨折等。

六、根据骨折后求诊时间分类

1. 新鲜骨折　伤后两周以内求诊者。

2. 陈旧骨折　伤后两周以后求诊者。

七、根据受伤前骨质是否健全分类

1. 外伤骨折　骨折前，骨质构造无恙，纯属外力作用而致骨折者。

2. 病理骨折　骨质原已受疾（如骨髓炎、骨结核、骨肿瘤等），经轻微外力作用而骨折者。

第四节 诊断要点

《伤科补要》明言:"凡视重伤,先解开衣服,遍观伤之轻重。"诊查骨伤患者时,务必暴露充分范围,常以患侧与健侧相较,动态观察其形态及功能活动。诊查骨折与脱位时,须防只观表皮之伤而忽视骨折;唯见一处创伤而遗多处之伤;专注于骨折局部而忽略整体状况。须详询受伤经过,细行体格检查,必要时辅以影像学检查,方得确诊,以明损伤之位、性与轻重。

一、受伤史

应详询致伤之外力方式、方向(如受火器所伤、自高处坠、受撞击、为机器所绞轧等)、受损部位、受伤时姿态等,以凭上述情况全面评估伤情。

二、临床表现

(一)全身情况

1.轻微损伤一般不引发全身症状。

2.对于多发性骨折、骨盆骨折、股骨骨折、脊柱骨折及严重的开放性骨折,患者常因广泛的软组织受损、大量失血、剧痛或并发内脏伤害等而引发休克。

3.骨折处若有大量内出血,血肿吸收之际,体温会略有上升,但通常不会超过38℃;而开放性骨折体温升高时,应考虑到感染之可能。

4.骨折日久,患者多会表现出面色无华、肢体无力、肌肉萎缩等痿证之症状。

5.恶性骨肿瘤、结核等所引发的病理性骨折,患者可出现精神萎靡、低热、消瘦等类似内科疾病的症状。

（二）局部情况

1. 一般症状

（1）疼痛　损伤之后，伤处经脉受损，气血瘀滞，经络阻塞，因而不通则痛。肝肾气血瘀滞时，疼痛多在筋骨；营卫之气瘀滞时，疼痛则多在皮肉。若损伤在胸部，可出现胸胁疼痛，深呼吸、咳嗽时疼痛会加剧。所以，骨折部位可出现不同程度及不同部位的疼痛、直接压痛和间接压痛（如骨盆、胸廓挤压痛和纵轴叩击痛等）。

（2）肿胀　肢体受损后，气血瘀滞，血液离经，不能宣通，因血有形，故而肿胀。血液透过撕裂的筋膜与肌肉间隙渗入皮下，若短时间无法吸收，可形成瘀斑。肢体肿胀严重时，皮肤张力过大可形成张力性水疱。

（3）活动功能障碍　骨折后，骨骼失去杠杆和支撑作用，加之疼痛引发的反射性肌痉挛，导致躯干、肢体、关节活动不灵，从而产生不同程度的功能障碍。通常，嵌插骨折、不完全骨折造成的功能障碍相对较轻；而有移位的骨折、完全骨折造成的功能障碍则相对较重。

2. 骨折的特征

（1）畸形　骨折时，因外力、肌肉及韧带牵拉、肢体远端重力或搬运不当，使骨折断端移位，导致肢体形态改变，产生畸形。

（2）骨擦音（骨擦感）　骨折断端移动时相互触碰摩擦而产生，一般在进行局部检查时，通过触摸骨折处可以感觉到。

（3）异常活动　无嵌插的完全骨折，在四肢骨干部位，可出现类似关节一样的屈曲或旋转的不正常活动，又称假关节活动。

畸形、骨擦音（骨擦感）和异常活动中，只要有其中一种出现，就可初步诊断为骨折。但在临床检查时，不可主动寻找骨擦音（骨擦感）或异常活动，以免加重患者痛苦、损伤或引发其他并发症。若骨折处移位明显，但无骨擦音（骨擦感），则骨折断端可能有软组织嵌入。

3.脏腑损伤的特殊症状 脏腑受损后，因损伤部位不同，可能表现出一些特殊体征。例如，颅底骨折损伤硬膜时，可能出现眼眶周围迟发性瘀斑、鼻孔或外耳道出血或脑脊液外溢等；多根肋骨骨折时，可能出现反常呼吸；肺部损伤导致气胸或血胸时，可能出现呼吸困难、咯血甚至休克；腹腔内脏器破裂时，疼痛位置固定并伴有反跳痛和腹肌紧张等腹膜刺激征；肾脏损伤时，可能出现肉眼或镜下血尿等。

三、影像学检查

借影像学之技术以诊断骨折，乃临床常用之法，具备重要的参考意义。此技术能更直观地呈现骨折部位与状况于医者之前，同时能揭示临床检查难以觉察的损伤与移位，从而避免漏诊及误诊。常用的影像学检查方式包括 X 线、CT 及 MRI 等。

（一）X 线检查

进行 X 线检查时，应涵盖邻近关节，必要时需加摄特定位置或与健侧对应部位的 X 线以资对比。某些无移位的骨折，如股骨颈骨折、腕舟骨骨折、肋骨骨折等，在 X 线检查时难以察觉。当 X 线结果与临床体征不符时，宜进行更深入的检查或与健侧 X 线进行对比；若临床仍未能排除骨折之可能性，则应定期复诊，并再次进行 X 线检查以明确诊断。

（二）CT 检查

CT 检查能从横断水平位图像上观察人体脏器、骨骼、关节及软组织的解剖部位与病变。现代 CT 扫描技术更可通过先进手段，构建检查部位的三维画面，从而更直观地展示病变部位、移位情况及损伤程度。CT 扫描有能力发现 X 线平片难以辨认的骨折线，如嵌插入股骨头的股骨颈骨折、肋骨骨折等。同时，应用 CT 扫描可清晰地揭示椎体压缩骨折时椎体的破坏程度，以及骨折碎块是否侵入椎管压迫脊髓等，为治疗方式与方案的制订提供重要依据。

（三）磁共振（MRI）检查

MRI，即磁共振成像，其原理在于人体中氢原子核质子在磁场中的共振运动形成射电信号。通过检测这些信号并进行空间分辨，即可获得运动中原子核的分布图像，从而完成成像过程。在 MRI 检查中，皮质骨信号较弱，其显像能力稍逊于 X 线检查与 CT 扫描。然而，由于骨折处常有血液、组织液或骨髓渗出，因此骨折线仍可得以显示。MRI 对于侵蚀骨质的肿瘤、感染及代谢病等具有显著的成像效果，同时能清晰展示病变对软组织的侵蚀程度。

第五节　骨折的全身影响

中医学认为，人体乃一统一的有机整体，其气血、津液、脏腑各有独特功能，它们通过经络、血脉与全身的皮肤、肌肉、筋骨紧密相连，协同工作，构筑了错综复杂的生命活动。这些元素相互依存，维系着一种相对的平衡，于生理与病理层面均存在着千丝万缕的联系，局部与整体间相互影响、相互作用。《正体类要》有云："肢体损于外，则气血伤于内，营卫有所不贯，脏腑由之不和。"意指人体皮肉筋骨之损伤，可牵动体内营卫、气血、津液、脏腑、经络等诸般功能之变化，进而导致人体整体功能的异常。在骨伤治疗过程中，我们既要关注局部的皮肉损伤，也要对整体功能的异常进行辨证施治。这种局部与整体的统一观念，乃是治疗骨伤的重要原则。

西医学研究显示，人体各系统之间通过神经、体液（即内分泌）的调节，使得各组织器官能够相互协调配合，从而保持机体的内在和谐，以及与外界环境的统一。创伤不仅可导致局部组织的损害和功能障碍，更能触发机体内部环境的一连串变化。这类变化实际上是机体为维持正常生理功能而对创伤做出的应激性防御反应。此反应过程与损伤的程度和部位紧密相关。若是轻微损伤，可能不会引发明显的全身性反应；而严重损伤则可能引起剧烈的全身性反应，甚至达到不可逆转的程度。全身性创伤反应涵盖神经应激反应、内分泌系统反应、代谢反应、血液循环反应、脏器反应，以及免疫反应等多个方面，它们之间相互影响、紧密联系，绝不能孤立地看待。

一、神经应激反应

当机体遭受严重创伤，刺激会经由自主神经系统，促使神经内分泌系统迅速做出反射性的生理反应，以强化或抑制相关器官的功能，从而使内环境迅速恢复稳定，进而修复受损组织，保护关键器官的生理功能，以维系生命。此外，疼痛、恐惧等强烈的神经刺激还可引发神经内分泌及代谢等方面的变化，导致出冷汗、呕吐、眩晕、低血压，甚至出现休克等症状。

二、内分泌系统反应

创伤之后的内分泌变化及其调节功能，主要受到神经系统的控制，并同时受到体液成分变化的影响。在神经系统、体液和内分泌系统的共同作用下，内分泌腺的功能在生理层面上达到了一种动态平衡，使得机体能够适应因创伤所带来的内环境变化，从而维系并调整内环境的稳定。例如，创伤后血液中促肾上腺皮质激素的分泌会增加，这促进了体内脂肪的利用，并减少了葡萄糖与蛋白质的分解，以满足创伤后代谢的需求；创伤还会刺激抗利尿激素的释放，进而减少尿量，增加体内水分的储存，以维持血容量和细胞内环境的稳定。然而，这也可能导致外伤后的水潴留现象，因此伤后过量输液需谨慎，以免引发循环系统负荷过重或水中毒；创伤后血液中肾上腺素和去甲肾上腺素的分泌量也会增加，这使得血液更多地流向心、脑等重要器官，同时增强心肌收缩，提升血压和心率，以维持生命体征；在创伤和低血容量休克时，胰岛素的分泌会受到抑制，分泌量减少，这样有助于维持血液中的血糖含量，从而满足器官的能量需求。

三、代谢反应

在遭受创伤时，由于出血、排尿、出汗，以及胃肠道运动和吸收功能的减退，体内水分流失严重。创伤后，抗利尿激素的分泌会增加，以抑制水分的排出，从而维护血容量和细胞环境的稳定。此外，创伤后体内钠、钙、磷等矿物质会随尿液大量排出，这可能导致骨骼出现脱钙现象；同时，细胞破坏会释放出钾离子，可能导致血钾水平升高；创伤后的短期内，血清中的锌含量可能会降低，而锌对于肉芽组织的生长和创口的愈合起着关键作用，因此在创伤后建议适当补锌，以促进组织的修复。另外值得注意的是，创伤后维生素 C、维生素 B_1 和烟酸在尿液中的排出量会减少，这表明这些维生素在创伤修复过程中扮演着重要角色。

在神经和内分泌系统的共同作用下，创伤后的能量代谢会显著增加。当机体遭受骨折或其他损伤时，血液中的肌酸激酶水平会升高，尿液中的尿素含量也会增加，这表明伤后蛋白质的分解代谢有所增强；在创伤和出血情况下，为了为主要器官和创面提供必要的营养和能源，通常伴随着血糖的快速升高，其升高程度往往与创伤的严重程度成正比，这种现象被称为创伤性糖尿病。此外，创伤后血浆中的游离脂肪酸浓度会立即升高，这也是严重创伤后可能形成脂肪栓塞的一个重要原因。

四、血液循环系统反应

创伤之后，常伴随着失血与体液流失，加之摄入不足，易引发血容量匮乏，甚至于休克。此时，神经、内分泌与体液三者相互调节，竭力保障主要器官之血液供给与细胞内环境稳定。当体液流失时，机体会通过血管收缩与心跳加速来维持血压，同时组织间隙中的细胞外液也会汇入血液循环，以维系必要的血容量。然而，此过程中血钾亦会随尿与汗液排出，可能导致肌肉无力、肠蠕动减缓、食欲减退等症状，且内脏区域的血管收缩亦会有所增强。

五、脏器反应

创伤之后，唾液与胃液之分泌明显减少，胃肠道蠕动亦会变得迟缓，功能有所减退，吸收时间亦会延长。严重者可能出现胃和十二指肠应激性溃疡、胃肠道出血等。创伤后，肝脏功能亦可能有不同程度的减退，尤其在休克与缺氧时，此种变化更为明显。此外，创伤尤其是腹部创伤，可能会诱发非结石性胆囊炎，甚至有可能发展成坏死性胆囊炎。而在创伤后早期，血小板数量会大幅减少，可能降低 30% ～ 50%，常常导致凝血障碍，使得血液中凝血酶原与易变因子减少，进而降低血液凝固性。然而，在 4 ～ 5 天后，血小板数量可能回升，甚至可能超过受伤前水平的 50%。

六、免疫变化

凡遇严重创伤、大手术、烧伤等情形，均可能出现免疫功能抑制之现象，并因此降低对感染的敏感性。

第六节　骨折并发症

受暴力撞击后，除可能引发骨折外，亦可能伴随诸多全身或局部并发症。某些并发症短期内即能危及性命，需立即应对；有些需与骨折同治；有些需待骨折痊愈后再行处理。因此，必须进行详尽的全身检查，以确定是否存在并发症，从而制定相应的治疗措施。

一、外伤性休克

外伤性休克常见于重创之后，诸如大量失血或重要器官受损等情形。此病情来势汹汹，发展迅速，倘若处理不及时，恐有性命之忧。

二、感染

开放性骨折若未得到及时或彻底的清创处理，极易引发创口感染，严重者甚至可能诱发败血症。

三、内脏受损

（一）肺脏损伤

肋骨骨折可能伤及肺实质或肋间血管，进而引发气胸、血胸或血气胸等症状。

（二）肝脾破裂

上腹部受伤时，或许会发生肝脾破裂，导致严重的内出血和休克，对生命构成威胁。

（三）膀胱、尿道及直肠损伤

当耻骨与坐骨同时发生骨折时，尿道易受损伤；若膀胱充盈，则可能被错位的骨折端刺穿，造成膀胱损伤；而骶尾部骨折则可能并发直肠损伤。

四、重要动脉损伤

严重的开放性骨折或移位较大的闭合性骨折，均有可能损伤重要动脉。例如，肱骨髁上骨折可能伤及肱动脉，而股骨髁上骨折则可能损伤腘动脉。

五、缺血性肌挛缩

《诸病源候论》云："伤绝经筋，荣卫不得循行也，其疮虽愈，筋急不得屈伸也。"意指重要动脉受损、包扎过紧且时间过长、肢体过度肿胀等情况下，肌肉和筋膜内压力剧增，进而影响肢体远端的血液循环。这可能导致肢体远端肌群因缺血而坏死。当四肢神经麻痹、肌肉坏死后，经过机体的吸收和机化过程，会形成瘢痕组织，并逐渐挛缩成畸形，如爪形手或爪形足。

六、脊髓损伤

脊髓损伤多见于颈段、胸段及上位腰椎的脊柱骨折或脱位时。这种情况往往导致脊髓震荡，或损伤平面以下的肢体截瘫。

七、周围神经损伤

在骨折过程中，神经可能因受牵拉、被肌肉或骨折端压迫、受到挫伤、被外固定物压迫、被骨痂包绕或肢体畸形牵拉等而受损。例如，肱骨髁上骨折可能损伤桡神经和正中神经；尺骨鹰嘴骨折可能伤及尺神经；而腓骨小头近端骨折则可能损伤腓总神经等。神经损伤后，其所支配的肢体可能出现感觉和运动障碍。长此以往，还可能出现神经营养障碍，如支配区域的神经失养性溃疡等。

八、脂肪栓塞

脂肪微粒入血后，或会堵塞重要血管，如引发肺循环障碍、脑血管栓塞等，导致重要脏器或组织缺血，危及性命，此乃骨折之严重并发症。脂肪栓塞之发病机制尚未明确，或与创伤后血液中游离脂肪酸增高，以及髓腔内血肿张力过大，致使骨髓脂肪侵入血流有关。

九、坠积性肺炎

部分骨折患者在疗程中须长期卧床，以致肺功能减弱，肺内分泌物难以排出，易引发呼吸系统感染。体弱之老者常因此导致呼吸衰竭，危及性命。故长期卧床者，应加强护理，多翻身叩背，多进行深呼吸以助肺内分泌物排出，以预防感染。

十、褥疮

长期卧床之骨折患者，因体表骨性隆起处（如骶尾、后枕及足跟等）长期受压于床面，可致局部循环障碍，使组织失养坏死，形成溃疡，深可至骨质，颇难愈合。故长期卧床者应加强护理，如垫气动褥疮垫，定时翻身、按摩及热敷骨性隆起部位，以减少压迫，预防褥疮发生。

十一、尿路感染与结石

骨折长期卧床、截瘫或膀胱功能障碍者，因护理不周、会阴部不洁、膀胱内尿潴留或长期留置导尿管等因素，可发生泌尿系统感染，如膀胱炎、肾盂肾炎等。故应加强护理，保持患者会阴部清洁，定期更换导尿管及冲洗膀胱，多饮水以保持小便通畅。

十二、骨化性肌炎

因损伤严重、反复粗暴之整复或不适当之固定，致骨折局部反复出血。血肿扩散渗入被破坏之肌纤维间，血肿机化后，受附近骨膜化骨之诱导，逐渐变为软骨，再经钙化、骨化。X线上或可见骨化阴影，严重影响关节活动与肌肉功能。

十三、创伤性关节炎

关节内或关节附近骨折脱位后，若整复不良或骨折成角畸形愈合，可致关节面不平或关节生物力学改变，引起关节面异常增生，损伤软骨面。

十四、关节僵硬

严重关节内骨折因血肿机化粘连可致关节僵硬；长期外固定亦可引起关节周围软组织粘连与肌腱挛缩，导致关节功能障碍。

十五、缺血性骨坏死

骨折断端血供障碍可继发缺血性骨坏死。多见于股骨颈骨折后继发股骨头坏死、腕舟骨骨折后继发舟骨坏死。

十六、迟发性畸形

少年儿童骨骺损伤后，可影响其生长与发育，数年后逐渐显现肢体畸形。

十七、骨折畸形愈合

骨折固定不牢或复位不当可致骨折畸形愈合。治疗骨折时，应以预防为主，防范上述并发症。若已出现，则应及时诊断与妥善治疗。如此，多数并发症皆可避免或治愈。

第七节　骨折的愈合

一、骨折愈合之过程

骨折愈合，乃"祛瘀、新生、骨合"之演变。此过程可分为血肿机化、骨痂形成及骨痂塑形三期。

（一）血肿机化期

骨折之际，断端及周遭软组织出血，于断端周围形成血肿。此血肿于伤后 6～8 小时内凝结成块，而局部损伤所引致之坏死组织，会触发自体免疫之无菌性炎性反应。骨折断端约数毫米处，因血脉循环中断而渐趋坏死。随血肿中纤维蛋白之渗出、毛细血管之增生、成纤维细胞与吞噬细胞之侵入，血肿逐渐机化，形成肉芽组织，进而演成纤维结缔组织，使骨折断端初步相连，此谓纤维连接。此过程于骨折后 2 ～ 3 周结束。

（二）骨痂形成期

骨折断端近旁之骨外膜成骨细胞，于伤后不久即开始活跃增生。1 周之后便形成与骨干平行之骨样组织，并渐向骨折处延伸增厚。稍后，骨内膜亦发生同样变化。随着骨内膜与骨外膜成骨细胞之增生，于骨折端内、外所形成之骨组织逐渐骨化，生成新骨，此称为膜内化骨。新骨不断增多，紧贴骨皮质内、外面逐渐向骨折端生长，彼此会合而成梭形，此称为内骨痂与外骨痂。骨折断端及髓腔内之纤维组织亦逐渐转为软骨组织，并随软骨细胞之增生、钙化而骨化，此称为软骨内化骨。于骨折处形成环状骨痂与髓腔内骨痂。待两部分骨痂会合后，不断钙化，逐渐强化。当其强化至足以抵抗肌收缩及成角、剪力、旋转诸力时，骨折即达临床愈合之境。此过程通常需 4 ～ 8 周。此时 X 线下可见骨折处四周有梭形骨痂阴影，然骨折线仍隐约可见。

骨折愈合中，膜内化骨与软骨内化骨于其相邻处交叉进行，然前者远快于后者。故当防止骨折处形成较大血肿，以减少软骨内化骨之范围，从而加速骨折愈合。且骨性骨痂主要由膜内化骨形成，并以骨外膜为主。因此，骨外膜于骨痂形成中扮演着重要角色，任何对其之损伤均对骨折愈合不利。

（三）骨痂塑形期

骨痂中新生骨小梁逐渐增多，且排列渐趋规则与致密。骨折断端经由死骨清除与新骨形成之爬行替代，形成骨性连接。此过程通常需 8 ～ 12 周。随着肢体活动与负重，应力轴线上之骨痂不断加强；而应力轴线以外之骨痂则逐渐被清除。且骨髓腔重新沟通，恢复骨之正常结构。最终使得骨折之痕迹在组织学与放射学上完全消失。

二、骨折的临床愈合及骨性愈合之标准

明确骨折的临床愈合与骨性愈合准则，对于确定外固定之时限、练功计划及辨证施治大有裨益。

（一）骨折的临床愈合标准

1.局部既无压痛，亦无纵向叩击之痛楚。

2.局部未见异常活动。

3.X 线检查示骨折线已趋模糊，且有连续性骨痂跨越骨折线。

4.功能检测：解除外固定后，上肢能平稳举起 1kg 重物达 1 分钟之久，下肢则能徒手连续行走 3 分钟，且步数不少于 30 步。

5.两周内连续观测，骨折处未见形变，则观测之首日便可定为临床愈合之期。其中，第 2 条和第 4 条必须审慎行事，以不变形或不再发生骨折为要。

（二）骨折的骨性愈合标准

1.符合临床愈合各项条件。

2.X 线检查中，骨小梁已贯穿骨折线。

三、影响骨折愈合之缘由

（一）全身因素

1.年龄　骨折愈合速度与年龄息息相关，小儿组织再生与塑形能力甚强，故骨折愈合较为迅速。如股骨干骨折之临床愈合，小儿仅需 1 个月，成人则常需 3 个月，而老年人则更为迟缓。

2.健康状况　相同部位骨折，在身体强健、气血旺盛者身上，愈合相对较快；反之，气血亏虚、患有慢性消耗性疾病，如糖尿病、骨软化症、骨结核、创口感染、恶性肿瘤，或骨折后伴有严重并发症者，其骨折愈合

则较为迟缓。

（二）局部因素

1. 断面之接触 骨折断面若接触广泛则愈合较为容易，反之则较难愈合。因此，整复固定后，对位对线良好者愈合迅速，而对位不良者则愈合迟缓。螺旋形或斜形骨折，倘若固定得当，其愈合速度往往亦较横断骨折为快。若骨折断端有软组织嵌入骨折线内，或因牵引过度导致断端分离，则其愈合将更为棘手。

2. 断端之血供 组织再生，必有充足之血液供给。血供良好之松质骨部骨折，其愈合较为迅速；而血供欠佳之部位，则骨折愈合缓慢，甚至可能出现延迟连接、不连接或缺血性骨坏死之情形。譬如，胫骨干下 1/3 之血供主要仰赖上 1/3 进入髓腔之营养肌管，故该部位骨折后，远端血供不足，愈合迟缓；股骨头部之血供主要来自关节囊及圆韧带之血管，因此，头部下方骨折后，血供欠佳，存在缺血性骨坏死之风险；腕舟骨之营养血管经掌侧结节及背侧中央部进入，腕部骨折后，近端血供不足，愈合亦会迟缓。

3. 损伤程度 若骨折断端伴有大块骨缺损、周边软组织严重损伤、巨大血肿形成，或骨膜严重损伤等情形，则骨折愈合将更为困难。

4. 感染之影响 骨折处若感染，将引发局部长期积脓、组织受损、代谢产物堆积，不利于骨折之修复，易致骨折愈合迟缓或不愈合。

5. 固定与运动 固定可维持骨折端整复后之位置，防止移位及软组织再度损伤，避免血肿扩大，确保骨折顺利修复。然而，过度固定可导致局部血运不畅，骨代谢减弱，不利于骨折愈合。若固定不牢，则可能导致骨折移位，影响修复。若能在确保骨折不移位之前提下，进行邻近关节之功能锻炼，促进患肢血液循环，则可加速骨折愈合。

成人常见骨折之临床愈合时间，须依据临床愈合之标准而定。表 3-1 仅供夹板固定时参考之用。

表 3-1　成人常见骨折临床愈合时间参考表

骨折名称	时间（周）
锁骨骨折	4～6
肱骨外科颈骨折	4～6
肱骨干骨折	4～8
肱骨髁上骨折	3～6
尺骨、桡骨干骨折	6～8
桡骨远端骨折	3～6
掌骨、指骨骨折	3～4
股骨颈骨折	12～24
股骨转子间骨折	7～10
股骨干骨折	8～12
髌骨骨折	4～6
胫腓骨干骨折	7～10
踝部骨折	4～6
跖部骨折	4～6

第八节　骨折畸形愈合、延迟愈合与不愈合

一、骨折畸形愈合

若骨折发生重叠、旋转或成角后愈合，此称为骨折畸形愈合。为预防此情况，需在整复后进行有效固定、合理的功能锻炼，并密切观察或进行 X 线复查，一旦发现骨折断端再移位，应立即矫正。如骨折后仅 2～3 个月，由于骨痂尚未坚硬，可在麻醉下采用手法折骨后重新整复，再予以正确的局部固定，确保骨折在良好位置中愈合。但需注意的是，邻近关节与小儿骨骺附近的畸形愈合，应避免使用手法折骨，以防损伤关节周围韧带和骨骺。若畸形愈合坚固，无法进行手法折骨时，可考虑手术切开，将骨折处重新断开，清除妨碍复位的骨痂，按新鲜骨折处理以矫正畸形，并选

用适当的外固定或内固定。对于肢体功能影响不大的轻度畸形，则无需手术矫正。

二、骨折延迟愈合与不愈合

1. 骨折延迟连接定义：在正常愈合时间内（通常为 4 个月内）骨折未能完全愈合，此现象称为骨折延迟连接。X 线检查显示，骨折端骨痂较少，有轻度脱钙，骨折线仍明显，但并无骨硬化表现。

2. 骨折不愈合，医学上称为骨不连。骨组织虽具有强大的自身修复能力，但当骨折给予适当治疗后，仍有部分骨折难以愈合。骨折愈合缓慢时，称为延迟愈合；若完全无法愈合，则称为骨不连。据统计，约 5% 的骨折患者会遇到愈合困难。骨不连常伴随疼痛，严重影响患者生活质量。

3. 骨不连与延迟连接的原因众多，但大致相通。不同因素导致的后果各异，有的仅导致延迟连接，虽然愈合时间较长，但仍可连接；有的则形成骨不连，如缺乏成骨因子或先天性胫骨骨不连等。导致骨不连的常见原因包括感染、骨折端分离、骨折稳定性不足，以及骨折部位血液供应差等，特别是在舟骨、距骨、股骨颈、第五跖骨、胫骨中下段等部位，以及骨折合并主要软组织损伤、高能量损伤、老年或免疫功能低下患者，更易发生骨不连。

4. 骨不连的治疗需综合考虑多种因素，包括明确原因、骨不连的具体部位和类型、之前的治疗情况、X 线表现及患者特点等。治疗计划应着眼于改善局部生物学环境和增强机械稳定性。常用的改善局部生物学环境的方法有清除感染灶、骨移植、骨髓移植，以及应用 Lizarov 技术等；而提高机械稳定性的方法则包括钢板螺钉内固定术、髓内钉内固定和外固定架等。通过合理治疗，即便长期且难治性的骨折不愈合也能得以恢复，从而显著提高患者的生活质量。鉴于这一领域的复杂性，选择经验丰富的医生至关重要。

5. 骨折后期：此时骨折已经临床愈合，夹缚固定也已解除，然而筋骨尚未完全坚实，肢体功能也未全面恢复。此阶段练功的主旨在于迅速恢复患肢关节功能与肌力，力求筋骨强健、关节灵活。练功时，常采用坐位或立位，重点在于加强伤肢各关节的活动，如上肢注重多种动作的练习，下肢则偏重于行走与负重训练。在练功期间，可同时采用热熨、熏洗等辅助手段。若部分患者功能恢复遇到障碍，或已出现关节僵硬，可结合按摩推拿手法，以助活血化瘀、舒筋活络。

三、其他注意事项

1. 练功时需心神专注，意守一处，动作宜缓慢而沉稳。

2. 练功频次，一般建议每日 2～3 次。

3. 在练功期间，对于骨折及筋络损伤者，可辅以热敷、草药熏洗、外敷药水、物理疗法等手段。

4. 练功之时，应顺应四季气候变化，注重身体保暖。

练功活动是骨折治疗不可或缺的一环。骨折固定之后，宜尽早展开练功活动，使伤肢及周身在不感疼痛的前提下，进行主动运动，以助骨折愈合，并预防筋肉萎缩、骨质流失、关节僵硬及坠积性肺炎等并发症。古代伤科典籍已深刻认识到练功的重要性，认为骨折治疗非但要求骨折愈合，更需追求肢体功能的迅速与良好恢复。如《仙授理伤续断秘方》便强调，骨折固定后关节必须常做转动，"时时为之方可"。因此，我们应对练功活动给予足够重视，根据具体的骨折部位、类型及稳定程度，选择恰当的练功方法，并在医护人员指导下进行。动作需和谐，循序渐进，从复位固定后即开始，且应贯穿整个治疗过程。

第九节　骨折的急救

正确的骨折急救，对于挽救患者生命、保护患肢、避免进一步损伤至关重要，它能确保伤者安全顺利地转送至医院，以接受更深入的治疗。在创伤急救中，止血、包扎、固定，以及正确的搬运和及时转送是必不可少的步骤。同时，密切观察伤员的生命体征也尤为重要，对于休克、昏迷等危重患者，应优先救治，并采取恰当措施应对和防治休克与多器官衰竭等并发症。

现场初步救护技术

在急救医学中，保持呼吸道畅通、止血、包扎、固定和搬运被称为外伤现场急救的五大关键技术。

（一）确保呼吸道畅通

应使伤员平躺，头部后仰，迅速清除其口、鼻、咽喉中的异物，如血块、分泌物、假牙或呕吐物等。同时，解开伤员的衣领和腰带，以保持呼吸顺畅。对于有窒息风险的伤员，可紧急采用大针头穿刺环甲膜进行通气，或者进行气管内插管、气管切开插管等操作。对呼吸骤停的伤员，应立即实施人工呼吸和心肺复苏术。若伤员因下颌骨骨折或昏迷而导致舌后坠、阻塞呼吸道，应迅速将舌头牵出并固定，防止其继续后坠，并将伤员摆放为侧卧位。

（二）有效止血

失血性休克是导致创伤死亡的重要因素之一。因此，在创伤出血时，必须迅速而准确地进行止血，而后再进行其他急救处理。常用的止血方法包括：

1. 加压包扎止血法 首先用大量无菌纱布覆盖或填塞伤口，然后使用绷带进行加压包扎。包扎的松紧度应以能止血为宜，同时要保证肢体远端有血液循环。加压包扎后，应抬高伤肢，并迅速送往医院做进一步处理。此法适用于躯干、四肢血管损伤的止血。

2. 指压止血法 当肢体主要动脉破裂、出血迅猛时，可用手指紧急压迫出血动脉的近心端，同时把血管压向深部骨骼。在实施此法时，应及时准备其他更有效的止血方法。此法仅适用于四肢及头面部的动脉出血急救，其止血效果相对有限，且不利于伤员的搬运和转送。

3. 止血带止血法 当四肢血管出血且加压包扎法无效时，常采用此法。但使用不当可能导致肢体疼痛，甚至引发肢体缺血性坏死、神经麻痹坏死等严重后果。操作时需选择正确的部位（上肢取上臂上 1/3 处，下肢取大腿中上 1/3 处），用敷料包扎伤口，并在扎止血带部位垫好软敷料，抬高伤肢使静脉血回流。使用止血带时应以不出血为度，并需注意使用时间不宜过长，应每隔一段时间放松一次，以避免组织坏死。

4. 钳夹止血法 使用止血钳在创口内夹住破损的大血管断端，并连同止血钳一起包扎在伤口内，然后迅速送往医院做进一步处理。在使用此法时应避免盲目钳夹以免损伤神经。

5. 血管结扎法 对于无条件进行血管修复且需要长途运送的伤员，可以在初步清创后结扎血管断端，并缝合皮肤，然后迅速转送伤员。

（三）包扎

恰当的包扎能够达到压迫止血、保护受损组织、降低创口污染风险、缓解患者疼痛，以及为搬运和转送提供便利的效果。进行包扎时，应确保伤口被准确且严密地包裹，松紧度要适中，同时要密切关注肢体远端的血液循环情况。在处理伤口时，可以去除伤口内浅表的异物，但对于血凝块和大血管附近的骨折，应慎重处理，避免轻易移动，以防止再次出血。

对于颅脑外伤，应清除创口周围的毛发，使用生理盐水冲洗创口以清除污染物，随后用无菌纱布覆盖并包扎伤口。面对开放性气胸，应及时进行密封包扎，以防止气胸进一步加剧，从而改善呼吸状况。当遇到腹部开放性损伤且腹腔脏器膨出的情况时，切记不可将已污染的脏器回纳至腹腔内。正确的做法是，使用无菌敷料制作环状保护圈，并用无菌敷料覆盖并包裹膨出的脏器，然后再进行包扎，以避免脏器进一步脱出、干燥或受压。对于开放性骨折中外露的骨折端等组织，同样不应将其还纳，以防污染物进入体内。此时，应使用消毒敷料进行严密的保护性包扎。

（四）固定

在现场救护过程中，对于遭受严重软组织损伤、肢体挤压伤，以及疑似骨折或脱位的伤者，进行可靠的临时固定是至关重要的。这不仅可以缓解患者的疼痛，还能限制骨折断端或脱位的肢体进一步移位，从而避免二次损伤和其他并发症的发生。

临时固定应涵盖损伤处的上下两个关节、脱位的关节，以及严重损伤的肢体。对于开放性外伤，在固定之前应先进行止血和包扎。常用的急救固定器材包括夹板、绷带、三角巾和棉垫等。在缺乏夹板的情况下，也可以采用树枝或木板等替代品进行固定。在临时固定时，需注意在肢体与固定物之间放置软垫，以防止皮肤被压伤。固定的松紧度应适中，当固定四肢时，要露出远端肢体，以便于观察血液循环情况。

（五）搬运与转送

经过止血、包扎和固定等初步处理后，应根据患者的具体伤情选择合适的搬运方式。例如，对于疑似脊柱骨折的伤者，应采用平卧式搬运法。在搬运过程中，需由两人或多人在伤员的同一侧协同操作，分别托住伤员的头颈、背部、腰部、臀部和下肢，确保动作协调一致地将伤员平稳托起并放置于担架上。务必避免采用背负方式或一人抬肩一人抬腿的移动方式，以免加重伤者的脊髓损伤。在运送过程中，对于昏迷的伤员应采取半卧位或休克体位。若骨折患者尚未进行临时固定，则严禁进行搬运。在运送途中要密切观察伤者的生命体征，并在需要时及时给予补液、生命支持及抗感染药物，以预防休克和感染的发生。最终目的是尽快将伤者转送至医院接受专业治疗。

第十节　骨折的治疗

运动系统创伤的治疗旨在恢复其生理功能。因此，骨伤科的治疗目标主要是恢复肢体的运动功能。鉴于严重、复杂的创伤可能使肢体难以完全恢复至正常的解剖结构，治疗时应优先恢复患肢的主要功能。对于肢体功能障碍或伤残者，我们应采取适当的康复措施，如利用人工智能机械、固定器械如支具、人工关节等，以部分甚至完全恢复其肢体功能。在长期的医疗实践中，中医学不断吸收并融合西医学的进展，对于骨伤科疾病的治疗，我们遵循医患合作、整体观念（注重生理、心理及社会环境的协调）、内外兼治（兼顾局部与整体）、筋骨并重（重视骨与软组织的平衡）、动静结合（强调固定与功能锻炼的统一）的原则，形成了包括手法整复、手术治疗、功能锻炼、内外用药等在内的综合治疗方法。

一、复位的重要性与方法

复位是将错位的骨折断端恢复至正常或接近正常的解剖位置，从而重新建立骨骼的支撑和杠杆功能。这是治疗骨折的首要步骤。

（一）骨折复位的标准

临床上的骨折复位标准主要分为解剖复位和功能复位两种。

1.解剖复位指的是骨折断端对位和对线良好，骨折的畸形和移位被完全纠正，从而恢复骨的正常解剖结构。

2.功能复位则是指骨折复位后，对位和对线虽然未完全达到解剖标准，但骨折愈合后，肢体功能并无明显异常。

功能复位的具体标准如下：①对线：由于骨痂的改造和塑形具有一定的矫正和适应能力，骨折部位的旋转移位必须得到完全矫正。成角移位应与关节活动方向一致，成人不应超过10°，儿童不应超过15°。②对位：

对于长骨干骨折，对位应至少达到 1/3；对于干骺端骨折，对位应至少达到 3/4。③长度：儿童下肢骨折的短缩不应超过 2cm；成人下肢骨折的短缩不应超过 1cm。

（二）骨折复位的时机选择

尽早进行骨折整复固定有助于减轻局部损伤，并减少并发症的发生。然而，考虑到伤者的整体身体状况和局部损伤情况，有时可能需要优先处理并发症或局部损伤。因此，复位的时机应根据以下因素来确定：

1. 复位成功的可能性　对于不完全骨折、嵌插骨折和横断骨折等移位较小的骨折，由于局部肿胀较轻，复位的成功率较高。

2. 引起并发症的风险　例如，在前臂和小腿严重肿胀时进行手法复位可能会加重断端出血和局部肿胀，从而增加如骨筋膜室综合征等并发症的风险。

3. 对重要组织器官的威胁　如果骨折断端对附近的神经、血管或器官构成严重威胁，应尽快解除这种威胁。如果手法复位的成功率较低，则应考虑手术复位。

对于部分无法早期复位的伤者，在伤处进行临时固定后，应针对局部损伤情况和并发症进行积极治疗，以尽快满足手法复位和固定的条件，从而实现延期复位。

（三）复位之方法

复位方法可分为闭合复位与切开复位两类。闭合复位又含手法复位与持续牵引。持续牵引之法，既具复位之效，又兼固定之功。

1. 手法复位　借整复手法以行骨折复位，此法称为手法复位。《医宗金鉴·正骨心法要旨》有云："手法者，谓以两手安置所伤之筋骨，使之仍复于旧也。但伤有轻重，而手法各有所宜。其痊可之迟速，及遗留残疾与否，皆关乎手法之所施得宜，或失其宜，或未尽其法也。盖一身之骨体，既非一致，而十二经筋之罗列序属，又各不同，故必素知其体相，识其部位，一旦临证，机触于外，巧生于内，手随心转，法从手出。或拽之离而复合，或推之就而复位，或正其斜，或完其阙，则骨之截断、碎断、斜断，筋之弛纵、拳挛、翻转、离合，虽在肉里，以手扪之，自悉其情。法之所施，使患者不知其苦，方称为手法也。况所伤之处，多有关于性命者，如七窍上通脑髓，膈近心君，四末受伤，痛苦入心者。即或其人元气素壮，败血易于流散，可以克期而愈，手法亦不可乱施；若元气素弱，一旦被伤，势已难支，设手法再误，则万难挽回矣。"多数骨折可凭手法复位而达满意之效。手法复位之要求，在于不增损伤之前提下，及时、准确、轻巧地完成复位，并力争一次手法整复告捷。

（1）复位前之准备　①镇痛或麻醉。骨折复位宜施麻醉止痛，以利手法复位之操作。镇痛或麻醉之法，在中医学中历史悠久且广泛应用。《三国志·魏书方技传》载，汉代医家华佗以内服麻沸散施行手术；唐代医家蔺道人在《仙授理伤续断秘方》中指出整骨前须服麻醉药。元代医家危亦林于《世医得效方》中记载："草乌散治损伤骨节不归窠者，须用此麻之，然后用手整顿。""擨仆损伤，骨肉疼痛，整顿不得，先用麻药服，待其不识痛处，方可下手。"此皆说明麻醉在中医学中于骨折及脱位之手法整复中，应用甚广，临床经验丰富。随着西医学的发展，临床中可选之镇痛或麻醉方式更为广泛，如口服或肌注镇痛药物、局部麻醉、神经阻滞麻醉、硬膜外麻醉等，亦可配合应用肌肉松弛剂。依据受伤情况，选择合理有效之镇痛或麻醉方法。若受伤时间短、骨折不复杂、无严重并发症，可选用局部浸润麻醉、口服或肌注镇痛药；若受伤时间较长，骨折复杂，复位困难者，上肢常采臂丛神经阻滞麻醉，下肢采腰麻或坐骨神经阻滞麻醉，尽量不用全身麻醉。对简单骨折，若有十足把握于极短时间内获得满意复位者，亦可不用麻醉。对儿童必要时可采用氯胺酮麻醉或全身麻醉。②摸诊。《医宗金鉴·正骨心法要旨》有云："摸者，用手细细摸其所伤之处，或骨断、骨碎、骨歪、骨整、骨软、骨硬、筋强、筋柔、筋歪、筋正、筋断、筋走、筋粗、筋翻、筋寒、筋热，以及表里虚实，并所患之新旧也。先摸其或为跌仆，或为错闪，或为打撞，然后依法治之。"待麻醉生效后，以手细摸伤处，悉心检查患肢之伤情。触摸时，宜先轻后重，由浅及深，由远及近。根据触摸所得，再参以肢体畸形之状与 X 线检查，以定施术之策。"知其体相，识其部位，一旦临证，机触于外，巧生于内，手随心转，法从手出。"③X 线检查。于整复前后，均应行 X 线检查，以便了解患肢之损伤状况及整复固定之效果。

（2）基本手法　骨折手法复位，常采用"以子求母"之法，即以远端向近端复位的策略。复位时，宜移动骨折远端（子骨）以合近端（母骨），反之则难以复位。常用复位手法如下：拔伸、旋转、折顶、回旋、端提、端挤、分骨、屈伸及纵压。

①拔伸。此法主要为矫正骨折重叠之移位，调整肢体之短缩。术者与助手各执患肢之远近两端，用力牵引，循肢体纵轴以复其长。若肌肉丰厚处，可借助器械如复位床等以辅之。拔伸之力，应由轻渐重，稳定持久，常需数分钟，以使变位之骨折端分离。拔伸为骨折复位之初步，为后续手法铺路，且施他法时仍需保持拔伸之力，直至骨折固定稳妥后方可解除。②旋转。此法用于矫正有旋转移位之骨折，尤适于近关节之骨折。术时，术者握骨折远端，于拔伸之下，以远端对近端，绕肢体纵轴行内旋或外旋，以复肢体之正常生理轴线。③折顶。此法用于矫正横断、锯齿形骨折，或拔伸难以矫正之重叠移位。术者以两拇指按压突出之骨折端，余四指环抱下陷之另一端，加大成角拔伸，至两端同侧骨皮质相遇时，骤然矫直成角，使断端对齐。反折时，以环抱之四指猛提下陷之骨折端，而拇指续压下突出之端，如此易矫重叠移位之畸形。折顶之力，视原重叠移位之程度而定。此法须慎用，操作宜细，免伤重要之软组织。④回旋。若遇背向移位，即骨折面因旋转而发生反叠或呈螺旋形，且拔伸法难以复位时，当依据受伤之机制并参照影像学检查结果，以判断背向移位的旋转路径，继而施用回旋手法。术者一手固定近端，另一手握远端，依移位路径

反方向回旋以复位。如感有软组织阻隔，或系对移位路径判断有误，应变更回旋方向，使骨折端由背对背转为面对面。施回旋手法时，不可过猛，以免损伤血管与神经。若两骨折端间有软组织嵌入，亦可用回旋手法解除之。施此手法时，宜稍减牵引力，使肌肉稍松弛，否则难以成功。⑤端提。重叠、成角及旋转移位矫正后，需要矫正侧方移位。对于上、下侧（即前、后侧或背、掌侧）方移位，可采用端提手法。操作时，在持续牵引下，术者以两手拇指压住突出之远端，余四指捏住近侧骨折端，向上用力，使"陷者复起，突者复平"。⑥端挤。此法用于纠正横向移位。保持持续牵引之下，术者以掌、指按压骨折断端之远端与近端，横向用力夹挤以矫正横向移位。⑦分骨。尺骨、桡骨、掌骨和趾骨骨折时，若骨折端因成角移位及侧方移位而相互靠拢，术者可以手指分别挤捏骨折之背侧及掌侧骨间隙，以矫正成角及侧方移位，使靠拢的骨折端分开。⑧屈伸。此法多用于整复关节附近或关节内有移位及成角畸形的骨折。术者一手固定关节近端，另一手握远端，沿关节摆动肢体以整复骨折脱位。如肱骨髁上骨折，伸直型者需在拔伸牵引下屈曲肘关节，而屈曲型者则需在拔伸牵引下伸直肘关节。⑨纵压。在横断型、锯齿型骨折复位过程中，为检查复位效果，可由术者两手固定骨折部，助手在维持牵引下稍向左、右、上、下摆动骨折远端。术者双手可感骨折对位情况，然后沿纵轴方向挤压。若骨折处无短缩移位，则说明骨折对位良好，亦可使骨折断端紧密嵌插，使复位更为稳定。此法操作时，须轻柔有力，以免骨折端再次移位。

2. 切开复位　以手术方式切开骨折部软组织，暴露骨折端，于直视下将骨折复位。切开复位以求达到解剖复位标准。

二、固定

《医宗金鉴·正骨心法要旨》指出："跌仆损伤，虽用手法调治，恐未尽得其宜，以致有治如未治之苦，则未可云医理之周详也。爰因身体上下、正侧之象，制器以正之，用辅手法之所不逮，以冀分者复合，欹者复正，高者就其平，陷者升其位，则危证可转于安，重伤可就于轻。再施以药饵之功，更示以调养之善，则正骨之道全矣。"固定乃复位后骨折治疗之要法，起主导及决定性作用。已复位之骨折，必须持续稳固于良好位置，以防再移位，直至骨折痊愈。现今常用固定法，分外固定与内固定两类。

（一）外固定

外固定包含夹板固定、石膏绷带固定、持续牵引、外固定器固定等常见方式，另有龙江医家依临床经验所创之石膏夹板配合固定、双夹板穿针外固定等。

1. 夹板固定法 夹板固定者，以扎带或绷带将木板、竹板、硬纸或塑料所制夹板，固定于已复位之骨折肢体上，以利骨折断端于静止中愈合。同时配合循序渐进之功能锻炼，以促骨折愈合及恢复肢体功能。此法又称夹缚疗法，源于4世纪，《肘后备急方》已载竹简固定之术。隋代巢元方于《诸病源候论》中强调，治疗骨折需"善系缚"。至唐代，蔺道人治骨折，用杉树皮固定骨干骨折，以绢帛麻绳包扎固定关节处骨折，固定后常作关节屈伸之动。此法固定骨折局部而不固定邻近关节，且时时活动锻炼，成为夹板固定之独特技艺。宋代《永类钤方》述及前臂骨折治疗，用四块长短夹板固定，与今法同，提出扎带松紧需依骨折类型而定，或紧或松。横断骨折宜两头紧而中间松；斜形骨折则中间紧而两头松。髌骨骨折则以竹箍固定，为后世抱膝器之前身。明代王肯堂于《证治准绳》中详论束缚敷贴用药，载有杉树皮、竹皮双重固定之术。清代吴谦于《医宗金鉴》中记载，以牛皮制披肩固定肩部骨折，用杉木板制通木固定脊柱损伤，以小竹片、小杉条制竹帘杉篱固定四肢骨折，以抱膝治髌骨骨折等。自1949年以来，夹板固定法得以整理提高，当前研究聚焦于固定理论、应用范围、固定材料及方法之改进。

夹板固定多不超关节，仅固定骨折局部，便于早期练功锻炼。肌肉收缩可加强骨折断端纵向挤压，加速局部血液循环，有利于骨折愈合。用于长骨干骨折，可缩短平均治愈时间约 1/3，且可预防关节强直、肌肉萎缩、失用性骨质疏松、骨折延迟愈合及不愈合等并发症。

（1）夹板固定的适应证与禁忌证　①适应证：此法主要用于四肢闭合性骨折，或是开放性骨折但创面较小，抑或创面经过处理已经愈合的情形。陈旧性骨折若适于闭合复位，亦可采用此法。对于下肢长骨骨折或某些不稳定的骨折，在使用夹板固定的同时，常需辅以牵引、支架等其他外固定方式。而某些关节附近或关节内骨折，例如股骨颈骨折、肱骨内上髁骨折等，因夹板难以妥善固定，故需考虑其他固定方法。②禁忌证：凡不能按时复查的患者、开放性骨折创面较大者、皮肤广泛损伤者、肢体严重肿胀者、骨折手法复位效果欠佳者、伴有神经或血管损伤者，以及过度肥胖的患者，均不宜采用夹板固定法。

（2）夹板固定所需之器械　主要为夹板、衬垫、固定垫及扎带。①夹板：需兼备可塑性、牢度与弹性。常用材料包括柳木、杉树皮、竹片、塑料板、三合板等，亦有用马粪纸或工业硬纸制成者。若用于股骨部位，应加以其他夹板进行双重固定。夹板之规格、长度应依据骨折部位而定，有不超过关节与超过关节两种类型。夹板之宽度可视肢体形态而定，通常分为四块，其中两块较宽，两块较窄，包扎时夹板间应留有 0.5～1cm 空隙。夹板两端及边缘应打磨成圆角钝边，木制、竹制或塑料夹板之一面应衬以毛毡，并用棉织套包裹之。若用树皮类夹板，其两端应锤打成向上翘起的刷状软边，使用时下方需衬棉花垫。三合板或硬纸类夹板在使用时亦应加衬棉花垫。②衬垫：为防止坚硬之固定器材直接压迫皮肤，可在与皮肤接触之一面贴上衬垫，并以外套封之。衬垫应具吸水性、散热性，且质地柔软、对皮肤无刺激。常用材料有棉花、海绵、棉毡等，厚度为 0.3～0.5cm，需平整且厚薄均匀，以覆盖夹板之面及其边缘。外套则以绷带或具一定弹性的针织布料为佳。③固定垫：置于夹板内，利用其加压或杠杆作用，以增强局部固定效果，并弥补夹板塑形不足，从而维持骨折断端在整复后的良好位置。常选用质地柔软、能吸潮、透气且对皮肤无刺激性之材料制作，如毛头纸、棉花、毡垫等。按需折叠或剪裁成不同形状及大小备用。常用压垫种类包括平垫、梯形垫、塔形垫等。压垫之面积应足够大，以防局部形成压迫性溃疡。第一，平垫：用于肢体平坦处。形状方形或长方形，宽可略超出夹板，长则依固定部位而定，常为 4～8cm；其厚薄可据患肢局部软组织状况而调，为 1.5～4cm。第二，塔形垫：宜于肢体凹陷关节附近使用。形如宝塔，中间厚而两边薄。第三，梯形垫：适用于肢体斜坡处。形如梯形，一边厚而一边薄。第四，高低垫：多用于锁骨骨折。形状一边高而一边低。第五，抱骨垫：适用于髌骨骨折。形如半月，可用绒毡剪裁而成。第六，葫芦垫：用于桡骨头脱位。形如葫芦，两头大而中间小。第七，大头垫：宜于肱骨外科颈骨折。将棉垫裹于夹板之一端，形如蘑菇。第八，横垫：常用于桡骨远端骨折。其尺寸一般长 6～7cm，宽 1.5～2cm，厚约 0.3cm。第九，合骨垫：适用于下尺桡关节分离之情形。第十，分骨垫：宜于前臂尺、桡骨骨折。骨折复位后，以石膏棉卷成直径 1～1.5cm，长 6～10cm 之梭形分骨垫。石膏棉中心穿入铅丝一根（便于 X 线检查时明确分骨垫位置），放于尺、桡骨间隙之背侧与掌侧。需注意分骨垫不可过粗过硬，以防压迫性溃疡之产生。第十一，空心垫：适用于内、外踝骨折。骨折复位后，为适应踝部骨隆突之外形并防压迫性溃疡，可在平垫中央剪一圆孔而成空心垫。④扎带采用 1～2cm 宽之布带，或绷带折叠成 3～4 条扎带，其长度应能在夹板外围环绕两周并打结。依次捆扎中间、远端、近端，活结扎于前侧或外侧板上。扎带之松紧度以能在夹板面上下移动 1cm 为宜。

（3）夹板固定之方法　①手法复位后，骨折局部涂敷油膏，旨在活血化瘀、清热解毒、消肿止痛及疏通经络。涂敷范围宜广，表面需平整。自患肢远端向近端包扎绷带或石膏棉 1～2 层。②据骨折类型及移位状况，选定适宜大小之夹板与安置固定垫。常法有两垫固定法和三垫固定法。两垫固定法：宜于有侧方移位之横断骨折。骨折复位后，两垫分别置于两骨折端原有移位之一侧，以骨折线为界，两垫不可越过骨折线，以防再次发生侧方移位。三垫固定法：适用于有成角移位之骨折。骨折复位后，一垫放于骨折成角移位之角尖处，另两垫置于尽量靠近骨干两端之对侧，形成杠杆力，以防再次成角移位。③包扎固定时，在腋窝、腘窝等血管、神经丰富之处，不可过紧，应加用棉垫保护。包扎需既牢固又防皮肤压迫性坏死、缺血性肌挛缩等并发症。常用包扎法有续增包扎法与一次包扎法两种。续增包扎法：先放固定垫，再放对骨折起主要固定作用之两块夹板，以绷带包扎两圈后，再放其他夹板。于夹板外用绷带包扎以固定各夹板位置。然后从近至远缚 3～4 根扎带，每根绕肢体两周后结扎。扎带松紧以能在夹板面上上下移动 1cm 为准。此法优点为夹板不易移动，较为稳固。一次包扎法：将选定之夹板一次性放于合适位置，以 3～4 根扎带捆扎，每根扎带绕肢体两周后结扎。扎带松紧以能在夹板面上上下移动 1cm 为准。此法所用绷带较少，需常检查以防夹板松动移位。

（4）夹板固定之注意事项　①移动患者时，须慎防骨折移位。②应密切观察患肢之血运状况，注意肢体末端之脉搏、皮色、皮温及皮肤感觉与运动，以预防缺血性肌挛缩等并发症之发生。③宜抬高患肢，以利于肢体肿胀之消退。应适时调整布带捆扎之松紧，以患肢肿胀消退情况为准。④需时常检查并及时矫正错位。固定后 1 周内应进行 X 线复查，若骨折有错位，宜拆除夹板重新进行整复固定。⑤若在夹板内固定垫处、夹板两端或骨骼隆突部位觉察有固定之疼痛点，宜及时拆开夹板进行检查，以预防压迫性溃疡之发生。⑥应指导并协助患者进行功能锻炼，强化生活护理，以预防骨折并发症之发生。

（5）解除夹板固定之时机　应在骨折端达到临床愈合之后，主要依据临床愈合之具体情况而定。

2. 石膏绷带固定法　生石膏（$CaSO_4 \cdot 2H_2O$）经加热至 107～130℃后，失却 3/4 之结晶水，即变为熟石膏。熟石膏接触水分后，可迅速重新结晶而硬化。石膏干固定型后，若再接触水分，则可软化。由于石膏具有吸水后再固硬及再柔软之可塑性，故在骨科手术中，常作为维持骨折或手术修复后之固定材料，封闭伤口，进行患部之牵引或伸展，以及治疗矫正关节畸形等。石膏固定之种类繁多，依形状可分为石膏托、管型石膏、石膏围领等；依有无衬垫，又可分为有垫石膏与无垫石膏两种；按固定部位则可分为上臂石膏、前臂石膏、上肢肩人字形石膏、小腿石膏、大腿石膏及下肢髋人字形石膏等。石膏绷带之厚度，上肢通常为 12 ～ 14 层，下肢则为 14 ～ 16 层，当然亦可依据患者之体型及患处情况而定。石膏托固定之宽度，以包围肢体周径 2/3 为宜。

（1）石膏固定的适应证包括稳定性骨折复位后；脊柱压缩性骨折；关节脱位复位后；关节扭伤、韧带撕裂及撕脱；术后促进愈合及预防病理骨折，诸如神经吻合、肌腱移植、韧带缝合、关节融合固定、截骨术、骨移植、关节移植、显微外科、骨髓炎等术后处理；骨折开放复位内固定术后；纠正先天性畸形，例如先天性髋关节脱位、先天性马蹄内翻足等，以及慢性骨关节病、骨关节感染、颈椎伤病等情形。此外，脊柱手术前、后亦可用石膏床和背心等。

（2）石膏固定禁忌证包括全身情况差，特别是心肺功能不全之年老患者，不可在胸腹部使用石膏绷带；孕妇、进行性腹水等应避免胸腹部石膏固定；存在直接妨碍病情观察之特殊情况；开放性骨折；皮肤广泛损伤；严重肿胀；骨折手法复位效果不佳，以及有神经、血管损伤之情形。

（3）石膏固定之优点在于其良好之塑形性能，石膏干固后十分坚实，固定效果可靠。于石膏管型中，可通过楔形切开，以矫正骨折残存之成角畸形。

（4）石膏固定亦存在缺点，如创伤后的进行性肿胀可能引发压迫，而导致血运障碍，甚至肢体坏死；肢体肿胀消退后，石膏可能因过松而导致骨折再移位；长期固定可能引发关节僵硬、肌肉萎缩，甚至发生严重的功能障碍。

（5）石膏固定前，应向患者详细交代包扎时的注意事项，并向家属及本人阐明石膏固定的必要性。需进行皮肤护理，确保肢体皮肤清洁，但无需剃毛。若有伤口，则应用消毒纱布、棉垫加以覆盖，避免使用绷带环绕包扎或粘贴橡皮胶。同时，应在骨突部加衬垫，常用之物如棉织套、纸棉、毡、棉垫等，以保护骨突部的软组织及畸形纠正后固定的着力点，从而预防四肢体端发生血液循环障碍的情形。

（6）石膏固定之时，须注意以下诸事：①先置肢体于功能之位，以器械固定或专人扶持，保持此位置至石膏包扎毕、硬化定型为止。扶持石膏时，宜以手掌承之，禁用手指。②缠绕石膏时，须按定向沿肢体表面滚动，切忌用力抽拉绷带，并随时以手抹平，使各层相黏合。③于关节之处，应用石膏条加厚加固，搬动时要慎防石膏折断，过床后须以枕头或沙袋垫平。④石膏包扎毕，应注明日期及诊断。⑤石膏未凝固前，须避免骨突部位受压，以免石膏变形凹陷压迫皮肤，引发压迫性溃疡。⑥欲加速石膏凝固，可于温水中稍加食盐，若天气潮湿，可用电炉、电吹风等法烘干。⑦石膏固定时，应包括骨折部位之远近端两个关节。肢体应露出指（趾）端，以便观察。

（7）石膏固定之后，尚须注意以下诸端：①宜抬高患肢，注意观察有无受压之症状，随时观察指或趾端之血运、皮肤颜色、温度、肿胀、感觉及运动情况，尤以最初 6 个小时为要。如遇下列情形，应及时切开或拆除石膏：a. 肢体显著肿胀或剧痛。b. 肢体有循环障碍或神经受压之象。c. 不明原因之高热，疑有感染之可能。②若石膏松动、变软失效，应及时更换。③应鼓励患者活动未固定的关节，固定部位肌肉宜作主动收缩、舒张锻炼，以促进血液循环，防肌肉萎缩及关节僵硬。④手术后及有创口的患者，如石膏被血或脓液浸透，应及时处理，并注意病室卫生，消灭蚊蝇，严防创口生蛆。⑤于生活上须给予帮助，防粪、尿浸湿石膏，常保被褥平整、清洁及干燥，以防褥疮。每日宜用温水或乙醇按摩骨突出部位，并以手指蘸乙醇伸入石膏边缘按摩皮肤。⑥冬季时，对肢体远端外露部位（如指、趾等）应以棉花包扎保温，但切忌直接烘烤，尤其在血液循环不佳之时。

3. 持续牵引 中医学应用牵引之术疗治骨折，历史悠久。《世医得效方》中记载，对脊柱骨折治疗："须用软绳从脚吊起，坠下身直，其骨便自归窠。未直则未归窠，须要坠下，待其骨直归窠。"《普济方》中记载，对颈椎骨折脱位治疗应："用巾一条，长绳一条，系于屋梁，垂下手巾，兜缚颐下，系于后脑，挽接绳头。却以瓦罂一枚，高五六寸，看按入深浅，量高低。令患人端正坐于罂上，令伸脚坐定，医用手按平正，语言令患人不知，以脚一踢，踢去罂子。"

持续牵引可对抗肌肉的收缩力，纠正骨折重叠移位与肢体挛缩。又因骨折周围之软组织被牵紧，对骨折断端形成四周压力，使骨折断端稳定，从而达到固定之目的。

持续牵引之术有皮肤牵引、骨牵引及布托牵引等。遇不稳定骨折或移位较大之骨折，若骨折部肌肉丰厚，肌力强大，单纯之手法复位、夹板固定或持续牵引皆难达固定之效，可选用夹板固定与持续牵引结合之法。例如，对新鲜闭合性股骨干骨折，可先行手法复位、夹板固定，再进行持续牵引。股骨、胫骨开放性骨折清创术后，为方便观察创口与换药，可用持续骨牵引治疗。

然持续牵引需长期卧床，故应用此法治疗时，必须注意患者年龄、骨折之部位及类型、软组织损伤之情况、全身状况等，并加强护理，防卧床并发症之发生。同时，牵引重量应随时调整，过重易致骨折端发生分离移位，过轻则不能达复位与固定之目的，易致骨折畸形愈合。

（1）持续牵引之注意事宜 ①须留神皮牵引带是否松脱，扩张板角度是否适宜，有无折断之情形。②应时常检视牵引架之位置，倘若出现错位或松动，须及时校正。③须关注牵引绳是否受阻，并检视牵引重量是否得当。重锤宜悬于离地约30cm之处。④骨牵引时，应留意牵引针出入口处有无感染，是否移位，并每日以75%酒精滴于纱布之上，以防感染。⑤须检查患肢牵引轴线是否符合规范，观察是否出现旋转或成角畸形。⑥应留意肢体皮温、色泽，以及是否有血液循环不畅或神经受压之征象。⑦对于骨折或脱位之病例，除上述诸项外，尚需注意：每日量测并记录肢体长度之变化；应依患者具体状况及不同类型之骨折，适时调整牵引重量；根据情况有规律地引导患者进行肌肉运动及关节功能锻炼；并依术前或术后之要求，适时调整牵引角度。

（2）皮肤牵引　其牵引之力直接作用于皮肤，间接牵拉肌肉与骨骼。多用于下肢骨关节之损伤与疾患，例如 12 岁以下之儿童股骨骨折、老人股骨转子间骨折等，有时肱骨外科颈骨折亦可采用上肢悬吊皮肤牵引。

方法：将患肢置于牵引架后，以皮牵引带固定患肢远端皮肤，装上滑轮及牵引重物，利用重物之重量进行牵引。皮肤牵引之重量通常不逾 5kg，时间一般不超过 4～6 周。若有软组织损伤、下肢动脉闭塞、静脉曲张、局部慢性溃疡或皮肤病者禁用。

（3）骨牵引　适用于需较大力量方能整复之不稳定性骨折、开放性骨折及脊柱骨折脱位等。此法以克氏针或牵引钳穿过骨质进行牵引，牵引力直接作用于骨骼。骨牵引可承受较大重量，牵引后便于检视患肢状况。进行骨牵引时必须严格遵守无菌技术操作，以防穿刺部位感染。同时须注意穿刺安全，避免损伤关节囊或主要神经血管。儿童易损伤骨骺，应慎用此法。

①骨牵引之适应证：成年人下肢不稳定型骨折；骨盆环（主要指后环）完全断裂及移位；学龄儿童股骨不稳定型骨折；小儿肘部骨折（如髁部）不能立即复位，而需在牵引下观察、消肿及维持对位；皮肤牵引无法实施之短小管状骨骨折，如掌骨、指骨等；髋臼中心性脱位、错位严重者；其他需牵引治疗而不宜采用皮肤牵引之情形。②操作方法：先摆正体位，做好标记，进行常规消毒，铺无菌巾；手术者在牵引针进出口处采用局部浸润麻醉方法，由皮肤直至骨膜下，助手则固定患肢，将皮肤推向近心端牵拉；手术者以骨钻将牵引针直接穿入皮肤，按进出口位置，垂直于骨干钻入，确保皮肤外两段钢针长度相等；以酒精纱块保护针之进出口；

安装牵引弓、牵引架后按所需重量进行牵引，并抬高床脚。③穿针之部位：股骨髁上或胫骨结节骨牵引时，患者膝关节应屈曲40°，足尖向上平放于牵引架上。股骨髁之穿针部位位于内上髁内收肌结节上方一横指处，由内向外穿入，须注意勿伤动脉。胫骨结节之穿针部位则位于胫骨外侧，自腓骨头与胫骨结节连线之中点由外向内穿入，注意勿伤腓总神经。通常股骨髁上牵引采用骨圆针，而胫骨结节牵引则采用细钢针。此法适用于股骨骨折、骨盆骨折、髋臼骨折等导致患肢缩短之情形。一般牵引重量为体重之1/8～1/7。跟骨穿针时，需在小腿下方垫一沙袋以抬高足跟，使患肢前足部维持踝关节于中立位，内踝与足跟顶连线之中点即为穿针点。穿针时须注意方向，如胫腓骨骨干骨折时，进针点内侧应略低，外侧出口处略高，使针与踝关节面略呈15°倾斜，以利于恢复胫骨之正常生理弧度。通常牵引重量为3～5kg。

尺骨鹰嘴骨牵引之体位：患者宜仰卧，屈肘90°，前臂保持中立位。尺骨鹰嘴骨折之穿刺点位于尺骨鹰嘴尖端下2cm、尺骨嵴旁开一横指处，此法多用于肱骨骨折。牵引重量通常介于2～5kg。颅骨牵引之法：患者仰卧，剃净头发，头下枕一沙袋。确定颅骨中线与两乳突连线之交点为中点，向两侧各旁开3.5cm，然后在局部麻醉下分别做1～2cm之皮肤切口。使用带有安全螺丝的骨钻，与颅骨呈45°钻穿颅骨外板（成人约4mm，儿童约3mm），需特别注意勿穿过颅骨而损伤硬膜及脑组织。随后，将颅骨牵引弓之钉尖插入骨孔内，旋紧固定螺丝，以酒精纱布覆盖伤口，抬高床头，通过滑轮施行牵引。此法适用于颈椎骨折脱位。牵引重量依据椎体位置而定，一二颈椎用4kg，每向下一椎体增加1kg，复位后则以4kg维持。

（4）布托牵引　根据身体局部形态制作各种布托，以兜住患部，再利用牵引绳通过滑轮进行重力牵引。常用之布托牵引有枕颌布托牵引与骨盆兜悬吊固定两种。

枕颌布托牵引之法：将枕颌布带套于后枕部及下颌部，利用牵引绳通过滑轮进行重力牵引。3周后，亦可改为间歇牵引。牵引重量通常不超过5kg，适用于牵引时间短、仅需稍作固定之无移位的颈椎损伤与疾患等。

骨盆兜悬吊固定则利用其向中间之挤压作用以进行整复固定，特别适用于耻骨联合分离之情形。

4. 外固定器固定法 利用骨圆针或螺纹针穿入骨折之远近两端骨干上，外用固定器以使骨折复位并固定，此称为外固定器固定法。

（1）外固定器类型 ①单边架：于骨折之一侧上下端各穿一组钢针，穿过两层骨皮质，但不穿越对侧之软组织。②双边架：钢针穿越对侧软组织，使肢体两侧钢针外露，通过连接杆加以固定。③环形架：外固定器呈环形，完全环绕肢体。④三角形架：于两个或多个平面上设置穿针，以增强其稳定性。⑤半圆形架：外固定器呈半圆形，安装于肢体一侧，兼具固定与复位之功能。⑥梯形架：外固定器呈梯形，特别适用于骨盆骨折。⑦平衡固定牵引架：利用一枚斯氏针穿过股骨髁上，于大腿根部套一固定圈，内外侧连接伸缩杆，以治疗股骨干骨折。

（2）外固定器适应证 ①肢体严重开放性骨折伴广泛软组织损伤，需进行血管、神经、皮肤修复；或需维持肢体长度、控制骨感染以进行二期植骨，如小腿开放性骨折等。②各种不稳定性新鲜骨折，如股骨、胫骨、髌骨、肱骨、尺桡骨等。③软组织损伤、肿胀严重之骨折。④多发性骨折及骨折后需多次搬动之患者。⑤长管骨骨折畸形愈合、延迟愈合或不愈合，手术后亦可使用外固定器。⑥关节融合术、畸形矫正术均可利用外固定器进行加压固定。⑦下肢短缩需延长者。

（3）操作方法 各种固定器因其结构之差异，故操作方法亦有所不同。现以平衡固定牵引架治疗股骨干骨折为例，详述其操作法。

构造：由下述三部分组成。①支撑套：乃由1～2mm厚之铝合金板制成，形如斜喇叭口状之圆圈，分前后两叶，可合并以螺丝紧固，内外两侧均设有固定栓，以备安装牵引杆之用。其上缘覆以海绵，以防压迫大腿部皮肤，内侧设计有鸭形凹陷，恰可嵌入耻骨联合处。加之大粗隆、坐骨结节三点支撑，以及夹板与皮肤间的摩擦阻力，可有效防止支撑套之旋转，从而达到牵引治疗股骨干骨折之目的。②牵引杆：采用尼龙或合金铝材质制成。其中含两条长 10 ～ 12cm、直径 1cm 的全长螺丝合金铝棒，中部各套有一长 18 ～ 20cm、两端配备反正螺丝的伸缩调节合金铝管，以便调节牵引杆之长短，进而调控牵引力之大小。③骨圆针：适宜直径为3 ～ 4mm。

操作方法：在股神经与坐骨神经阻滞麻醉之下，对股骨下端进行常规皮肤消毒、铺巾。于股骨髁上穿刺一根骨圆针，贯穿骨干，使两侧外露之针长相等。该针之方向应与骨之横切面平衡，且位于股骨之轴线上，以纱布遮掩针孔处。先以手法施行牵引复位，待复位满意后，依据骨折移位之状况，将压垫置于适宜之处，再以小夹板进行外固定。随后，在大腿根部安装支撑套，并将两条牵引杆之上端插入固定栓内，旋紧上下螺母。将支撑杆之远端固定于骨圆针上，旋紧螺母，并调节中间之伸缩管，以使牵引力恰好维持骨折断端之良好对位。通常牵引力控制在 4 ～ 6kg。

注意事项：术后宜抬高患肢，密切关注血液循环状况，主动进行足背伸展及股四头肌收缩之锻炼；每日应检查支撑套、牵引杆及夹板之松紧度；及时实施 X 线检查，若骨折端出现向内成角或移位，可调整外侧牵引杆使之延长，而缩短内侧牵引杆。若出现前后成角或移位，则可均衡调节两侧牵引杆，并辅以压垫进行矫正；需保护针孔以防感染；通常在牵引固定后 7 ～ 8 天，患者可扶双拐下地行走。

（二）内固定

《世医得效方》云："诸骨碎骨折出臼者，每服（麻药）二钱，好红酒调下，麻倒不识痛处，或用刀割开，或用剪去骨锋者，以手整顿骨节归元，端正，用夹夹定，然后医治。或箭镞入骨不出，亦可用此麻之，或用铁钳拽出，或用凿凿开取出，后用盐汤或盐水与服，立醒。"

切开复位或开放性骨折清创之后，可选用对人体无害的内固定物，如接骨板、螺钉、髓内针、克氏针、钢丝、人工假体等，或以自体或异体植骨片来固定骨折，以达到解剖复位与稳固之需求。对于内固定效果欠佳的骨折，则需辅以外固定。临床常用的置入方式有二：一为切开复位后设置固定物；另一为闭合复位，即在 X 线检查下，将克氏针精准插入骨质，穿透骨折端，以实现稳固固定。

1. 切开复位内固定术适应证

（1）当手法复位与外固定未能满足功能复位标准，进而影响肢体功能时。

（2）若骨折端夹杂肌肉、肌腱、骨膜或神经、血管等组织，且手法复位无果，如肱骨下 1/3 骨折伴随神经损伤的情况。

（3）某些血供较差的骨折，若闭合复位与外固定难以维持稳定，内固定能够有效地促进血管向血液供应不良的骨折碎片内生长，从而加速骨折愈合。

（4）移位的关节内骨折，若手法复位不满意，且预计将损及关节功能，如肱骨外髁翻转骨折、胫骨髁间隆突骨折等。

（5）撕脱性骨折，常因强大肌群牵拉所导致，外固定难以保持其位置，如移位较大的髌骨骨折、尺骨鹰嘴骨折。

（6）血管、神经同时受损的复合性损伤，如肱骨髁上骨折并发肱动脉损伤，需同时探查修复神经、血管并内固定骨折。

（7）开放性骨折，在 6 ～ 8 小时内需清创，若伤口污染轻微且清创彻底，可直接采用内固定。

（8）多发骨折与多段骨折，为防严重并发症及便于患者早日活动，可选择对多发骨折的某些关键部位进行内固定。

（9）因畸形愈合或骨不连导致的功能障碍。

（10）骨折并发关节脱位，如闭合复位失败之孟氏（Monteggia）骨折。

（11）肌腱与韧带完全断裂的情形。

（12）颅脑、脊柱骨折并发中枢神经损伤，或胸部、骨盆骨折并发内脏损伤等。

2. 切开复位内固定术禁忌证

（1）此过程难免切断部分血管及软组织，剥离骨膜，进而影响骨折部位的血液供应，可能导致骨折愈合缓慢或不愈。

（2）术中有损伤肌腱、神经、血管之虞，术后或引发上述组织粘连。

（3）术后感染风险。骨折周围软组织因暴力已受损，手术增加创伤与出血，降低局部抵抗力，若无菌操作不严，易致感染，进而影响骨折愈合。

（4）内固定器材若质量不佳，可能因生锈或电解作用引发无菌性炎症，或螺丝钉松动导致骨折端固定不稳，进而影响骨折愈合。

（5）此技术对条件要求较高，包括内固定材料及手术器械，选择不当或在术中造成困难，或影响固定疗效。

（6）手术带来的创伤与出血，甚至有意外的可能。

（7）骨折愈合后，部分内固定物需再次手术取出，造成二次伤害与痛苦。

3. 内固定物的材质　材质务必与人体组织相容、耐酸碱侵蚀、不具磁性，且要具备一定的机械强度（长期使用亦不应发生疲劳折断）、难以老化等特性。在同一部位应用的接骨板与螺钉，其材质必须一致，以防因电位差异而导致电解腐蚀；同时，内固定物的光洁度至关重要，切忌随意折弯或改变其形态，以免损害钢材的内部构造。目前广泛采用的内固定方式包括钢丝内固定、螺丝钉内固定、钢板螺丝组合内固定，以及髓内钉内固定等。

第十一节　创伤的处理

一、伤口

创伤往往导致伤口，其轻重程度可通过伤口的位置、规模、深浅及与骨骼或内脏是否相通来判断。伤口常分为创面、创缘、创腔与创底四部分。伤口形态可为损伤性质提供线索：若创缘不整，多为钝物所伤；边缘齐整，则利器所致；创口深而窄，多为锐物刺入；若周围有褐色灼伤，则多属火器之伤。出血情况亦可作为判断依据，如血色鲜红且呈喷射状，则为动脉出血；若血色暗红且流速缓慢，则为静脉出血。出血的多少与伤口的位置、程度及深浅紧密相关。轻伤仅导致毛细血管破裂，出血量较少；而重伤可能破坏大动脉和静脉，引发大出血，患者会呈现肤色苍白、四肢厥冷、心烦口渴、胸闷呕恶、脉搏急促、尿少等休克之症状。

（一）清创术

清创术旨在清除伤口内的异物、坏死组织及细菌，使受污染的伤口变得清洁，进而通过缝合实现一期愈合。伤后 6～8 小时内的伤口，经彻底清创后，可进行一期缝合，但战伤及火器伤除外。对于伤后 8～24 小时（或超过 24 小时）的伤口，若未受感染，并配合使用抗生素，仍可进行清创。是否缝合或延期缝合，应根据伤口的实际情况来决定。若伤口已感染，且无法进行彻底清创，则应敞开伤口，清除坏死组织、血块及异物，进行冲洗、切开引流，并更换敷料，等待延期缝合或植皮，但气性坏疽及某些颅骨开放骨折除外。

清创术的步骤如下：

1. 准备　在麻醉状态下清洗并消毒伤口。麻醉后，先用无菌纱布覆盖伤口，剃除周围毛发，清洗污物，用肥皂水刷洗伤口周围皮肤三次。之后移除纱布，用生理盐水反复冲洗伤口，尽量清除异物和细菌。对于较大、较深或污染严重的伤口，应先用过氧化氢浸泡，再用大量生理盐水冲洗。若怀疑有异物附着于深部组织，可采用脉冲冲洗法。深藏的弹片可留待后续处理，一般不会妨碍伤口愈合。擦干皮肤后，严格消毒伤口周围皮肤，并铺设无菌巾。

2. 清创　在清创过程中，若无大量出血，应避免使用止血带，以减少健康组织的缺血风险，同时降低识别坏死组织与健康组织的难度，以及减少伤口感染的机会。

（1）充分暴露创腔　这是确保清创彻底的关键，也是引流、减压、消肿、改善血液循环、减少组织继发性坏死的必要措施。主要方法包括扩大创腔出入口、采用典型手术切口及辅助性切口。切口应足够大，以充分暴露创底。切开筋膜时，应确保肢体骨筋膜室得到充分减压。

（2）彻底止血　必须止住活动性出血，但尽量不结扎各部位的主要血管。对于四肢主要血管的损伤，在条件允许的情况下应尽量修复或吻合。

（3）彻底切除坏死组织　清除或切除创腔内的血凝块、异物及碎裂的坏死组织。在粉碎性骨折中，与骨膜相连的骨片及大块的游离骨折块不应清除，以防止骨缺损。若伤口边缘不整齐，可切除伤口内缘 1 ~ 2mm。颜面、手指、关节附近及会阴区等部位的皮肤应尽量保留。

（4）充分冲洗与引流　清创后，用3%过氧化氢、1∶1000苯扎溴铵或无菌生理盐水反复冲洗伤口，以进一步清除微小碎片及表面污染。冲洗后，根据需要另行切口放置引流条（管）。伤口内尽量不放置引流条（管），特别是关节腔内，以避免关节僵硬的风险。

3. 创口修复　应竭力保护与修复关键的神经与血管，以恢复其正常的解剖结构。在修复过程中，神经、血管、肌肉、肌腱及皮肤等组织需逐层精确吻合，确保不出现错乱，以防愈合后功能障碍或加重；若神经与肌腱因缺损无法即刻吻合，应进行原位固定及覆盖，避免裸露，以备后续修复。对于清创彻底的胸腹部创伤，应进行一期缝合。而关节附近、头面颈部、外生殖器、阴囊与手部的创口，因其功能重要性（且头面、外生殖器、阴囊血运丰富），亦应尽量一期缝合，必要时可设皮下引流，以规避瘢痕挛缩对功能的影响。对于创面大且深、边缘不规则或组织损伤严重的创口，以及可能继发感染者，应延缓缝合。肢体深筋膜可以不予缝合，以便术后软组织肿胀时起到减压作用，预防血液循环障碍。缝合时需确保不留空腔，以防积液感染；皮肤应在无张力状态下进行缝合，以防发生皮缘缺血性坏死，若张力过大，可采用减张缝合技术。

（二）术后处理

1. 实施有效固定 骨折、关节损伤及严重的血管和软组织损伤，在清创后均应妥善固定，以缓解疼痛、防止休克和避免感染。通常情况下，对于严重污染的开放性骨与关节损伤或火器伤所致的骨折，在初期不宜进行内固定。为方便敷料更换，可采用石膏、骨牵引或外固定支架等作为固定器械。

2. 合理抬高患肢并更换敷料 将患肢抬高至与心脏同一水平线，有助于消肿，同时避免组织缺血。更换敷料时，应遵循无菌操作原则。对于未感染创口，无需频繁更换敷料；若创口感染，应及时检查并处理。对于轻度感染的小创口，可采用生理盐水或 0.2% 呋喃西林液等进行湿敷；若感染严重且脓液较多，应拆除缝线以充分引流，并用生理盐水或敏感抗生素溶液冲洗，清除坏死组织，为二期缝合或植皮修复创造条件。

3. 严密观察患肢远端血液循环和神经功能 积极预防骨筋膜室综合征的发生，一旦发现异常，应立即解开敷料并进行对症处理。必要时可拆除缝线或重新切开，以彻底减压，并延期进行缝合。

4. 合理使用抗生素 早期应用破伤风抗毒素以预防破伤风的发生。抗生素的选择应根据创口污染程度、清创效果、患者抵抗力，以及脓液细菌培养和药物敏感试验结果来确定。具体用药剂量和给药途径（局部或全身）也需谨慎选择。一期缝合者用药时间为 7 ～ 10 天，其他情况应持续用药至二期处理之后。

5. 术后感染的处理原则 一方面要根据创口感染程度和患者全身状况进行抗菌治疗，以防感染性休克的发生；另一方面需按照感染创口的处理原则拆开缝线、充分引流、冲洗和更换敷料，为二期缝合或植皮修复创口创造条件。

（三）内治

通过药物治疗，以调和脏腑阴阳，确保气血流畅，从而纠正由受伤或感染引起的局部乃至全身生理紊乱。积极治疗原发病、并发症与继发症，以加速创伤痊愈。

1. 预防伤口感染 采用抗生素以防治感染，并以五味消毒饮与黄连解毒汤合方加减，旨在清热解毒，化瘀通络。

2. 伤口瘀肿疼痛 运用复元活血汤或活血止痛汤等方剂化裁，以活血化瘀，消肿止痛。

3. 伤口感染处理 遵循痈和附骨疽的"消""托""补"三期治疗原则，可配合使用抗生素以抗感染。

4. 防治休克及并发症、继发症 通过输液以防治休克，并根据患者具体情况，进行辨证施治。

二、周围血管损伤

四肢血管损伤在战时和平时均较多见，常与四肢骨折脱位和神经损伤并发。其中，动脉损伤多于静脉损伤，也可见动静脉合并损伤或单独的静脉损伤。此类损伤常导致大出血、肢体缺血性坏死或功能障碍。过去，四肢血管损伤常用结扎止血法以挽救生命，但截肢率在50%以上。30多年来，随着血管外科技术和休克、多发性损伤诊疗技术的进步，四肢血管损伤的死亡率和截肢率已显著降低。

（一）病因病机

直接和间接暴力均可导致血管开放性与闭合性损伤，其中开放性损伤明显多于闭合性损伤，且动脉损伤多于静脉损伤。在间接暴力所致损伤中，应特别注意胸主动脉和肠系膜上动脉根部的减速性速伤，若不及时救治，可能导致失血性休克甚至死亡。

（二）病理类型

根据损伤原因和机制，血管损伤的常见病理类型包括血管壁断裂、血管痉挛、血管内膜损伤、血管受压、创伤性动脉瘤和动静脉瘘等。

1. 血管断裂

（1）完全断裂　四肢主要血管的完全性断裂，通常伴有大出血，可能导致休克或肢体缺血性坏死。由于血管壁平滑肌和弹力组织的作用，血管裂口会收缩并促使血栓形成。同时，由于大出血或休克导致的血压下降，有利于血栓的形成并闭塞管腔，从而减少出血或使出血自行停止。肢体缺血的程度与损伤部位、范围、性质，以及侧支循环的建立情况有关。

（2）部分断裂　可能是纵行、横行或斜行的部分断裂。动脉收缩会使裂口扩大且不能自行闭合，常导致大出血。部分出血可能会暂时停止，但需警惕再次大出血的风险；部分损伤可能形成创伤性动脉瘤或动静脉瘘。

2. 血管痉挛

此现象多发于动脉，可展现为节段性或弥漫性痉挛。它是由于血管受到拉伤，或被骨折端、异物（例如弹头、弹片等）压迫，或在寒冷环境或手术刺激下的一种防御性反应。在痉挛状态下，血管会呈现细条索状，导致血流受阻甚至闭塞。通常情况下，痉挛可在 1 ～ 2 小时后自然缓解，但有些可能会持续 24 小时以上。长时间的血管痉挛往往会引发血栓形成，进而导致血流中断，可能造成肢体远端缺血，甚至坏死。

3. 血管内膜损伤

包括血管内膜的挫裂伤或内膜与中层的断裂。此类损伤可能因刺激或内膜组织卷曲而引发血管痉挛或血栓形成。此外，血管壁变薄也可能导致创伤性动脉瘤的形成，而动脉内的血栓若脱落，可能会堵塞末梢血管。

4. 血管受压

这种情况可能由骨折、脱位、血肿、异物、夹板、包扎过紧或止血带的使用等多种因素引起。当动脉受到严重压迫时，血流可能会完全中断，同时血管壁也可能受损，进而引发血栓形成，最终导致肢体远端发生缺血性坏死。

5. 创伤性动脉瘤与动静脉瘘 当动脉部分断裂且出口狭窄时，出血可能因局部组织的张力而被限制，进而形成搏动性血肿。经过 6 ～ 8 周，血肿会机化并形成包囊，其内面会被新生的血管内膜所覆盖，从而形成假性动脉瘤。这可能会压迫周围组织，导致远端血供减少。若伴行的动静脉同时受到部分损伤，动脉血可能会直接流入静脉，形成动静脉瘘。

（三）诊查要点

医生应根据患者的外伤史和临床检查结果，对血管损伤做出及时且准确的诊断，以避免漏诊或误诊。

1. 临床表现

（1）明确的外伤史 在出现如骨折、脱位、挫伤、火器伤或切割伤等情况时，医生应考虑是否合并有血管损伤。

（2）出血、血肿、低血压与休克 当肢体主要血管发生断裂或破裂时，通常会有大量出血。对于闭合性动脉伤或伤口小而深的开放性血管伤，若伤口被血块或肿胀的软组织堵塞，可能会因内出血而形成搏动性血肿。如果在受伤部位出现交通性血肿，医生可能会在该处听到收缩期杂音并触及震颤。如果存在动静脉瘘，医生可能会听到连续的血流杂音。出血较多的患者可能因血容量减少而出现低血压和休克，约 40% 的血管损伤患者会伴随失血性休克。

（3）肢体远端血供障碍 当主要动脉受损、栓塞或受压时，肢体远端可能会出现血供障碍。医生应注意与健侧肢体进行对比观察。①患肢远端的动脉搏动可能会减弱或消失。②由于缺血或血供不足，远端皮肤可能会显得苍白，并且皮温会下降。③毛细血管的充盈时间可能会延长。④远端肢体可能会感到疼痛，这是神经缺血的早期反应，通常在缺血 30 分钟后出现。⑤随着缺血时间的延长，肢体可能会从疼痛转变为感觉减退、麻木，最终感觉可能完全丧失。这种感觉障碍通常呈现为手套或袜套状分布，与神经损伤所导致的感觉障碍和神经纤维分布不同，因此需要仔细鉴别。⑥运动障碍方面，肌肉对缺血非常敏感，稍长时间的缺血就可能导致肌力下降，甚至完全消失。

（4）静脉回流障碍　这主要表现为肢体在 12～24 小时内出现严重水肿、皮肤发绀，以及温度下降等症状。

2. 检查

（1）X 线检查　此检查旨在了解是否存在可能导致血管损伤的骨折、脱位或异物等情形。

（2）动脉造影术　通过细致的外伤史询问和详细检查，一般可对血管损伤的部位和类型等明确诊断。当诊断和定位遇到困难时，可进行动脉造影以辅助判断。动脉造影能清晰显示动脉的多处损伤、晚期动脉损伤、创伤性动脉瘤或动静脉瘘等异常情况。然而，鉴于动脉造影可能引发严重并发症，应谨慎采用。通过造影，可观察血管是否存在断裂、狭窄、缺损或造影剂外溢等损伤迹象。

（3）其他辅助检查　包括多普勒血流检测仪、彩色多普勒血流图像、双功能超声扫描，以及超声波血流探测器等，这些方法在血管损伤的诊断过程中均能提供一定的帮助。

（四）治疗

四肢血管损伤的治疗首要任务是及时诊断、止血、抗休克，以挽救患者生命；其次，需做好伤口的早期清创工作，正确修复受损血管，以尽快恢复肢体的血液供应，确保肢体完整，降低致残风险；同时，要认真处理伴随的骨关节和神经损伤，并密切观察和预防感染、继发性出血和血栓形成等并发症，从而最大限度地恢复肢体功能。在处理血管损伤时，应优先修复动脉损伤，同时尽量修复静脉损伤。

1. 急救止血措施

（1）常用止血方法　对于四肢血管损伤，加压包扎法通常是一种有效的止血手段。在紧急情况下，若无消毒敷料和设备，可采用指压法进行临时止血。若使用止血带，需注意记录使用时间，以防出现并发症。

（2）血管钳止血与血管结扎　　在医院进行创伤检查时，如遇明显的动脉出血，可使用血管钳夹住出血动脉以暂时止血，为后续手术处理创造条件。在此过程中，应防止伤及邻近的神经和正常血管。对于无法立即修复且需长途转运的患者，可在初步清创后结扎血管断端，疏松缝合皮肤，避免使用止血带，并立即转送。

2. 休克与多发性损伤的处理　　四肢血管损伤可能因严重出血而导致低血压与休克，危及患者生命。因此，首要任务是止血、输血输液，以补充血容量、抗休克，并纠正脱水和电解质紊乱。同时，需迅速处理可能危及生命的内脏损伤和多发性损伤。

3. 血管痉挛的处理　　预防为主，如用温热盐水湿纱布覆盖受伤部位，减少创伤、寒冷、干燥和暴露的刺激，及时解除骨折断端和异物的压迫。对于无伤口但怀疑有动脉痉挛的情况，可尝试使用普鲁卡因阻滞交感神经，或口服、肌注盐酸罂粟碱进行治疗。若上述措施无效，应尽早探查动脉情况。

4. 清创与探查手术　　对于开放性血管损伤，应先进行创口清创，再进行损伤血管的清创、探查和修复工作。及时彻底的清创是预防感染和成功修复血管的重要基础，应争取在受伤后 6～8 小时内完成清创工作。探查手术的指征包括：肢体远端动脉搏动消失、皮温下降、皮肤苍白或发绀、感觉麻木、肌肉瘫痪屈曲挛缩、伤口剧痛，伤肢进行性肿胀伴血液循环障碍，以及伤口反复出血且缺血症状未消除等情况。

5. 手术治疗　　血管损伤通常需要在 4～6 小时内进行手术治疗，否则可能会导致血栓扩散、缺血区域增大，以及远端肢体的严重缺血或坏死。手术方法包括血管结扎术、端端吻合术、端侧吻合术、侧面修补术，以及移植修补术等。

（1）手术治疗原则　　①对于血管损伤，诸如伤口曾有搏动性出血与血肿、内出血伴随休克、交通性血肿，以及患肢远端出现缺血性症状等明确诊断的情况，应立即进行手术。对于诊断不明确的情况，可进行限时动态观察，必要时及早进行手术探查，以明确诊断并确定治疗方法。②在处理血肿或创伤性动脉瘤前，应预先钳夹血管的远近断端，以预防术中大出血。③所有主要或大血管均应得到修复，根据动脉的重要性，可将其分为三类。第一类动脉，如主动脉、头臂干动脉、颈总动脉、肾动脉、髂总动脉、股动脉和腘动脉等，结扎后可能引发严重并发症的血管，必须进行修复。第二类动脉，如锁骨下动脉、腋动脉、肱动脉及大部分腹腔内动脉等，结扎后可能产生严重后果的动脉，应尽力修复而避免轻易结扎。第三类动脉，如单纯的尺动脉或桡动脉、胫前动脉或胫后动脉、腓动脉、颈外动脉和髂内动脉等，除上述以外的动脉，在条件限制下可考虑结扎。④对于静脉损伤，如股静脉和腘静脉，应进行修复；特别是在有严重软组织损伤和浅静脉损伤的情况下，应同时修复动静脉，以预防因血液回流不足导致的肢体肿胀、血肿形成和肌肉坏死，进而避免肢体坏死。⑤在切除创伤性动脉瘤与动静脉瘘后，应进行血管移植修复。⑥应妥善处理血管周围的组织损伤，如骨折、肌腱和神经断裂等。⑦为预防伤肢筋膜间隔区综合征，可根据需要早期进行筋膜间隔区切开减压。

（2）血管部分损伤修复术　此术式适用于血管被锐器整齐切割，且切割程度不超过血管周径1/2的情况，无需进一步扩创。但不适用于火器伤，以及需要清创的锐器伤或挫伤。手术时，先使用无创血管夹分别夹住受损血管的两端，随后用肝素溶液（每100mL生理盐水加入肝素10mg）冲洗血管腔以去除凝血块，切除少许不整齐的边缘。之后，根据血管管径的大小，选择使用3-0至7-0的聚丙烯单丝缝线和缝针进行纵行或横行的连续缝合，手术过程中应尽量减少管径的缩小。

（3）血管裂口修复术　该术式适用于伤口较为整齐清洁的锐器伤。若裂口较小，可选用5-0或7-0的聚丙烯单丝缝线和缝针进行间断或连续的裂口缝合，缝合口应与血管的长轴保持垂直。若裂口较大且直接缝合会导致管腔狭窄时，可从伤口附近取一段自体的小静脉，纵向切开后制成片状，然后缝补在裂口上。

（4）血管端端吻合术　对于重要血管的断裂，若条件允许，应尽力进行端端吻合，确保吻合部位无张力。若血管缺损约 2cm，可通过游离血管上下段来弥补。若长度仍然不足，可通过屈曲关节来消除张力。吻合时，使用无创动脉夹夹住血管两端，去除多余的外膜，并用肝素溶液冲洗血管腔以去除血栓。为防血栓形成，术中需持续冲洗血管腔，并保持血管组织的湿润。

（5）血管移植术　对于缺损过大无法进行端端吻合，或估计端端吻合时张力过大的情况，可采用自身静脉或人造血管进行移植。选用的静脉血管长度应比缺损部分长出 1cm，且不能选用伤侧静脉，以免影响其回流功能。

6. 血管损伤术后的处理　术后常见的问题包括血容量不足、急性肾衰竭、伤肢血液循环障碍、伤口感染和继发性出血等。

（1）全面观察患者状况　包括体温、呼吸、脉搏、血压、神志及血尿常规等检查，对合并损伤者更应密切关注，发现异常需及时处理。要积极预防急性肾衰竭，纠正水电解质失衡，并补充血容量。

（2）固定措施　使用石膏托或管形石膏将患肢关节固定在半屈曲位置 4～5 周，确保吻合处无张力。随后逐渐伸直关节，但需循序渐进，以防缝线崩裂导致大出血或创伤性动脉瘤等风险。

（3）体位调整　保持伤肢与心脏同一水平，避免过高或过低。若静脉回流不畅，可适当抬高伤肢。

（4）伤肢血液循环监测　术后 24 小时内密切监测患肢的脉搏、皮肤温度、颜色、感觉、肌肉活动和毛细血管充盈时间等，每小时记录一次。若患肢远端皮肤苍白、皮温急剧下降、脉搏减弱或消失而肿胀不明显，可能是动脉栓塞或局部血肿压迫，需立即手术探查。若患肢明显肿胀与发绀，血液回流不畅，且抬高患肢无改善，可能是静脉栓塞，也应手术探查并做相应处理。若患肢软组织广泛挫伤导致严重肿胀，应立即进行深筋膜纵向切开减压术，以改善血液循环。

（5）预防感染　血管损伤修复术后感染率约为 5%。感染可能导致血管栓塞和修复失败，甚至引发继发性大出血危及生命。因此，应积极预防和治疗感染，包括合理使用抗生素、认真处理伤口和保持引流通畅等。

（6）处理继发性大出血　这是一种严重的并发症。出血原因可能包括止血不良、感染、吻合处血管破裂、被修复血管受压坏死、动脉损伤漏诊，以及不当使用抗凝药物等。出血通常发生在术后 1～2 周。应立即清除血肿并止血，对于次要动脉可进行结扎处理，而重要动脉则应尽量修复。若伤口感染严重或肌肉广泛坏死，可能需要截肢。床边应常备止血器具和敷料等，以备不时之需。

（7）抗凝药物的使用　术后需每日静脉输入低分子右旋糖酐 500mL，持续 3～5 天，以降低血液的黏稠度。在此之后的 3～5 天，根据患者的具体情况，再酌情考虑使用抗血小板或抗凝药物。血管修复手术的成功，主要依赖于手术的精细操作与正确的术后处理。因此，术后不宜立即使用全身抗凝剂，以免增加出血的风险。

（8）中医治疗　中医治疗依据临床表现进行辨证施治。对于寒滞经脉，症状包括四肢怕冷、发凉、疼痛、麻木，遇冷症状加重、遇暖减轻，肤色可能苍白，舌淡紫，苔薄白，脉沉紧或涩。治疗应温经散寒，化瘀通络，可选用当归四逆汤与桃红四物汤合方化裁。瘀阻经脉则表现为肢体肿胀刺痛，局部有明显瘀血瘀斑和压痛，舌质青紫，脉弦紧涩。治疗需活血化瘀，通络止痛，可采用桃红四物汤与圣愈汤合方化裁。经脉瘀热时，肢体灼热疼痛，肤色可能紫暗，舌紫暗有瘀斑，舌尖或红，苔薄黄，脉弦紧或濡。治宜清热解毒，活血化瘀，方用四妙勇安汤合桃红四物汤化裁。湿阻经脉会导致肢体水肿、胀痛，抬高肢体可减轻症状，舌淡紫且舌体胖大，苔白腻，脉沉紧或濡。治疗应益气活血，利湿通络，可选用济生肾气丸与五苓散加减。对于伤口感染，可根据痈和附骨疽的治疗原则，分为"消""托""补"三个阶段进行治疗。若发生继发性大出血，应根据具体症状辨证施治，或益气止血，或清热化瘀止血等。

三、周围神经损伤

周围神经系统由 12 对脑神经和 31 对脊神经组成，它们负责将全身各组织器官与中枢神经系统相联系，确保各种生理活动的正常进行。本节主要探讨脊神经的损伤与治疗。造成周围神经损伤的主要原因包括四肢开放性损伤、骨折，以及暴力牵拉等。

周围神经对肢体的正常功能活动至关重要。若受伤的周围神经无法恢复，将导致四肢功能活动的部分或完全丧失。

根据患者的外伤史、症状体征和相关检查，可以判断神经损伤的性质和程度，并据此制定最佳治疗方案，以最大限度地恢复神经、关节和肌肉的功能。

周围神经损伤较为常见，尤其是尺神经、正中神经、桡神经、坐骨神经和腓总神经等。上肢神经损伤的发生率高于下肢，占四肢神经损伤的60% ～ 70%，且常合并骨、关节、血管，以及肌肉肌腱等损伤。若周围神经损伤能在早期得到恰当处理，通常可以获得较好的治疗效果；即使进行晚期修复，也能获得一定的疗效。

周围神经损伤可归入中医学"痿证"之列，更贴近"肉痿"一类，亦被唤作"肢瘫"，常由外伤所诱发。唐代名医蔺道人在《仙授理伤续断秘方·乌丸子》中述及："打仆伤损，骨碎筋断，瘀血不散……筋痿乏力，左瘫右痪，手足缓弱。"此论深刻揭示了四肢瘫痪与损伤之间的内在联系。

周围神经纤维，由神经元胞体延伸而出。无论是运动神经纤维还是感觉神经纤维，均为有髓纤维，其外覆有一层神经内膜。众多神经纤维集结成束，束外被神经束膜所包裹。而这些神经束又进一步汇聚，形成一支完整的周围神经，其外再覆以神经外膜。自主神经的节后神经纤维，依附于感觉支行走，因此其分布与感觉神经相一致。

神经之血供颇为丰富，对缺血之耐受力胜过肌肉。周围神经具备两组既相吻合、功能上又各自独立的微血管系统——内在与外在血管系统。神经之血供，经邻近组织，透过神经系膜而达神经。因此，在广泛游离神经系膜时，可能会导致神经缺血性坏死；若游离近端过多，亦可能引发神经缺血。缺血后，神经束间易生瘢痕，进而影响神经功能。手术过程中，即便部分神经系膜受损，阻断了该处血供，但得益于侧支循环，仍可得到一定代偿。

（一）周围神经损伤原因及分类

1. 损伤原因 常见者，有开放性与闭合性损伤之分，战时则多为火器所伤。

（1）开放性损伤 包含以下诸类：①锐器所伤，如玻璃、刀等锋利之物造成的切割伤，多发生于手、腕或肘等部位，常见受损神经有尺神经、正中神经及指神经等。②撕裂伤，系由强力牵拉所导致，表现为神经局部边缘断裂不整，或神经某一段缺损。③火器所伤，如子弹、弹片之类，此类伤势多伴有开放性骨折、肌肉肌腱及血管损伤。

（2）闭合性损伤 包含以下诸类：①牵拉伤，如肩、肘、髋关节脱位，以及长骨骨折所引发的神经过度牵拉损伤。②神经挫伤，由钝性暴力所致，但神经纤维及其鞘膜多保持完整，有自行恢复之可能。③挤压伤，多为外部固定器械、骨折断端或脱位的关节头对神经造成压迫所致，此类损伤多见于正中神经、尺神经及腓总神经等部位。④神经断裂，常由锐利的骨折断端切割所引发，如肱骨中、下段骨折或肱骨髁上骨折，可能导致桡神经或正中神经受损断裂。

2. 损伤分类详解

（1）神经断裂 此类型多见于开放性损伤，有完全性断裂与不完全性断裂之分。完全性断裂者，感觉与运动功能全然消失，且伴随肌肉神经营养不良之变；不完全性断裂，则功能部分尚存。

（2）轴索断裂 此种损伤，轴索虽断，但鞘膜依然完好，神经功能却已失。常见于挤压或牵拉之伤。待伤害因素消解后，受损神经多能在数月之内全面恢复。

（3）神经失用　此症下，神经轴索与鞘膜均无损伤，唯神经传导功能受阻，病程或短或长，可由数小时绵延至数月。多为神经受压或外伤所诱发，幸而多能自然痊愈。

3. 周围神经损伤之病理演变　神经断裂后，传导功能即失。须知神经元细胞伤后不可复生，而神经纤维在一定条件下却可重生。断裂后的远端神经轴索与髓鞘会坏死碎裂，经过 2 ～ 8 周，为施万细胞所消化，继而被吞噬细胞清除，此即华勒退行性变。随后雪旺鞘空虚塌陷，而近端神经仅有小段发生退变。此后施万细胞会增生复原。神经修复后，近端神经轴索会以每日 1 ～ 2mm 之速，经雪旺管向远端生长。再生的纤维数量逐渐增多，粗细渐增，有髓鞘者会再生髓鞘，无髓鞘者则不再生。若神经未能及时修复，近端再生的纤维会在断裂处与施万细胞及结缔组织交织，形成假性神经瘤。神经损伤后，所支配之肌肉会瘫痪，肌细胞随时间萎缩，纤维细胞增生，运动终板变形至消失；同时感觉神经分布区的感知全失，肌肉发生营养不良性退变。若能及时吻合断裂的神经，效果尚佳，但功能难以完全恢复。混合神经的吻合效果，较单纯的运动或感觉神经为差。神经缺损时，可考虑移植术，但效果较神经吻合差。

（二）诊断要略

依据外伤史，结合各种神经损伤的特有症状、体征、解剖关系及神经检查，可判断神经是否受损及损伤之部位、范围、性质与程度。必要时，可行电生理检查以助诊断。

1. 详询外伤史　了解伤害发生之时间、缘由及现场状况，以判断损伤之性质。

2. 局部细致检查　根据损伤之类型、部位及创口位置，可推测某一支或某一组神经是否受损。对于创口已愈合之病例，需注意检查瘢痕之硬度及其下组织粘连状况；若有骨折，可根据骨痂情况判断神经是否受到压迫；通过触诊，或可触及神经瘤或已纤维化之神经。

3. 神经损伤之症状与体征

（1）畸形　由于神经受损，导致肌肉瘫痪，此症状或在伤后数周乃至更久方显。如桡神经损伤可致腕下垂，尺神经损伤则现爪形指，正中神经损伤则呈"猿手"畸形，而腓总神经损伤则见足下垂等。

（2）感觉障碍　周围神经损伤后，其支配之皮肤区域将出现感觉障碍。通过检查感觉减退或消失之范围，可推断某一部分神经损伤。在临床上，须细心检查痛觉、触觉、温觉，以及两点分辨能力之变化。又因各感觉神经分布区域之边界或有重叠，故在受伤后短时间内，感觉障碍或仅表现为感觉区域之略微缩小，此乃邻近神经之替代作用，非损伤神经之再生现象。因此，需注意检查各部分神经自主支配区域之感觉变化，以便准确定位神经损伤之处。深感觉乃肌肉与骨关节之感觉，可通过检查手指或足趾之位置觉，以及用音叉检查骨突出部之震颤感来评估。感觉障碍之程度，可用六级法加以判断。

（3）运动之障碍　神经损伤导致所支配之肌肉瘫痪，通过检查肌肉瘫痪之程度，可判断神经损伤之轻重。定期反复检查，可了解神经再生、肢体功能恢复及预后情况，从而调整治疗方案。采用六级法检查肌力，可探知运动障碍之程度。在肌力检查时，需注意每块肌肉之主动收缩情况，并要区分是否为协同肌之代偿作用，故不能单纯以关节活动为依据。例如，肱二头肌麻痹时，可用肱肌、肱桡肌、旋前圆肌和桡侧腕屈肌来协助屈肘；屈腕肌麻痹时，则可用屈指肌和掌长肌来协助屈腕。

（4）腱反射之变化　神经受损后，相关肌腱之反射即会消失。如坐骨神经损伤则跟腱反射消失，上臂肌皮神经损伤则肱二头肌腱反射消失。

（5）自主神经功能紊乱　周围神经损伤可导致所支配之皮肤出现营养障碍，如表现为无汗、干燥、灼热及发红等。至晚期，皮肤或会发凉、失去皱纹、变得平滑少汗、干燥，且毛发过多、指甲变形。为判断交感神是否损伤，可进行出汗试验。方法是在伤肢上先涂抹2%碘溶液，干后再涂一层淀粉，然后用电灯烘烤，同时嘱患者饮热开水并适当运动，以促其出汗。若出汗区域表面转为蓝色而无汗区域不变色，则表明无汗区域有交感神经损伤。

（6）神经本身之变化　通过沿神经纤维走行区域进行触诊和叩诊，可探知神经本身之变化。在神经不全损伤时触诊或可引发全段神经疼痛。若叩击损伤神经之远端，能引发该神经支配区域针刺样麻痛，则表明该神经开始再生（即tinel征），此为神经轴索再生之证据。临床上常依此来推测神经再生之情况，若tinel征停滞不前，则说明神经纤维生长受阻；若远端反应敏感，且日趋明显，则表示神经生长良好。

4. 电生理检查详解

（1）肌电图检查　肌肉收缩时，会引起肌肉电位的相应变化。若神经发生断裂，主动收缩肌肉所产生的动作电位将会消失，而在神经损伤后的2～4周，可出现去神经纤颤电位。当神经开始再生后，去神经纤颤电位会消失，取而代之的是主动运动电位的显现。

（2）诱发电位检查　目前在临床上，常用的检查项目包括感觉神经动作电位（SNAP）、肌肉动作电位（MAP），以及体感诱发电位（SEP）等。这些检查项目在神经损伤的诊断、神经再生和预后情况的评估，以及神经损伤治疗的指导中，均具有重要的临床意义。

（三）治疗之要略

周围神经损伤常与肢体损伤相伴或随之发生。在治疗时，我们应根据肢体和神经损伤的具体情况，灵活采用手术或非手术的治疗方法。对于肢体闭合性损伤合并的神经损伤，其中大约80%的病例属于神经失用症或轴索断裂，这类情况通常无需手术治疗，大多数情况下能够自行恢复；而剩余的20%则属于神经断裂，需要通过手术进行治疗。对于开放性损伤合并的神经断裂，应根据伤口的具体情况，选择进行一期神经修复或是二期修复。

1. 非手术治疗的主要目的　是为神经和肢体功能的恢复创造有利条件，同时防止肌肉萎缩和关节僵硬等情况的发生。

（1）保护患肢　应妥善保护患肢，避免其受到冻伤、烫伤、压伤及其他各类损伤。

（2）复位与解压　若神经损伤由骨折或脱位导致，首先应进行骨折与脱位的整复，并加以固定，以解除骨折断端和关节头对神经的压迫。对于未断裂的神经，有望在 1～3 个月后恢复其功能；若神经发生断裂或嵌入骨折断端、关节面之间，则应尽早进行手术探查与处理。

（3）外固定术应用　在骨折脱位整复后，需进行外固定；对于神经损伤合并肢体一侧肌肉瘫痪的情况，为防止拮抗肌将关节牵拉到畸形位导致关节僵直，需使用夹板、石膏等将患肢固定于功能位；若神经损伤合并肢体全部肌肉瘫痪，为预防肢体重力导致的关节脱位，同样需用外固定将患肢固定于功能位，从而为日后肢体功能的全面恢复奠定坚实基础。例如，桡神经损伤引起的腕下垂，可通过掌侧板将患腕固定于背伸位等。

（4）手法治疗与功能锻炼　应进行有针对性的手法治疗和功能锻炼，以保持肌张力，预防肌肉萎缩、肌纤维化、关节僵硬或萎缩，以及关节畸形等。手法治疗时，应从肢体近端到远端反复捏揉数遍，强度以肌肉感觉酸胀为宜，并可涂搽活血酒以助疗效；对于瘫痪较重者，可采用弹筋法和穴位推拿法进行治疗。在上肢，可取肩井、肩髃、曲池、尺泽、手三里、内关和合谷等穴位；在下肢，则可取环跳、承扶、殷门、血海、足三里、阳陵泉、阴陵泉、承山、三阴交、解溪和丘墟等穴位，进行强刺激以得气为度。最后，在患肢上来回揉 1～2 遍以结束治疗。功能锻炼方面，应着重练习患肢各关节各方向的运动，待肌力逐步恢复后，可进行抗阻力活动的训练。

（5）药物治疗之要略　损伤常导致经络气滞血瘀、筋脉失养。其症状包括肢体瘫痪、张力减弱、感觉迟钝或消失、皮肤苍白湿冷、汗毛脱落、指甲脆裂等。舌质紫暗或有瘀斑，脉弦涩。治疗时宜采用活血化瘀、益气通络之法，可用补阳还五汤加减进行治疗。在后期阶段，应重用补肝肾、强筋骨之药物，并可外用骨科外洗一方进行熏洗以助疗效。

（6）针灸治疗　此法多用于损伤的中后期。治疗时会根据具体证候，循经取穴，配以督脉相应穴位，或沿神经干取穴，或两者结合，采用强刺激手法或电针进行治疗。①正中神经损伤：主要选手厥阴心包经穴，如天泉、曲泽、郄门、间使、内关、大陵、劳宫和中冲等穴位。②桡神经损伤：宜选手太阴肺经穴，如中府、侠白、尺泽、列缺、鱼际和少商等。③尺神经损伤：建议选择足少阳胆经穴和足阳明胃经穴，具体包括阳陵泉、外丘、光明、悬钟、丘墟、足窍阴、足三里、丰隆、上巨虚、下巨虚、解溪、冲阳和内庭等。④胫神经损伤：可取足太阳膀胱经穴和足太阴脾经穴，如委中、合阳、承筋、承山、阴陵泉、地机、三阴交、商丘、公孙、太白和隐白等。

2. 手术疗法　神经损伤的修复时机，原则上越早越好。一期修复手术的最佳时间是在损伤后的 6～8 小时进行，此时的恢复效果最佳。二期手术则最好在伤后的 1～3 个月进行，若在 6 个月内进行，也能获得较好的恢复效果，但随着时间的推移，恢复效果会逐渐降低。例如，正中神经和尺神经在损伤后 6 个月进行修复，其有效恢复率可达 56.7%；而坐骨神经与桡神经损伤若超过 6～13 个月后进行修复，恢复效果则大打折扣。除了时间因素外，手术操作的精细度、吻合处的张力大小、损伤的神经种类与部位、患者的年龄，以及局部条件等也会影响神经功能的恢复。

对于开放性损伤的神经一期修复，需要满足以下条件：①在无菌手术过程中损伤的神经。②开放性指神经损伤。③由整齐的锐器造成的损伤，且肌腱等软组织损伤较小。④能够明确神经损伤的范围，并具备相应的技术条件。在进行修复时，应立即进行彻底清创以减少感染机会，修复相应的血管，吻合神经，并处理骨折脱位与肌腱损伤等问题。根据神经损伤的性质和范围，二期修复术包括神经松解术、神经吻合术、神经移植与转移术、肌腱转移术与关节融合术等。

（1）神经松解术　进一步分为神经外松解术和神经内松解术。前者主要是解除骨端的压迫，松解并切除神经周围的瘢痕组织；后者则除了对神经外围进行松解外，还需切开神经外膜，松解束间的瘢痕粘连，并进行神经束膜的切开术。

（2）神经吻合术　此手术需要找到神经的断端，并切除近端的假性神经瘤和远端的瘢痕组织至正常组织。如果两个神经断端仍然无法吻合，可以采用游离神经法、屈曲关节法等方法来消除或减小神经的张力，或者改变神经的位置路径来进行神经移位等方法，使两端能够靠拢。这种方法可以克服的缺陷长度在 3～10cm。术后需用石膏将关节固定在屈曲位置以减少或消除缝合部位的张力。在 4～6 周后拆除石膏，并逐渐伸直关节以恢复其功能。

（3）神经移植与转移术　当神经缺损过大，无法通过游离神经、屈曲关节或神经移位等方法实现无张力吻合时，就需要采用神经移植和转移术。

（4）肌腱转移术与关节融合术　对于神经损伤严重且范围广泛、无法吻合或吻合后 1～2 年功能仍未恢复的情况，可以在上肢采用肌腱转移术，在下肢则可采用关节融合术等功能重建，或矫形手术来改善肢体的运动功能，帮助患者恢复生活自理能力。

创伤性休克之发生，乃因机体受严重创伤，致使出血与体液外渗，有效循环量急剧减少，加之疼痛与神经内分泌系统之反应，扰乱心血管功能，终致组织器官血流灌注匮乏、微循环衰竭、急性氧代谢失常及内脏受损，从而引发全身性反应综合征。

（一）病因病机

创伤性休克之缘由，与大出血、体液渗出、剧痛、惊惧、组织坏死分解产物之吸收及创伤感染等诸多因素息息相关，凡此皆可扰乱机体神经、循环、内分泌等生理功能之平衡。

1. 失血 创伤引发出血，致血流灌注不足。常人总体血量为4500～5000mL。休克之失血量，因年龄、性别、健康状况及失血速度而异。通常，一次骤然失血不逾总血量15%（约750mL）时，机体借神经体液之调节，可代偿性维持血压于正常范围；此时若能迅速止血、输液或输血等，或可避免休克。若失血量达总血量25%（约1250mL）时，因大量失血，有效循环血量减少，微循环灌注匮乏，致全身组织与器官氧代谢失常，遂发轻度休克；当失血量达到总血量之35%（约1750mL）时，乃中度休克；失血量达总血量之45%（约2250mL）时，则为重度休克。

2. 神经内分泌功能紊乱 严重创伤及伴随症状，如疼痛、恐惧、焦虑与寒冷等，均对中枢神经产生不良刺激；此等刺激若强烈而持久，可扩散至皮层下中枢，扰乱神经内分泌功能，导致反射性血管舒缩功能失常，末梢循环障碍而休克。末梢循环障碍更可致器官严重缺血缺氧，组织细胞变性坏死，引发器官功能不全；重者可致多器官衰竭，加剧休克。同时，内分泌改变，使血糖升高等。

3. 组织破坏 严重挤压伤，可致局部组织缺血与组织细胞坏死。压力解除后，因局部毛细血管破裂与通透性增高，可致大量出血、血浆渗出与组织水肿，有效循环血量减少，局部组织缺血；又因组织水肿，影响局部血液循环，使细胞氧代谢障碍加剧，可加速组织细胞坏死进程。组织细胞坏死后，释放出大量酸性代谢产物及钾、磷等物质，又可致酸碱平衡与电解质紊乱。其中某些活性物质可破坏血管通透性与舒缩功能，使血浆大量渗入组织间隙中，致有效循环血量进一步减少，导致休克或加剧休克程度。

休克病理过程，可分为休克代偿期、休克失代偿期（或称代偿衰竭期）与休克晚期（严重期）三个阶段。若休克未能及时纠正，常可产生弥散性毛细血管内凝血（DIC）现象，使微循环衰竭愈发严重，预后甚差。

（二）诊查要点

1. 诊断要点

（1）病史　创伤性休克均有显著且较为严峻的外伤史，诸如撞击、高空坠落、机械绞伤、重物撞击、挤压及火器伤等。

（2）症状与体征　休克之临床表现，与其严重程度息息相关。①意识与神情：轻度休克时，患者呈现兴奋、躁动、焦虑或激动之态；随休克之加剧，患者神情由淡漠或意识模糊，进而神志不清乃至昏迷等。②皮肤状况：面色苍白，伴有斑状阴影，四肢湿冷，口唇发绀；休克加剧时，皮肤可现瘀紫，表浅静脉萎缩，毛细血管充盈时间延长。③脉搏状况：脉率增至 100 ～ 120 次/分以上，心力衰竭时，脉搏则变得缓慢而微弱。④血压变化：在休克代偿期，血压波动不甚明显；随休克之加剧，血压逐渐降低。初始时主要为收缩压下降，舒张压上升，脉压差缩小，脉搏增快。而血压之变化，需参照患者之基础血压而定；当血压下降逾基础血压之 30%，脉压差低于 30mmHg 时，需考虑休克之发生。⑤呼吸状况：休克患者常有呼吸困难与发绀之表现。若出现代谢性酸中毒，则呼吸急促而深长；严重代谢性酸中毒时，呼吸深而缓慢；呼吸衰竭或心力衰竭时，则出现严重呼吸困难。⑥尿量变化：乃内脏血液灌注量之重要标志，尿量减少为休克早期之征兆。若每小时尿量少于 30mL，常暗示肾脏血液灌注不足，存在休克之可能。宜留置尿管，连续观测尿量、比重、酸碱度、电解质及蛋白等，以预测休克之程度与发展。⑦中心静脉压（CVP）：正常值介于 6 ～ 12cmHg；休克与血容量不足时，中心静脉压可降低。为正确判断血容量及休克程度，应将血压、脉压差、脉搏及每小时尿量测定等数据进行综合考量。

（3）实验室检查　①血红蛋白及红细胞比容测定：二者升高常提示血液浓缩，血容量不足。②尿常规、比重及酸碱度测定：可反映肾脏功能状况，必要时可进一步检测二氧化碳结合力及非蛋白氮。③电解质测定：可发现钾、钠等电解质丢失情况；因细胞损伤累及胞膜，可出现高钾低钠血症。④血小板计数、凝血酶原时间及纤维蛋白原含量测定：若三者均异常，则暗示休克可能已进入弥散性毛细血管内凝血阶段。⑤血儿茶酚胺与乳酸浓度测定：休克时二者浓度均升高；指标越高，预后越差。⑥血气分析：动脉血氧分压降至 30mmHg 时，组织进入无氧状态。另动脉血二氧化碳分压、静脉血气和 pH 值之测定与动脉血相对照，可表明组织对氧之利用情况。

（4）心电图检查 休克时常因心肌缺氧而引发心律失常；严重缺氧时可出现局灶性心肌梗死，常表现为 QRS 波异常、ST 段降低及 t 波倒置。

2. 辨证分型 创伤性休克在中医学中属于"脱证"的范畴，临床上可被划分为气脱、血脱、亡阴、亡阳四种类型。

（1）气脱 创伤之后，患者神色骤然颓败，面色苍白，口唇发绀，汗出肢冷，伴有胸闷气憋，呼吸微弱，舌质显现淡色，脉象虚细或结代无力。

（2）血脱 患者头晕眼花，面色苍白，四肢厥冷，并伴有心悸、唇干的症状，舌质淡白，脉象细数无力或呈现芤脉。

（3）亡阴 患者表现为烦躁，口渴唇燥，汗液少而黏腻，呼吸气粗，舌质红干，脉象虚细数无力。

（4）亡阳 四肢厥冷，汗液如珠滴落，呼吸微弱，舌质淡而润泽，脉象细微欲绝。

（三）治疗原则

创伤性休克的治疗原则在于积极抢救患者生命，消除不利因素，补充血容量并调整机体生理功能，同时防治创伤及其可能引发的并发症，纠正体液、电解质，以及酸碱度的紊乱。通过中西医结合的综合治疗措施，可有效提高救治的成功率。

1. 一般治疗 患者应采取平卧位，头部略放低；确保环境安静，同时注意保暖防暑；保持呼吸道畅通，及时清除呼吸道分泌物，并适当给予氧气。

2. 控制出血 活动性大出血是导致创伤性休克的主要原因，因此首要任务是迅速有效地止血。正如唐容川所言："平人被伤出血，既无偏阴偏阳之病，故一味止血为要，止得一分血，则保得一分命。其止血亦不分阴阳。"

3. 处理创伤 对于伴有开放性创伤的患者，在抗休克治疗稳定后，应尽快进行手术清创缝合，以消除创口、预防感染，并争取实现一期愈合。若开放性创伤难以处理且休克难以纠正，则应在积极抗休克治疗的同时进行手术清创缝合。对于骨折与脱位等伤情，需进行复位和适当的内、外固定等措施；对危及生命的张力性或开放性气胸与连枷胸等紧急情况，应进行及时处理。

4. 补充与恢复血容量 在有效止血的基础上补充与恢复血容量，是治疗创伤性休克的根本性措施。

（1）全血或红细胞混悬液 适用于创伤失血严重的患者，可以有效改善贫血和组织缺氧的状况。

（2）血浆 能够提高有效循环血量并维持胶体渗透压的稳定，如鲜血浆、干冻血浆等均可供选择使用。

（3）右旋糖酐 具有提高血浆胶体渗透压的作用。其中，中分子右旋糖酐（平均分子量 70000）在输入后 12 小时内体内仍存留 40%，是一种较为理想的血浆增量剂；而低分子右旋糖酐（分子量为 20000 ～ 40000）则排泄较快，4 ～ 6 小时即失去增量作用，但它能够降低血液黏稠度、减少血管内阻力从而改善血液循环，并且还能吸附在红细胞和血小板表面以防止凝集现象的发生。

（4）葡萄糖和晶体液 葡萄糖能够提供热量支持，但不应单独大量使用；在紧急情况下，可先使用 50% 的葡萄糖液 60 ～ 100mL 进行静脉注射，以暂时增强心肌收缩力和提升血压水平；而晶体溶液则可以提供电解质支持，如生理盐水、复方氯化钠或乳酸钠等，均可供选择使用。

5. 血管收缩剂与舒张剂的应用　在补充足够血容量的基础上，为了缓解血管痉挛、改善组织血液灌注和缺氧状况，从而促使休克状况好转，可以考虑使用血管扩张剂，如异丙肾上腺素、多巴胺等。当血容量已充分补充，且已使用过血管扩张剂，但血压依旧偏低，或没有明显的大血管出血时，为了尽快改善重要器官的低血流量状态，可以临时使用血管收缩剂来提升血压，常用的有去甲肾上腺素、甲氧明、间羟胺等。

6. 纠正电解质与酸碱平衡的失调　休克引发的组织缺氧往往会导致代谢性酸中毒，而这种酸中毒状态会进一步加剧休克，并可能阻碍其他治疗措施的效果。因此，纠正电解质失衡和酸碱平衡紊乱是治疗休克的关键环节之一。在纠正酸中毒和高钾血症时，应根据实验室检查的结果，合理使用碱性缓冲液和保钠排钾的药物，如碳酸氢钠等。

7. 并发症的预防与治疗　休克常伴随心、脑、肺、肾等重要器官的功能衰竭和继发感染。因此，在治疗创伤性休克的过程中，应尽早考虑并预防这些可能的并发症。

8. 中医治疗方法

（1）中医药辨证施治　对于气脱症状，适宜采用补气固脱的方法，紧急情况下可使用独参汤；血脱症状则应以补血益气固脱为治疗原则，可选用当归补血汤进行加减；亡阴症状需要益气养阴，可用生脉饮加减治疗；而亡阳症状则应温阳固脱，适宜用四逆汤和参附汤进行加减治疗。

（2）针灸疗法　针灸能够行气活血、通络止痛、回阳固脱，以及调整阴阳平衡。通常选择涌泉、足三里、血海、人中作为主穴，内关、太冲、百会作为配穴。若出现昏迷症状，可加刺十宣穴；若呼吸困难，可加刺素髎穴。

五、筋膜间隔区综合征

筋膜间隔区综合征，亦称骨筋膜室综合征或筋膜间室综合征。此病症是由于各种原因导致的筋膜间隔区内组织压力上升，进而压迫血管，阻碍血液循环，使得肌肉和神经组织供血不足，甚至引发缺血性坏死，最终产生一系列的症状与体征。早在 7 世纪的中医典籍《诸病源候论·金疮伤筋断骨候》中，就有对此病症的病机"荣卫不通"及其临床表现"痹而不仁"的深入阐述。

（一）病因病机

筋膜间隔区乃由肌间隔、筋膜隔、骨膜、深筋膜及骨等构成。上臂与大腿的筋膜较薄且富弹性，加之肌肉丰厚，故受压后不易发生筋膜间隔区综合征。而前臂与小腿由双骨构成，筋膜厚而少弹性，且有骨间膜，使得筋膜间隔区的容积难以扩张，因此在受压后更易发病。当间隔区内组织压力因容积骤减（如外部受压）或内容剧增（如组织肿胀或血肿）而急剧上升时，血管、肌肉和神经组织便会受到挤压。其具体原因包括：

1. 肢体外部受压　如肢体骨折脱位后，固定包扎过紧或时间过长；或因车祸、建筑物倒塌等事故，肢体被重物压迫；或在昏迷、麻醉状态下，肢体长时间受自身体重压迫，均可导致筋膜间隔区容积缩小，进而引发局部组织缺血，导致筋膜间隔区综合征。

2. 肢体内部组织肿胀　如闭合性骨折严重移位或形成巨大血肿，肢体受到挫伤，被毒蛇或虫兽所伤，针刺或药物注射后的反应，剧烈运动或长途步行等，均可使肢体内部组织发生肿胀，进而导致筋膜间隔区内压力上升。

3. 血管受损　如主干动脉受损、痉挛、梗死或血栓形成等，均可导致远端筋膜间隔区内的组织缺血、渗出、水肿，进而使间隔区内组织压上升，引发间隔区综合征。若主干动、静脉同时受损，则更易诱发此病。

由于筋膜间隔区内血液循环受阻，肌肉因缺血而产生类组胺物质，进而导致毛细血管扩张，通透性增强，大量血浆和液体渗入组织间隙，形成水肿，进一步加剧肌肉内的压力，形成缺血 – 水肿的恶性循环。最终可能导致肌肉坏死、神经麻痹，即出现"痹而不仁"的症状。通常缺血 30 分钟后，神经功能即出现异常；若完全缺血 4 ~ 12 小时，则肢体可能发生永久性功能障碍，表现为感觉异常、肌肉挛缩与运动能力丧失等。

如筋膜间隔区综合征的病理变化仅限于肢体部分组织，经修复后可能遗留肌肉挛缩和神经功能障碍，但对全身影响有限。若病变广泛涉及多个筋膜间隔区或肌肉丰富区域，大量肌组织坏死，将导致肌红蛋白、钾、磷、镁离子及酸性代谢产物等有害物质大量释放，可能引发急性肾衰竭等严重全身不良反应，进而发展为挤压综合征。

（二）诊查要点

1. 诊断要点

（1）病史　患者应有肢体骨折、脱位或较为严重的软组织损伤等过往病史，且伤后处理不妥或治疗有所延误。

（2）症状与体征　疾病初期症状多局限于局部，仅在病情严重时才会出现全身症状。①局部症状：a. 疼痛：起初以疼痛、麻木与异样感为主要表现，疼痛通常为伤肢深部广泛且剧烈的，进行性灼痛。至病症晚期，因神经功能丧失，疼痛感反而消失。患者通常较少主诉麻木和异样感，而剧痛应作为本病的最早和核心主诉，需高度重视。b. 皮温上升：局部皮肤略显红色，皮温略有升高。c. 肿胀：早期肿胀可能不明显，但局部压痛明显，可感知局部组织张力增高。d. 感觉异常：受累区域出现感觉过敏或迟钝，至晚期感觉完全丧失。其中，两点分辨觉的消失和轻触觉异常是较早出现的症状，对诊断具有重要意义。e. 肌力改变：早期患肢肌力减弱，随后功能逐渐丧失，被动屈伸患肢可引发受累肌肉的剧痛。f. 患肢远端脉搏和毛细血管充盈时间：由于动脉血压较高，因此大多数患者的患肢远端可触及脉搏，毛细血管充盈时间仍属正常。然而，若病情持续发展，肌内压持续升高可导致脉搏消失。若筋膜间隔区综合征由主干动静脉损伤引起，则早期就无法触及脉搏。②全身症状：包括发热、口渴、心烦、尿黄、脉搏增快、血压下降等。本病的症状体征可归纳为五"P"征，即疼痛逐渐转为无痛（Painless）；皮肤出现苍白（Pallor）或发绀，大理石花纹等；感觉异常（Paresthesia）；出现肌肉瘫痪（Paralysis）和无脉（Pulselessness）。

（3）理学检查　正常情况下，前臂筋膜间隔区的组织压为 9mmHg，小腿为 15mmHg。若组织压超过 20～30mmHg，则需严密观察其变化。当舒张压与组织压的压差达到 10～20mmHg 时，必须立即进行彻底的深筋膜切开术，以确保充分减压。

（4）影像学检查　可通过多普勒超声检查判断血液循环是否受阻，为临床诊断提供参考。

（5）实验室检查　当筋膜间隔区内的肌肉发生坏死时，白细胞总数和分类计数均会升高，同时血沉会加快。在严重情况下，尿液中可检测到肌红蛋白，电解质出现紊乱，表现为高钾低钠等症状。

（6）各部筋膜间隔区综合征的特征表现　①前臂间隔区综合征：当背侧间隔区压力增高时，患部会出现肿胀、组织紧张、压痛，以及伸拇与伸指肌无力等现象。被动屈曲 5 个手指会引发疼痛。而当掌侧间隔区压力增高时，患部同样会出现肿胀、组织紧张、压痛，以及屈拇与屈指肌无力等症状。此时，被动伸展 5 个手指均会引起疼痛，同时尺神经与正中神经支配区的皮肤会出现感觉麻木的现象。②小腿间隔区综合征：若前侧间隔区压力增高，小腿前侧会出现肿胀、组织紧张、压痛，以及皮肤发红等症状。此外，伸趾肌与胫前肌会变得无力，被动屈曲踝关节和足趾会引发疼痛，同时腓深神经支配区的皮肤会出现感觉麻木的现象。若外侧间隔区压力增高，小腿外侧会出现肿胀、组织紧张，以及压痛等症状。此时，腓骨长、短肌会变得无力，内翻踝关节会引起疼痛，同时腓深、浅神经支配区的皮肤也会出现感觉麻木的现象。若后侧浅部间隔区压力增高，小腿后侧会出现肿胀和压痛的症状，同时比目鱼肌和腓肠肌会变得无力，背屈踝关节会引发疼痛。而当后侧深部间隔区压力增高时，小腿远端内侧、跟腱与胫骨之间的组织会变得紧张并出现压痛的症状。此时，屈趾肌和胫后肌会变得无力，伸趾时会引发疼痛，同时胫后神经支配区的皮肤会丧失感觉。

2. 辨证分型

（1）瘀滞经络型　此型乃损伤初期之表现。血溢脉外，瘀积不散，阻滞经络，导致气血无法顺畅敷布，受累筋肉失养。症状包括患肢肿胀灼痛，明显压痛，屈伸无力，皮肤感觉麻木。舌质现青紫，脉象紧涩。

（2）肝肾亏虚型　此型常见于损伤后期。长期耗气伤血，导致肝肾亏虚。肝主筋，肝虚则筋肉拘挛萎缩；肾主骨，肾虚则骨髓不充，引发骨质疏松与关节僵硬。舌质淡，脉沉细。

（三）治疗

筋膜间隔区综合征的治疗原则应秉持早诊早治、彻底减压、降低伤残率及预防并发症之原则。

1. 改善血液循环　去除所有外固定及其敷料；对疑似筋膜间隔区综合征的肢体，需将患肢平放，不可抬高，以防缺血加重而诱发本病。

2. 切开减压术　一旦确诊，最有效的方法是即刻切开所有受累的筋膜间隔区全长，以解除高压，打破缺血与水肿的恶性循环，促进静脉与淋巴回流，恢复动脉血供，从而消除缺血状态。时间上，手术越早效果越佳，反之则效果递减。若肌肉完全坏死，肌挛缩将难以避免。彻底减压后，局部血液循环应得到迅速改善。如无明显改善，则可能涉及间隔区外主干动静脉损伤，此时需扩大检查范围，以防漏诊或治疗不当。

（1）切开部位　通常沿肢体纵轴行切口，深部筋膜切口应与皮肤切口相当或稍长，以确保充分减压。上臂与前臂均在侧面行切口，手部在背面切开，大腿选择外侧切开，小腿则选择前外侧或后内侧。必要时，前臂的掌背侧与小腿的内外侧可同时切开以减压。

（2）切开范围　需切开所有受累的筋膜间隔区，否则难以达到减压效果。小腿减压时，可切除腓骨上 2/3，以充分打开小腿的四个筋膜间隔区。

（3）术后处理与注意事项　①尽量清除所有坏死组织，并消除感染病灶。切口暂不缝合，以方便换药时观察组织存活情况。小切口可待其自然愈合或二期缝合；大创面则可植皮覆盖。②切口不可加压包扎，以防再次阻断血液循环。③切口可用凡士林纱布、生理盐水纱布或含有生肌橡皮膏与珍珠粉的药物进行换药。④严格遵守无菌操作，以预防破伤风与气性坏疽。⑤注意观察伤口分泌物颜色，必要时可进行细菌培养与药敏试验，以选用合适的抗生素。

3.预防感染及其他并发症　根据病情，选用适当的药物进行对症治疗，并积极预防其他可能的并发症。

六、挤压综合征

挤压综合征，乃指当四肢或躯干之丰厚肌肉处，受重物长时压迫，一旦压迫解除，随之显现肢体肿胀、肌红蛋白血症、尿中出现肌红蛋白、血钾升高、急性肾衰竭及低血容量性休克等诸症之综合征。中医古籍称之为"压连伤"。究其发病学，筋膜间隔区综合征与挤压综合征实乃一脉相承，二者具有相同的病理基础。若筋膜间隔区综合征救治稍有怠慢，便可演变为挤压综合征，故而，筋膜间隔区综合征可谓挤压综合征之局部表现或过程。

（一）病因病机

探其病因病机，中医学理论以为，挤压之伤可扰动人体内之气血、经络及脏腑功能。隋代巢元方于《诸病源候论·压连坠堕内损候》中阐述："此为人卒被重物压连，或从高坠下，致吐下血，此伤五内故也。"清代胡廷光《伤科汇纂·压连伤》载："压连伤，意外所迫致也。或屋倒墙塌，或木断石落，压着手足，骨必折断，压连身躯，人必昏迷。"挤压综合征多见于屋舍坍塌、工事塌方、车马事故等意外，战时或遇强烈地震等重大灾害时，更可能批量出现。此外，亦有因昏迷或术中患者，肢体长时间受自重所压而致病之例。

其病理变化可归纳为以下两个方面：

1. 肌肉缺血性坏死　挤压综合征之肌肉病理变化，与筋膜间隔区综合征颇为相似。患部肌肉组织长时间受压迫，一旦外界压力解除，局部血供或可恢复。然因肌肉受压缺血所产生之类组胺物质，能致毛细血管通透性增高，进而引发肌肉缺血性水肿，肌内压随之上升，肌肉血液循环受阻，终致缺血与水肿形成恶性循环，最终使肌肉神经发生缺血性坏死。

2. 肾功能障碍　由于肌肉缺血性坏死，导致大量血浆外渗，从而引发低血容量性休克，使得肾血流量锐减；休克与严重损伤可诱发应激反应，释放亲血管活性物质，进而使肾脏微血管发生强烈而持久的痉挛收缩，终致肾小管缺血乃至坏死。肌肉坏死后产生大量肌红蛋白、肌酸、肌酐及钾、磷、镁等离子等有害代谢物质；同时，肌肉缺血缺氧与酸中毒可促使钾离子从细胞内大量逸出，致使血钾浓度急剧升高。一旦外部压力解除，此等有害代谢物质便进入体内血液循环，又可加重创伤后机体之全身反应。于酸中毒与酸性尿状态下，大量有害代谢物质沉积于肾小管，进一步加重对肾脏之损害，最终导致急性肾功能衰竭之发生。

综上所述，挤压综合征之发生，主要系由肾缺血与肌肉组织坏死所产生对肾脏有害之物质，进而导致急性肾功能障碍。

（二）诊查要点

1. 诊断要点

（1）外伤史　须详细了解受伤之缘由与方式、受压部位、范围及肿胀时间，伤后症状及诊治历程等。特别注意伤后有无"红棕色""深褐色"或"茶色"尿及尿量情况，若每日少于400mL则为少尿，少于100mL则为无尿。

（2）症状与体征　①局部表现：因皮肉受损，血溢脉外，瘀阻气滞，经络不通，故见伤处疼痛肿胀，皮下瘀血，皮肤有压痕，皮肤张力增高，受压处及周围皮肤出现水疱。伤肢远端血液循环受阻，部分患者动脉搏动或可不减，毛细血管充盈时间如常，但肌肉组织等仍有缺血性坏死之虞。伤肢肌肉与神经功能障碍，如主动与被动活动及牵拉时出现疼痛，当考虑为筋膜间隔区内肌群受累之表现；皮肤感觉异常。同时检查皮肤与黏膜有无破损、胸腹盆腔内器官有无损伤等并发症。②全身表现：因内伤气血、经络、脏腑，伤者可见头目昏沉，食欲不振，面色无华，胸闷腹胀，大便秘结等。瘀积化热则可出现发热、面赤、尿黄、舌红、舌边瘀紫、苔黄腻、脉弦紧数等症。严重者可见心悸、气急，甚至发生面色苍白、四肢厥冷、汗出如油、脉芤等脱证（休克）。

（3）挤压综合征临床表现 ①休克：少数患者于病初或许并无休克之症，抑或休克期短暂而未被发现。然多数患者因挤压伤剧痛之刺激，组织广泛受损，血浆大量外渗，故而迅速陷入休克，且症状逐渐加剧。②肌红蛋白血症与肌红蛋白尿：此乃诊断挤压综合征之重要依据。患者伤肢解压后，若在 24 小时之内出现褐色尿或自述有血尿，同时尿量减少，比重上升，当考虑为肌红蛋白尿。肌红蛋白于血与尿中之浓度，于伤肢解压后 3～12 小时达至高峰，而后逐渐回落，1～2 日后复常。③高钾血症：因肌肉坏死，细胞内之钾大量涌入循环系统，加以肾功能衰退排钾艰难，于少尿期间，血钾可每日攀升 2mmol/L，甚至 24 小时之内便可升至致命水平。高血钾常伴高血磷、高血镁及低血钙等症，此可加剧血钾对心肌之抑制及毒性作用，故需持续监测。少尿期患者常因高钾血症而致命。④酸中毒及氮质血症：肌肉缺血性坏死之后，大量磷酸根、硫酸根等酸性物质被释出，致体液 pH 值下降，从而引发代谢性酸中毒。严重创伤后组织分解代谢加剧，大量中间代谢产物于体内积聚，非蛋白氮与尿素氮迅速上升，临床上可出现神志不清、呼吸深长、焦躁口渴、恶心欲吐等酸中毒与尿毒症之一系列症状。⑤缺血再灌注可伤及心、肺、肝、脑等器官，出现相应的症状。

（4）实验室检查 ①血、尿常规检查：可提示代谢性酸中毒、高钾血症、肌红蛋白血症、肌红蛋白尿及肾功能损伤等病症。休克纠正后首次排尿多呈褐色或棕红色，属酸性，且尿量少、比重高，内含红细胞、血红蛋白、肌红蛋白、白蛋白、肌酸、肌酐及色素颗粒管型等物质。每日应记录出入量，并时常观测尿比重，若尿比重低于 1.018，则为诊断急性肾衰的重要指标之一。多尿期与恢复期尿比重仍旧偏低，然尿常规可渐趋正常。②血红蛋白、红细胞计数与红细胞比容：可用于评估失血、血浆成分之丢失、贫血或少尿期水潴留之程度。③血小板与出凝血时间：可反映机体出凝血、纤溶机制之异常。④谷草转氨酶、肌酸激酶（CK）：通过测定因肌肉缺血性坏死而释放之酶，可了解肌肉坏死程度及其消长规律。若 CK ＞ 1 万 U/L，则具有诊断价值。⑤血钾、血镁、血肌红蛋白测定：可了解病情之严重程度。

2. 辨证分型

（1）瘀阻下焦　伤后血脉破裂，瘀血内留，阻隔下焦经络，致腹中胀满，尿少且黄赤，大便秘结，舌红伴有瘀斑，苔黄且腻，脉象弦紧而数。此证候多见于发病之初期。

（2）水湿潴留　伤处气血瘀滞，气机不畅则津液不得布散，聚而成湿。水液停滞则小便难通，津液不润则大便干燥，二便闭塞则腹部胀满，津液不能上承故口渴难耐；湿气困阻脾胃，中焦运化功能失常则舌苔厚腻，脉象弦数或滑数。此型常见于肾衰少尿之时期。

（3）气阴两虚　患者久无尿或尿少，加之创伤、热病，食欲不振，耗伤气阴。肾气虚弱，固摄无权，故多尿。多尿则进一步耗损阴气，导致气短、疲乏、夜间出汗、面色苍白、舌质红、舌苔少或无苔，以及脉象虚细且数等气阴两虚之证候。此型多见于肾衰多尿期。

（4）气血不足　患者饮食与二便已基本恢复正常，但肢体肌肉仍然肿痛，面色显得苍白，全身乏力，舌质淡红，舌苔薄白，脉象细缓。此证候多见于肾衰恢复期。

（三）治法

挤压综合征乃骨伤科之危急重症，需及早诊断，积极治疗，及时切开减压并预防肾衰竭；凡受压超过 1 小时者，均应依挤压综合征处理，严密观察其病情变化，积极预防并发症。

1. 现场急救措施

（1）医护人员应迅速赶赴现场，尽快解除重物对伤者的压迫，以降低本病发生率。

（2）固定伤肢以减少坏死组织分解产物的吸收和缓解疼痛，特别强调活动可能带来的危险。

（3）用凉水为伤肢降温或将其暴露在凉爽空气中。禁止按摩与热敷以防组织缺氧加重。

（4）不要抬高伤肢以免影响局部血液循环。

（5）若伤肢有开放性创伤及活动性出血，应立即止血并包扎伤口，但避免使用过紧的包扎或止血带。

（6）所有受压伤员均应饮用碱性饮料（将 8 ～ 10g 碳酸氢钠溶于 1000mL 水中，并加入适量糖和盐），以碱化尿液并防止肌红蛋白在酸性尿中沉积于肾小管。若无法进食，则可通过静脉滴注 5% 碳酸氢钠 150mL 进行治疗。

2. 伤肢处理

（1）早期切开减压术　其适应证包括：①具备明显的挤压伤害历史。②伤肢显著肿胀，局部张力显著增高，质地坚硬，并伴随运动和感觉功能障碍。③尿肌红蛋白检测呈阳性（即便无血尿情况，潜血反应也呈阳性），或肉眼观察到茶褐色尿液。

切开手术能有效降低筋膜间隔区内的组织压力，改善静脉血液回流，恢复动脉供血，从而预防或减轻挤压综合征的发生及其严重程度。若肌肉已坏死，需清除这些坏死组织，并通过引流防止坏死分解物进入血液，以减轻中毒症状，降低感染风险或减轻感染程度。术后伤口用敷料包扎时，不宜加压；若伤口渗液量较多，应确保全身营养供给，以预防低蛋白血症。

（2）截肢手术　其适应证包括：①伤肢肌肉已坏死，且尿肌红蛋白试验阳性或出现早期肾衰竭迹象。②全身中毒症状严重，尽管已进行切开减压等处理，但症状仍未缓解，且已威胁到患者生命。③伤肢并发特异性感染，如气性坏疽等。

3. 全身治疗

（1）中医治疗　依据具体辨证，采用相应中药疗法。

①瘀阻下焦：治疗原则为化瘀通窍。可使用桃仁四物汤配合皂角通关散，并加入琥珀 20g。②水湿潴留：治疗原则为化瘀利水，益气生津。可使用大黄白茅根汤与五苓散进行加减治疗。③气阴两虚：治疗原则为益气养阴，补益肾精。可使用六味地黄汤配合补中益气汤进行加减治疗。④气血不足：治疗原则为益气养血。可使用八珍汤，并加入鸡血藤 30g，肉苁蓉 30g，红花 12g，木香 10g。

（2）急性肾衰竭的治疗　对于挤压综合征患者，一旦发现肾功能衰竭的迹象，应尽早采用透析疗法。此方法能显著降低由急性肾衰竭引发的高钾血症等致死风险，是一种非常重要的治疗手段。在有条件的医院，可以进行血液透析（即人工肾）；而腹膜透析操作简单，对多数患者也能取得良好效果。

（3）其他治疗　包括纠正电解质紊乱，实时监测血钾、钠、氯和钙的浓度，严格控制含钾量高的药物和食物的摄入，避免使用长期库存血，一旦发生酸中毒应立即进行纠正；加强营养摄入，推荐高脂、高糖、低蛋白的饮食；正确使用抗生素以预防感染等。

第四部分
骨科疾病的临床疗效观察与实验研究

第一节　补肾强督祛湿法治疗肾虚督寒型强直性脊柱炎的临床疗效评价

强直性脊柱炎是一种以侵犯骶髂关节并逐步沿脊柱上行为主要症状的疾病。此病不仅可累及滑膜关节、肌腱、韧带的肌腱端，导致韧带钙化僵直，引发活动受限，还可能侵犯眼、肺、肾及心脏，从而严重影响患者的生活质量。此病分布广泛，在我国的发病率达到 0.3%。其发病年龄多在 15～30 岁，且以男性青壮年为主。笔者运用补肾强督祛湿法针对肾虚督寒型强直性脊柱炎进行治疗，并取得了显著疗效，现将具体情况报告如下。

1. 临床资料

（1）一般资料　本研究所有患者均来源于 2012 年 1 月～2016 年 6 月期间黑龙江中医药大学附属第一医院骨科门诊。患者被随机分为两组：中药组 40 例，包括男性 32 例，女性 8 例，年龄在 15～37 岁，平均发病年龄为（26.61±10.3）岁；西药组 40 例，其中男性 30 例，女性 9 例，年龄在 14～38 岁，平均发病年龄为（25.61±10.2）岁。

（2）诊断标准　参照西医诊断标准（1984 年修订的纽约标准）：① 3 个月内出现下背痛且疼痛在休息后不减轻。②胸廓扩展范围相比同性别和年龄的人群要小。③腰椎在前后、侧屈方向上明显受限。④单侧骶髂关节炎达到Ⅲ～Ⅳ级或双侧骶髂关节炎达到Ⅱ～Ⅳ级。满足以上条件中的任何一条加上第 4 条即可确诊。中医诊断标准则根据《中药新药治疗强直性脊柱炎的临床研究指导原则》（2002 年版本）制定，主要辨证为肾虚督寒证。其主症包括颈项脊背的僵紧疼痛、屈伸不利，腰骶臀髋的僵硬疼痛不适，以及俯仰受限；四肢关节冷痛且有重着感，皮色不红，畏寒而喜暖，得温则感到舒缓。次症则包括四肢不温、小便清长或夜尿频繁、舌体胖大、舌质淡、苔薄白或白厚，以及脉沉弦或沉弦细弱等。

2. 治疗方法

（1）中药组　采用自拟的补肾强督祛湿汤进行治疗，药物组成：鹿角胶 10g（烊化），附子 10g（先煎），金毛狗脊 30g，桑寄生 30g，葛根 30g，白芍 30g，茯苓 25g，生甘草 10g，青风藤 30g，威灵仙 15g。以上中药由黑龙江中医药大学附属第一医院统一煎制，每日服用 1 剂，每次煎取 150mL 药汁，早晚各服 1 次。

（2）西药组　患者口服柳氮磺吡啶（商品名为维柳芬，国药准字 H31020450；由上海中西三维药业有限公司生产），每次服用 2g，每日需要口服 3 次。

两组患者均以 3 个月为 1 个疗程。

3. 疗效评价方法

（1）患者总体评价（PGA）、脊柱疼痛及夜间痛　运用 VAS 评分体系，设定 0 为无痛端点，10 为剧痛端点；患者依自我感觉在横线上标定疼痛程度。0 分代表无痛；3 分以下表示轻微疼痛，尚可忍受；4～6 分表明疼痛已影响睡眠，但仍能忍受；7～10 分则代表剧烈疼痛，难以忍受，已影响食欲与睡眠。

（2）Bath 强直性脊柱炎功能指数（BASFI）　使用 10cm 目视模拟标尺法。根据问题引导，在标尺上对应位置以"X"标记。BASFI 计分方式：BASFI= 各项评分总和 /10。

（3）Bath 强直性脊柱炎疾病活动性指数（BASDAI）　包含 6 个问题，前 5 个问题使用 10cm 目视标尺法。在每条 10cm 标尺上相应位置标"X"，其中 0 表示无影响，10 表示影响极其严重。BASDAI 评定方法：依据每项 VAS（0～10）评分，BASDAI 计分 =0.2×［第 1 项 + 第 2 项 + 第 3 项 + 第 4 项 +0.5×（第 5 项 + 第 6 项）］。

（4）Bath 强直性脊柱炎测量指数（BASMI）　转换为对应分值（0～10），BASMI 计分方法：BASMI=0.2× 各项评分之和。

（5）疗效指标　采用 ASAS20 疗效评价标准，ASAS20 是指患者总体评价（PGA）、脊柱疼痛 VAS 评分、Bath 强直性脊柱炎功能指数（BASFI）、脊柱炎症评分（包括晨僵程度和持续时间）四个方面，与初诊值相比，四个指标中有三个改善达到或超过 20%，且绝对分值至少有 1 分的提升；而未能达到 20% 改善的一项，相较初诊无恶化。

（6）中医疗效评价标准　疗效评价标准：①近期控制：治疗 3 个月后主要症状体征恢复正常，持续服药可保持稳定。②显效：治疗 3 个月内主要症状体征改善 2/3 以上，病情趋稳。③有效：治疗 3 个月内症状减轻 1/3 以上。④无效：治疗 3 个月内，主症和次症虽有所改善但不稳定，主要体征改善少于 1/3。其中主症根据症状程度分级量化为 0 分、2 分、4 分、6 分，次症按症状程度分级量化为 0 分、1 分、2 分、3 分，舌苔和脉象不计分。

（7）实验室检测　血沉（Erythrocyte Sedimentation Rate，ESR）采用魏氏法进行检测；C 反应蛋白（C Reactive Protein，CRP）则采用酶联免疫吸附双抗体夹心法（ELISA）进行测定。

4. 结果与分析

（1）两组临床疗效比较　两组总有效率无显著性差异（$P > 0.05$）；控显率比较有显著性差异（$P < 0.05$），中药组控显率优于对照组。见表 1-1。

表 1-1　两组患者总疗效分析（例）

组别	例数	近期控制	显效	有效	无效	控显（%）	总有效率（%）
中药组	40	8	14	7	11	55%*	72.5%
西药组	40	5	8	14	13	32.5%	67.5%

注：与西药组比较，★ $P < 0.05$。

（2）两组在脊柱痛、VAS 评分、PGA、BASFI、BASMI、治疗前后比较见表 1-2　在治疗 3 个月后，两组患者脊柱痛、VAS 评分、PGA、BASFI、BASMI、BASDAI 均有降低（$P < 0.05$），中药组降低幅度高于西药组（$P < 0.05$）。

（3）两组治疗前后中医主次证候比较见表 1-3　治疗后，中药组中医临床主次症状显著改善，腰骶臀髋僵痛，颈项脊背僵直疼痛，四肢关节冷痛，四末不温，口不渴，大便溏泄等症状较治疗前改善明显（$P < 0.01$）；西药组在中医临床主症状腰骶臀髋僵痛，颈项脊背僵直疼痛得以改善（$P < 0.01$），四肢关节冷痛，四末不温，口不渴，大便溏泄等症状改善不明显（$P > 0.05$），差异无统计学意义。

（4）两组治疗前后 CRP 及 ESR 测定结果比较　治疗前后，两组 CRP、ESR 均较治疗前降低，有统计学意义（$P < 0.01$）；治疗前后，两组比较，无统计学意义（$P > 0.05$）。见表 1-4。

表 1-2　两组治疗前后比较脊柱痛、VAS 评分、PGA、BASFI、BASMI、BASDAI（$\bar{x} \pm S$）

组别时间	例数	时间	脊柱痛（分）	PGA（分）	夜间痛（分）	BASFI	BASDAI	BASMI
中药	40	治疗前	6.85± 1.04	6.14± 1.61	6.32± 1.14	4.75± 1.44	5.53± 1.03	3.95± 1.21
		治疗后	2.63± 1.12*	2.45± 1.74*	2.05± 1.27*	1.85± 1.35*	1.45± 1.07*	2.25± 1.44*
西药	40	治疗前	6.71± 1.09	6.78± 1.96	6.50± 1.63	4.73± 1.54	5.85± 1.02	3.89± 1.18
		治疗后	4.92± 1.94△	4.75± 1.23△	4.63± 1.18△	2.58± 1.24△	3.29± 1.16△	2.83± 1.54△

注：与同组治疗前比较，*$P < 0.05$；与西药组治疗后比较，△$P < 0.05$。

表 1-3　两组治疗前后中医主次证候比较（$\bar{x} \pm S$）

组别	例数	时间	腰骶臀髋僵痛	颈项脊背僵直疼痛	四肢关节冷痛	四末不温	口不渴	大便溏泄
中药	40	治疗前	5.04± 0.93	4.84± 1.01	4.02± 1.27	2.25± 1.16	1.18± 0.93	1.05± 0.23
		治疗后	2.62± 1.14*	2.31± 1.28*	2.02± 1.14*	1.33± 1.02*	0.55± 0.27*	0.25± 0.14*
西药	40	治疗前	5.12± 0.89	4.72± 1.21	3.92± 1.19	2.12± 1.09	1.09± 0.87	0.98± 0.48
		治疗后	2.37± 1.86*	2.14± 1.19*	3.02± 1.26	1.93± 1.42	0.95± 0.57	0.85± 0.14

注：与同组治疗前比较，*$P < 0.01$。

表 1-4 两组治疗前后 CRP 及 ESR 测定结果比较 ($\bar{x} \pm S$)

组别	例数	时间	CRP (mg/L)	ESR (mm/h)
中药组	40	治疗前	15.78 ± 14.64	23.58 ± 15.94
		治疗后	5.68 ± 10.57*	13.83 ± 16.81*
西药组	40	治疗前	16.08 ± 13.85	22.97 ± 14.83
		治疗后	6.05 ± 11.24*	12.98 ± 15.78*

注：与同组治疗前比较，* $P < 0.01$。

5. 讨论 强直性脊柱炎在古代医籍中虽无此名，但可根据其症状及脊柱的"竹节样"变化，寻得相应病称，如"大偻""竹节风""脊痹""历节风"等。强直性脊柱炎属慢性炎症疾患，以骶髂关节炎为其特征。此病能侵及滑膜关节、肌腱与韧带，导致不同程度的残疾，对患者的生活质量产生深远影响。因此，如何有效控制关节炎症及遏制病情发展，促进受损关节的修复，仍是中医骨伤学科的研究重心。诸多学者将强直性脊柱炎归类为自身免疫性疾病，认为是通过分子模拟机制触发免疫应答所引发。中医药治疗此病方法繁多，如口服药物、外敷、熏洗、针灸、推拿及针刀等。这些方法能在多个环节、层面和途径上对机体进行调节，特别是中药内服在治疗强直性脊柱炎方面展现了独特优势，其稳定且显著的疗效已获得医学界的广泛认可。医家们普遍推崇强直性脊柱炎的治疗药物，如威灵仙，能通经络，除湿止痛，提升阳气，作为辅助药物。鹿角胶则能滋补督脉之血，叶天士有言："鹿性阳，入督脉。"视为引经之药，而生甘草则能调和诸药。诸药并用，既能治标又能治本，一方面能温补肾阳，强健督脉以扶正，另一方面则能祛湿通经以除痹，真正体现了益肾温经除痹的治疗原则。

索天娇等人指出，狗脊生品的醋酸乙酯提取物能显著抑制大鼠的肉芽组织增生。乌头类生物碱可有效缓解发炎、炎性渗出、疼痛及发热等症状。乌头碱能抑制小鼠足跖的肿胀，并对小鼠因注射组胺、5- 羟色胺及前列腺素引发的肿胀有抑制作用，这是通过神经系统对炎性介质的产生与释放进行调节实现的。附子中所含的多糖成分能大幅提升免疫功能低下小鼠的体液免疫和细胞免疫功能。葛根和白芍不仅能增加大鼠的骨密度和骨钙含量，还能改善骨组织的病理形态，对治疗绝经后骨质疏松症具有一定的临床效用。

本研究结果显示：笔者所拟定的方药在治疗强直性脊柱炎方面，中药组和西药组的有效率分别为 72.5% 和 67.5%，且中药组的控制效果显著优于西药组（$P < 0.05$）。经过 3 个月的治疗后，两组患者的脊柱痛、VAS 评分、PGA、BASFI、BASMI，以及 BASDAI 均有所降低（$P < 0.05$），且中药组的降低幅度更为显著（$P < 0.05$）。在中医的主次证候方面，中药组患者的临床症状得到了显著改善，如腰骶臀髋僵痛、颈项脊背僵直疼痛、四肢关节冷痛、四肢末端不温、口不渴，以及大便溏泄等症状较治疗前有明显好转（$P < 0.01$）。同时，实验室指标 ESR 和 CRP 也有所改善。这表明本研究所拟定的方药能有效缓解强直性脊柱炎患者的临床症状，延缓病理成骨过程，降低患者的致残率，且疗效确切，为治疗强直性脊柱炎提供了新的治疗途径。

［参考文献：姜益常，李远峰，宋寒冰，等.补肾强督祛湿法治疗肾虚督寒型强直性脊柱炎的临床疗效评价［J］.中医药学报，2017，45（4）：83-86.］

第二节　补肾壮骨汤联合内固定术对股骨远端骨折的愈合时间及膝关节功能的影响

股骨远端骨折是临床上的一种常见疾病，其发病率较高，尤其在老年人群中更为普遍。根据相关数据显示，股骨远端骨折在总股骨骨折中的发生率占 6%。患者发病后，主要症状包括疼痛和活动不便等，这对患者的正常生活和工作产生了深远影响。目前，锁定加压钢板内固定治疗是临床上处理股骨远端骨折的主要手段。尽管此方法能够缓解患者的症状，但由于股骨远端结构特殊，骨折后局部骨块常表现出不稳定性，导致固定效果不牢靠，加之部分患者治疗后出现愈合不良或畸形愈合的情况，进一步增加了治疗的难度。近年来，补肾壮骨汤与内固定术联合应用在股骨远端骨折的治疗中取得了显著效果。此综合疗法能有效促进骨折局部的血液循环，更有利于膝关节功能的恢复。为了深入探究补肾壮骨汤联合内固定术对股骨远端骨折愈合时间及膝关节功能的具体影响，笔者进行了相关研究。

1. 研究资料 本研究选取了黑龙江中医药大学附属第一医院在 2013 年 4 月～ 2014 年 4 月期间诊治的 80 例股骨远端骨折患者。采用随机数字方法将这些患者分为对照组和实验组。实验组共 40 例，其中男性 21 例，女性 19 例；年龄跨度为 45.4 ～ 75.9 岁，平均年龄为（56.7±2.1）岁；受伤原因：交通伤 13 例，高空坠落 20 例，摔伤 4 例，重物砸伤 3 例。对照组亦有 40 例，男性 20 例，女性 20 例；年龄范围为 43.5 ～ 73.4 岁，平均年龄（57.4±2.4）岁；受伤原因包括：交通伤 9 例，高空坠落 16 例，摔伤 7 例，重物砸伤 8 例。参照国际内固定研究学会（AO/ASIF）的分型标准，患者骨折类型分布如下：A_1 型 19 例，A_2 型 23 例，A_3 型 16 例；C_1 型 11 例，C_2 型 5 例，C_3 型 6 例。所有患者及其家属对本次研究所采用的治疗方法和护理措施均充分了解，并自愿签署了知情同意书。在性别、年龄等方面，两组患者间无显著差异（$P > 0.05$），因此具有良好的可比性。

2. 治疗方法

（1）对照组 采用锁定加压钢板内固定治疗，具体步骤：依据患者的骨折类型和位置，进行为期 1 周的胫骨结节牵引，并辅以脱水药物和利尿药物。在手术前，需完善相关检查。患者接受全身麻醉，麻醉成功后进行手术区域的消毒，并铺设无菌手术巾。手术时，患者保持平卧，膝关节屈曲角度调整至 40°～ 55°。在股骨远端外侧做手术切口，分离皮肤和皮下组织，钝性牵开两侧肌肉，充分显露骨折部位。在 C 型臂 X 线辅助下，对关节面进行复位，并使用克氏针进行临时固定。将踝间骨折转变为踝上骨折后，选择适当材料和尺寸的锁定钢板进行牢固固定。

（2）实验组　在对照组治疗基础上，联合使用补肾壮骨汤。药物组成：鹿角霜15g，熟地黄20g，锁阳15g，水蛭10g，甲珠3g，姜黄15g，黄明胶10g，骨碎补30g，续断20g，怀牛膝20g，香附10g。每日1剂，分早晚两次服用，连续服用三周，即1个疗程。两组患者治疗后均使用抗生素以预防感染。术后第2周开始，正确指导患者进行被动锻炼，加强膝关节屈伸和股四头肌的锻炼。术后8周开始进行负重锻炼，锻炼方法和强度需根据患者的耐受情况来定。

（3）疗效评定　参照膝关节Kolment标准，对两组患者的治疗效果进行如下评价：优，指患者临床症状完全消失，膝关节能完全伸直，无畸形和疼痛；良，指患者临床症状有所改善，膝关节屈曲角度大于90°，偶有疼痛；可，指患者有轻微疼痛，膝关节屈曲角度大于60°；差，指治疗失败，需要进行二次手术。

3. 结果与分析

（1）两组患者膝关节功能恢复情况比较见表2-1。

表2-1　两组临床疗效比较［n（%）］

组别	例数	优	良	可	差	优良率
实验组	40	21（52.5）	14（35）	4（10）	1（2.5）	35（87.5）
对照组	40	13（32.5）	15（37.5）	9（22.5）	3（7.5）	28（70.0）

（2）两组患者骨折愈合时间、完全负重时间和术后引流量比较：本次研究中，实验组骨折愈合时间和完全负重时间显著低于对照组（$P < 0.05$）；实验组术后引流量显著多于对照组（$P < 0.05$），见表2-2。

表2-2　两组骨折愈合时间、完全负重时间和术后引流量比较（$\bar{x} \pm S$）

组别	例数	骨折愈合时间（周）	完全负重时间（周）	术后引流量（mL）
实验组	40	8.49±1.53	9.35±2.42	74.01±19.25
对照组	40	13.41±2.35	11.47±3.72	65.47±12.53

（3）两组患者术前、术后骨密度比较：本次研究中，两组患者手术前骨密度差异不显著（$P > 0.05$）；实验组手术后 1 个月、手术后 3 个月骨密度显著高于对照组（$P < 0.05$），见表 2-3。

表 2-3　两组术前、术后骨密度比较（$\bar{x} \pm S$）

组别	例数	术前	术后 1 个月	术后 3 个月
实验组	40	0.52±0.08	0.43±0.09	0.53±0.08
对照组	40	0.522±0.07	0.41±0.12	0.48±0.06

股骨远端骨折乃骨科常见之疾病，多因外力剥离损伤而引发，导致股骨肌肉受牵拉，进而造成骨折移位。患者发病后，疼痛与活动不便成为主要症状，对日常生活与工作造成诸多影响。当前，针对股骨远端骨折，临床上主要采取非手术保守治疗或手术治疗两种方案。近年来，补肾壮骨汤与内固定术相结合之疗法在股骨远端骨折患者中广受推崇，且效果显著。

锁定加压钢板作为治疗股骨远端骨折之常用手段，属于侧方内固定方式。采用此法能稳固固定骨折端，确保患者获得良好的稳定性，尤其适用于骨质疏松及长骨骨折等情形。研究显示，在假体周围股骨骨折病例中，运用加压锁定钢板治疗，有助于患者早日康复，且疗效颇为满意。然而，此法亦存在明显不足，患者术后畸形发生率有所上升。

补肾壮骨汤由鹿角霜、熟地黄、锁阳等多味中药组成。其中，鹿角霜有补血益精之用；熟地黄与黄明胶合用，可补血养阴，填精益髓；锁阳、续断等药则能补肾阳、益精血、强筋骨；水蛭、甲珠等则具备抗凝血、抗血栓及改善局部血液循环等功效；香附则可理气解郁，调经止痛。诸药并用，可显著改善患者症状，提升临床疗效。

本研究结果显示，实验组在骨折愈合时间及完全负重时间方面均显著低于对照组（$P < 0.05$），而术后引流量则显著多于对照组（$P < 0.05$）。这表明联合疗法能有效促进骨折愈合，缩短康复时间。

在锁定加压钢板内固定基础上联合补肾壮骨汤治疗股骨远端骨折，可充分发挥两种治疗方法的优势，实现优势互补。此联合疗法能有效改善局部血液循环，促进血肿吸收，提高胶原形成，并能降低组织粘连等并发症的风险，有助于关节功能的早期恢复。本研究还发现，实验组在手术后1个月及3个月的骨密度均显著高于对照组（$P < 0.05$），进一步证实了联合疗法的疗效。然而，对于锁定加压钢板内固定和补肾壮骨汤治疗效果不理想的患者，应及时调整治疗方案。

综上所述，股骨远端骨折患者在锁定加压钢板内固定治疗基础上联合补肾壮骨汤治疗，疗效显著，可缩短愈合时间，提高膝关节功能，值得临床推广应用。

［参考文献：孟佳珩，姜益常. 补肾壮骨汤联合内固定术对股骨远端骨折的愈合时间及膝关节功能的影响［J］. 四川中医，2016，34（7）：167-168.］

第三节　冲击波配合针刀治疗跖腱膜炎型跟痛症临床疗效观察

跖腱膜炎型跟痛症乃跟痛症之常见类型，约占其发病率的15%。跖腱膜位居足底深筋膜之中，其紧张之状态乃稳固足部诸骨、维系足弓形态之关键组织。倘若因肥胖、过度锻炼等缘由，使跖腱膜所受之力逾越其生理之限，则跖腱膜之起点或会产生微细之撕裂、充血、纤维增生及囊腔样退行之变。其症状常表现为足跟晨起时之痛楚，或长时间行走后疼痛愈发剧烈。现今医治此症，或用封闭、蒸疗等保守之法，或用外科手术，然封闭疗法中糖皮质激素或与周围肌腱筋膜产生不良反应，蒸疗法疗程过久，患者难以坚持，而外科手术则创口较大，术后肌腱易于粘连，故疗效常难如人意。冲击波联合针刀之疗法，可有效松解与剥离瘢痕之组织，更可使病灶组织细胞之弹性发生变化，细胞活性得到增强，新陈代谢得以促进，从而达成缓解疼痛之目标，且能有效消除跖腱膜之高度应力状态，纾解局部组织之紧张与挛缩，恢复足底正常之生物力学平衡，以此治疗跖腱膜炎型跟痛症。笔者采用此法治疗，收效甚佳，现将观察分析结果报道如下。

1. 临床资料

（1）临床资料　本研究以黑龙江中医药大学附属第一医院骨伤科门诊于2018年3～12月接诊的90例跖腱膜炎型跟痛症患者为对象，随机分配为三组：冲击波治疗组（冲击波组）30例，含男13例，女17例，平均年龄（43.90±13.31）岁，病程（6.31±3.31）个月；针刀治疗组（针刀组）30例，含男18例，女12例，平均年龄（45.07±14.92）岁，病程（6.43±3.32）个月；冲击波配合针刀治疗组（治疗组）30例，含男16例，女14例，平均年龄（45.42±13.80）岁，病程（6.58±3.25）个月。此三组患者在性别、病程、年龄等临床资料上之差异均无统计学意义（$P >$ 0.05），故有可比性。详见表3-1。

表3-1　三组患者临床资料比较（$\bar{x} \pm S$）

组别	例数	男（例）	女（例）	年龄（岁）	病程（月）
冲击波组	30	13	17	43.90±13.31	6.31±3.31
针刀组	30	18	12	45.07±14.92	6.43±3.32
治疗组	30	16	14	45.42±13.80	6.58±3.25
F 值		1.18		0.09	0.05
P 值		0.31		0.91	0.96

（2）临床诊断标准　参照《实用骨科学》与《临床骨伤科学》，特制定以下诊断标准：①临床表现：其一，此病常见于热爱运动者、中老年人及肥胖人群。其二，起病缓慢，主要症状为足跟部在晨起时疼痛，尤其是迈出第一步时痛感显著，稍作活动后疼痛有所缓解。其三，足跟部有胀裂之感，足心疼痛，且痛感可能沿足跟内侧放射至前，久站或行走时症状更为严重，压痛点主要集中在跟骨大结节的跖腱膜处。②辅助检查：经X线检查，可见跟骨结节跖侧面呈现高密度影像，但临床表现与X线征象常不一致；经MRI检查，可发现跖腱膜处有高信号影。

2.治疗方法

（1）冲击波组　患者取仰卧或俯卧位，确定跟腱在跟骨附着处的压痛点，并以其为中心涂抹耦合剂。治疗采用河南翔宇医疗设备股份有限公司出产的 X-Y-SONOtHERA500 体外冲击波治疗仪。冲击波具体参数设置如下：探头直径为 20mm，速度设为中速，压强控制在 1.0 ～ 4.0bar（以患者能耐受的最大值为准），频率稳定在（50±1）Hz，每个治疗部位的冲击剂量为 3000 次。治疗每周进行两次，每次持续 20 分钟，以 1 周为 1 个疗程，共进行 3 个疗程。若 3 个疗程后无明显疗效，则停止治疗。

（2）针刀组　患者俯卧，使用记号笔明确标记跟骨结节前下缘跖腱膜的中央及内侧 2cm 处的压痛点。对术区皮肤进行常规消毒，医师需佩戴一次性口罩及无菌手套。注射混合液（由 2% 利多卡因 5mL 与灭菌注射用水 5mL 配制），确认针管内无回血后进行局部浸润麻醉。手术者使用汉章牌 4 号一次性针刀，首先松解跟骨结节跖腱膜中央的压痛点。针刀需垂直于皮肤，从跟骨结节前下缘迅速刺入，保持刀口线与足弓长轴方向一致。针刀经过皮肤、皮下组织（尽量不触及脂肪垫），直至触及跟骨结节前下缘骨面。然后调整针刀方向，使刀口线垂直于足弓长轴，向前下方切割 3 ～ 4 刀，范围控制在 0.5cm 以内。接着，使用第二支针刀松解跟骨结节内侧跖腱膜的压痛点，操作方法与第一支针刀相同。术后挤出少量血液，对术区进行消毒并包扎，确保伤口清洁。术后 3 天内尽量减少走动。以 5 ～ 7 天为 1 个疗程，共治疗 3 个疗程。若 3 个疗程后无明显效果，则终止治疗。

（3）治疗组　冲击波与针刀的治疗方法分别同冲击波组和针刀组。为避免冲击波治疗后痛点消失，需先用记号笔标记痛点，冲击波治疗结束后立即进行针刀治疗。以 5 ～ 7 天为 1 个疗程，共进行 3 个疗程。若 3 个疗程后未见明显改善，则停止治疗。

3.临床疗效评估标准　参考《中医病证诊断疗效标准》，制定以下评估准则：痊愈为指足跟部疼痛完全消失，行走功能恢复正常；好转为指足跟部疼痛有所减轻，对行走功能的影响降低；无效为指足跟部疼痛未得到缓解，仍影响正常行走。

（1）疼痛模拟视觉量表（VAS），无疼痛为 0 分，剧烈疼痛为 10 分。

（2）足踝评分标准（AOFAS），优（90～100），良（75～89），一般（50～74），差（< 50）。

4. 实验结果

（1）3 组患者治疗前后的临床疗效比较：患者在治疗后 1 周、4 周和 12 周时进行临床疗效评定，三组有效率差异具有显著意义（$P < 0.05$），其中治疗组有效率明显优于针刀组和冲击波组，针刀组有效率优于冲击波组，有效率 =（痊愈 + 好转）/ 总例数 ×100%。见表 3-2。

表 3-2　三组患者治疗 1、4、12 周后的临床疗效比较

组别	例数	时间（周）	痊愈率（%）	好转率（%）	无效率（%）	有效例数
冲击波组	30	1	50.00	40.00	10.00	27
		4	43.33	43.33	13.34	26
		12	26.67	50.00	23.33	23
针刀组	30	1	46.67	46.67	6.66	28
		4	43.33	46.67	10.00	27
		12	33.33	50.00	16.67	25
治疗组	30	1	53.33	43.33	3.34	29
		4	63.33	30.00	6.67	28
		12	66.67	23.33	10.00	27

（2）患者在治疗后 1 周、4 周和 12 周的 VAS 评分的比较有明显差异，差异具有显著意义，其中治疗组治疗效果明显优于针刀组和冲击波组，针刀组治疗效果优于冲击波组。见表 3-3。

（3）三组治疗前后 AOFAS 评分比较：患者在治疗后 1 周、4 周和 12 周的 AOFAS 评分明显增高，治疗前后比较有明显差异，差异具有显著意义，治疗组治疗效果明显优于针刀组和冲击波组，针刀组治疗效果优于冲击波组。见表 3-4。

表 3–3　三组患者治疗前后 VAS 评分比较（分，$\bar{x} \pm S$）

组别	例数	治疗前	治疗后 1 周	治疗后 4 周	治疗后 12 周
冲击波组	30	6.92±0.66	3.81±1.04	2.99±1.53	3.30±1.85
针刀组	30	7.03±0.59 ★	3.59±0.61 ★	2.80±1.11 ☆	1.61±1.72 ☆☆
治疗组	30	7.01±0.61 ●★	3.48±0.21 ●★	2.24±0.23 ○☆	0.98±1.00 ☆☆○○
F 值	0.24		1.61	3.30	15.82
P 值	0.79		0.21	0.04	< 0.01

注：与冲击波治疗组比较，☆ $P < 0.05$，☆☆ $P < 0.01$，★ $P > 0.05$；与针刀组比较，○ $P < 0.05$，○○ $P < 0.01$，● $P > 0.05$。

表 3–4　三组患者治疗前后 AOFAS 评分比较（分，$\bar{x} \pm S$）

组别	例数	治疗前	治疗后 1 周	治疗后 4 周	治疗后 12 周
冲击波组	30	62.66±2.29	73.55±4.06	80.10±6.75	77.28±8.04
针刀组	30	61.86±1.80 ★	73.21±2.95 ★	82.53±4.47 ☆	83.68±7.09 ☆☆
治疗组	30	61.96±1.84 ●★	74.65±2.24 ●★	85.31±3.90 ○☆☆	91.72±5.93 ☆☆○○
F 值	1.34		1.48	6.77	28.49
P 值	0.26		0.23	0.02	< 0.01

注：与冲击波治疗组比较，☆ $P < 0.05$，☆☆ $P < 0.01$，★ $P > 0.05$；与针刀组比较，○ $P < 0.05$，○○ $P < 0.01$，● $P > 0.05$。

5. 讨论　跖腱膜炎型跟痛症，乃足跟部之一种慢性劳损疾患，通常不伴随显著的外伤历程。中医依其临床表现，将其归入"筋痹"等疾病。《素问·痹论》有载："风寒湿三气杂至，合而为痹……病在筋，筋挛节痛，不可以行，名曰筋痹。"是故，此病之机在于邪气阻滞经络，气血运行失畅，经脉闭阻，不通而痛；又或局部气滞血瘀，痹阻经络，气血难以畅流，以致经脉失养，不荣而痛。治疗之法，当以舒筋活络、行气活血、濡养筋脉为主。

跖腱膜位居足底深筋膜之中，起于跟骨结节之外侧，终于跖趾关节及近节趾骨基底部，形态若三角形，其后端渐狭，故跖腱膜炎亦称足底腱膜炎。跖腱膜自身无主动收缩之能，然其紧张之态维系足部诸骨之稳定，乃保持足弓形态之重要组织。倘若跖腱膜所受之力逾越其生理之限，则其起点或会产生微细之撕裂、充血、纤维增生及囊腔样退行之变。同时，肥胖、不良工作习惯及年龄增长等因素所诱发的跖腱膜退行之变，亦为足底腱膜炎形成与加剧之重要缘由。

冲击波治疗之法，借机械应力及空化效应以治疗跟痛症。应力效应表现于：施加于瘢痕组织之张应力与压应力，可松解并剥离瘢痕组织，甚至改变病灶组织细胞之弹性，增强细胞活性，促进新陈代谢等生理变化，从而达成缓解疼痛之目的。同时，空化效应可有效纾解局部紧张、挛缩之组织，从而抑制疼痛。虽临床采用单纯体外冲击波治疗跟痛症疗效显著，然随时间推移，疗效或有反弹。本研究中对冲击波组患者治疗后 3 个月随访显示，疗效无反弹者仅 8 例，与现有临床研究结果相吻合。

针刀之术，通过松解病灶组织之粘连与挛缩，疏通瘀阻，造成局部创伤，形成新鲜创面，致其局部充血，加速血液回流，促进纤维蛋白之渗出，从而缓解炎症，并加速血小板及淋巴细胞对组织之修复。此法依据人体局部力学代偿性，激活人体之自身代偿与修复功能，促使病变部位之异常张力得到有效缓解，同时改善局部血运，加速血管重建、水肿及无菌性炎症之吸收和组织修复。跖腱膜炎属于软组织损伤，根据"网眼理论"之力学框架，针刀疗法通过对高张力病灶组织之松解、切割和剥离，减轻其张力，同时降低其联动肌腱及肌肉之牵拉力，解除了跖腱膜之高应力状态，同时松解压痛点周围粘连之瘢痕组织，从而使足底恢复正常之生物力学平衡与生理功能，故针刀治疗能够有效地减轻疼痛。

冲击波与针刀疗法相结合，既彰显了中医学之精髓，又融入了西医学之优点，堪称中西医结合之典范。此疗法能高效松解、切割及剥离粘连之组织，加速血液回流，并促进新陈代谢等诸多生理变化，进而实现疼痛缓解之目标。同时，该疗法通过对高度紧张之病灶组织进行松解、切割与剥离，以降低其张力，减轻联动肌腱与肌肉之牵拉力，从而消除跖腱膜之高度应力状态，恢复足底正常之生物力学平衡与生理功能，因此，针刀治疗在缓解疼痛方面效果显著。相较于传统疗法，冲击波配合针刀疗法疗程更短，见效更快，且治疗后创口微小，瘢痕不足 1cm，可有效避免肌腱粘连。与手术疗法相比，更能缓解患者之紧张情绪，既有利于治疗，又契合医学界所倡导之人文关怀理念，使患者更易于接受，并有助于临床之广泛推广与应用。

本研究显示，冲击波配合针刀疗法可有效消除跖腱膜之高度应力状态，舒缓局部组织之紧张与挛缩，使足底恢复应有之生物力学平衡，从而达到治疗跖腱膜炎型跟痛症之目的。

［参考文献：任树军，姜磊，梁彦林，等.冲击波配合针刀治疗跖腱膜炎型跟痛症临床疗效观察［J］.辽宁中医药大学学报，2019，21（10）：176-179.］

第四节　定点旋提手法配合"三期"辨证牵引法治疗寰枢关节紊乱综合征

寰枢关节紊乱，亦称寰枢椎不稳、寰枢关节不稳症或寰枢关节错缝，多因颈部外伤、炎症、先天发育缺陷或运动过度而引发，导致寰枢关节的正常结构受损，从而产生一系列临床症状。此病在儿童中发病率较高，然而，随着近年人们生活与工作模式的演变，成年患者亦日渐增多。由于寰枢关节结构复杂，其临床症状多变且不典型，因此，不少医者对此综合征认知不足，易导致误诊误治，给患者带来沉重的精神与经济负担。故而，规范本病的诊疗流程至关重要。笔者凭借多年临床经验，采用定点旋提手法结合"三期"辨证牵引法治疗此综合征，疗效显著，现详述如下。

1.病例资料　本研究经医院伦理委员会批准，选取2019年6月～2021年6月，在黑龙江中医药大学附属第一医院接受治疗的寰枢关节紊乱综合征患者50例，随机分为观察组与对照组，各25例。观察组：男9例，女16例；年龄18～65岁，平均（41.2±8.5）岁；病程1天～10年，平均（1.4±0.5）年。对照组：男8例，女17例；年龄20～65岁，平均（40.5±4.3）岁；病程1天～8年，平均（1.2±0.6）

年。两组患者在性别、年龄及病程方面均无显著差异（$P > 0.05$），具备可比性。

2. 治疗方法

（1）观察组　采用定点旋提手法联合"三期"辨证牵引法进行治疗。患者取坐位，首先通过手法放松颈肩背部的肌肉和软组织。待充分放松后，指导患者自行水平旋转头部至最大角度，直至颈部感到固定；随后，医者用一手拇指按压寰椎关节横突的压痛点，另一手肘部托起患者下颌，进行持续、缓慢的预牵引 3 ～ 5 秒，然后嘱患者放松肌肉，突然向上快速提拉颈部，同时另一手拇指用力按压枢椎关节横突的压痛点，操作成功时可闻及弹响声。放松手法每次操作 20 分钟，每日 1 次，连续两周为 1 个疗程，共治疗 1 个疗程；手法整复每周进行一次，共进行两次。完成手法复位后，采用"三期"辨证牵引法治疗，患者取坐位，使用枕颌牵引带悬吊式进行颈部牵引，牵引力为患者体重的 7%。在寰枢关节紊乱急性期，采用前屈位，向歪斜侧进行顺势牵引 5 天，角度为颈前屈 15° ～ 20°；急性期过后，症状减轻，则采用中立位牵引 5 天，角度为颈椎中立位 0°；恢复期采用后伸位牵引 5 天，角度为颈背伸 15° ～ 20°，每日 1 次，每次 20 分钟，两周为 1 个疗程，共治疗 1 个疗程。治疗结束后使用颈托进行固定。

（2）对照组　采传统推拿手法辅以"三期"辨证牵引法治之。患者取坐位，医者施用滚法、按揉法以舒缓颈肩及颈项部，再以按揉法点按风府、风池、颈夹脊及阿是穴，尤以寰枕与寰枢关节处为重点。诸法施毕，可行坐位颈椎旋转复位之术。一助手按定患者两肩，医者一手托其下颌，使头颈伸直受牵，助手与医者配合施以对抗性拔伸。于拔伸之际，医者使患者头部轻缓柔和地做前后及试探性旋转运动，当觉阻力减小时，即行颈部旋转整复之术，闻及弹响，则示整复成功。舒缓手法每次施术 20 分钟，日行一次，两周为 1 个疗程；整复手法则每周一行，共行两次。整复后，行"三期"辨证牵引法以治之，其法与观察组同。

3. 疗效评定准则　依改良 Macnab 疗效标准及《临床疾病诊断依据治愈好转标准》拟定评效准则。无效者，眩晕不减，寰枢关节间距如初；有效者，眩晕稍缓，寰齿间隙与寰枢关节间距均见好转；显效者，眩晕大减，寰齿间隙近乎复常，寰枢关节间距已近对称；治愈者，眩晕全消，寰齿间隙复常，寰枢关节间距已然对称。

（1）脑眩晕程度评定　于治前治后均行眩晕障碍量表（DHI）评分，以评估因寰枢关节结构变异所致眩晕之程度。量表含 25 项评分条目，每项有 3 个答案可选，分别对应 4、2、0 分，满分为 100 分，分值愈高，则眩晕愈重。

（2）影像学指标　观察颈椎开口位，比对治前治后 ADI 寰齿间隙是否等宽，双侧 VBLADS 之差值，以评估寰枢关节解剖矫正程度及其恢复状况。

（3）椎基底动脉血流动力学　采用彩色多普勒超声仪检测椎基底动脉血流动力学，记录左侧椎动脉（LVA）、右侧椎动脉（RVA）及基底动脉（BA）收缩期峰值平均血流速度。

4. 结果

（1）两组疗效比较　经过两周的治疗，观察组总有效率为 92%（23/25），对照组总有效率为 80%（20/25），两组比较差异有统计学意义（$P < 0.05$）。见表 4-1。

表 4-1　两组寰枢关节紊乱综合征患者治疗 2 周后 Macnab 疗效比较（%）

组别	例数	治愈	显效	有效	无效	总有效
观察组	25	8（32）	9（36）	6（24）	2（8）	23（92）[①]
对照组	25	6（24）	8（32）	6（24）	5（20）	20（80）

注：①与对照组比较，$P < 0.05$。

（2）两组患者治疗前后眩晕评分比较　治疗前两组眩晕评分比较差异无统计学意义（$P > 0.05$）；治疗后两组眩晕评分均明显低于治疗前（P 均 < 0.05），且观察组眩晕评分明显低于对照组（$P < 0.05$）。见表 4-2。

表 4-2　两组寰枢关节紊乱综合征患者治疗前后眩晕评分比较（$\bar{x} \pm S$，分）

组别	例数	治疗前	治疗 2 周后
观察组	25	45.45±10.254	13.27±8.246[①②]
对照组	25	46.24±11.147	27.19±9.162[①]

注：①与治疗前比较，$P < 0.05$。②与对照组比较，$P < 0.05$。

（3）两组患者治疗前后影像学指标比较　治疗前两组 ADI 值、VBLADS 值比较差异均无统计学意义（P 均＞0.05）；治疗后两组 ADI 值、VBLADS 值均明显低于治疗前（P 均＜0.05），且观察组 ADI 值、VBLADS 值均明显低于对照组（P 均＜0.05）。见表 4-3。

表 4-3　两组寰枢关节紊乱患者治疗前后 ADI 值、VBLADS 值比较（$\bar{x} \pm S$，mm）

组别	例数	ADI 值		VBLADS 值	
		治疗前	治疗 2 周后	治疗前	治疗 2 周后
观察组	25	3.35±0.32	1.75±0.26[①②]	2.57±0.26	0.95±0.31[①②]
对照组	25	3.42±0.34	2.26±0.47[①]	2.53±0.28	1.85±0.38[①]

注：①与治疗前比较，$P < 0.05$。②与对照组比较，$P < 0.05$。

（4）两组患者治疗前后椎基底动脉血流动力学指标比较　治疗前两组 LVA、RVA、BA 收缩期峰值平均血流速度比较差异均无统计学意义（P 均＞0.05）；治疗后两组 LVA、RVA、BA 收缩期峰值平均血流速度均明显快于治疗前（P 均＜0.05），且观察组 LVA、RVA、BA 收缩期峰值平均血流速度均明显快于对照组（P 均＜0.05）。见表 4-4。

表 4-4　两组寰枢关节紊乱综合征患者治疗前后 LVA、RVA、BA 收缩期峰值平均血流速度比较（$\bar{x} \pm S$，cm）

组别	例数	LVA		RVA		BA	
		治疗前	治疗 2 周后	治疗前	治疗 2 周后	治疗前	治疗 2 周后
观察组	25	37.89±5.07	47.59±3.15[①②]	38.61±4.25	48.46±3.05[①②]	42.02±4.07	49.62±3.10[①②]
对照组	25	38.17±4.96	42.25±3.26[①]	37.97±4.90	42.66±3.85[①]	41.96±3.87	46.52±2.15[①]

注：①与治疗前比较，$P < 0.05$。②与对照组比较，$P < 0.05$。

5. 讨论 寰枢关节紊乱综合征之定义，学界尚存争议。寰枢关节乃脊柱中最为复杂且灵活之关节，具备强大的屈伸与旋转能力，故而容易发生紊乱或半脱位等症状。近年来，随着国内外研究之深入，此病已渐受各国研究者之重视。然而，目前医学界对于此病之诊断方法与标准，仍未有统一确切之认识。寰枢关节之主要功能在于旋转与屈伸，其运动过程中牵涉上颈段颈椎周边之关节、肌肉、韧带、神经及血管等。因此，笔者以为，此病之定义可依据其临床症状、发病原因、解剖结构，以及所牵涉之血管神经来界定。譬如，依据寰枢关节解剖结构变化之程度，可分别称为寰枢关节半脱位、寰枢关节不稳、寰枢关节错缝及寰枢关节紊乱等；就临床症状而言，头痛、眩晕、恶心、耳鸣、胸闷、心慌等皆可归入寰枢关节紊乱综合征之列；若以头晕、恶心、呕吐等症状为主，主要系因寰枢关节解剖结构变化牵扯和刺激椎动脉所致，可称为寰枢关节紊乱性眩晕，属于颈源性眩晕之一种；若症状以视物模糊、耳鸣、听力减退、胸闷、心慌等为主，则主要是因寰枢关节解剖结构变化牵扯和刺激交感神经所致，可称为交感神经型寰枢关节紊乱综合征，隶属于交感神经型颈椎病之范畴。然而，不论何种类型，皆以寰枢关节解剖结构发生改变为前提。由此观之，针灸与中药疗法因无法改变寰枢关节之解剖结构，故不宜作为首选治疗之法。手术疗法虽能改变寰枢关节解剖结构，但创伤较大、费用颇高，且存在一定风险，加之术后可能出现颈椎屈伸旋转功能受限等情况，因此多数患者难以接受。

中医学之手法整复，能显著调整寰枢关节之解剖构造。笔者在承袭中医手法整复之基础上，融入现代解剖学对此病之识见，运用定点旋提手法联合"三期"辨证牵引法治疗此病，收获颇佳疗效，并与传统推拿手法相较，于多方面呈现明显优势。传统推拿手法旨在舒缓颈部两侧痉挛之肌肉，可达舒筋解痉之效，继而施以颈椎旋转复位法，以改善颈椎小关节之紊乱。而笔者所施之定点旋提手法，先以推拿舒缓颈部两侧痉挛之肌肉，再取病变部位横突之压痛点为作用点，施以定点之颈椎旋提手法，此较传统推拿中之颈椎旋转复位法更为精确、轻巧且安全。定点旋提手法毕，病变部位横突之压痛点减轻或消失，意味着寰枢关节之解剖结构得以矫正。

"三期"辨证牵引法乃基于深刻领悟"损伤的三期辨证"治疗原则与正骨手法中"欲合先离，离而复合"之原则而提出。寰枢关节紊乱综合征依其中医特质，当归于骨伤科之"骨错缝"或"脱位"范畴。《医宗金鉴》有云："若脊筋陇起，骨缝必错。"故而，"骨错缝"或"脱位"之先决条件皆为筋伤，而后方现错缝或半脱位，治疗上亦须恪守前述原则。依其筋伤治疗原则，笔者将寰枢关节紊乱综合征分为三期：急性期、缓解期与恢复期，并依各期采用不同牵引方式。于寰枢关节紊乱综合征急性发作时，多数患者因外伤或运动损伤所致，除头痛、眩晕、恶心、耳鸣、胸闷、心慌外，尚有颈椎偏向一侧、颈部处于偏向一侧强迫体位之症状。牵引治疗时，若采用后伸位，将加剧患者疼痛，故而笔者采用坐位前屈位牵引，顺势向偏歪一侧牵引；待急性期过后，痉挛已得缓解，临床症状减轻，寰枢关节紊乱已部分矫正，治疗进入缓解期，笔者则采用坐位中立位牵引，以进一步缓解肌肉痉挛，减轻椎动脉或交感神经等组织之刺激与压迫；症状全然缓解后，经治疗进入恢复期，则采用仰卧后伸牵引法，使颈后方肌肉群及寰枢关节附近韧带处于松弛状态，牵引力较集中地作用于上颈段颈椎，增大颈部各椎间隙，使小关节得到最大范围之伸展，进一步矫正残余之椎体紊乱，改善患者颈椎生理曲度。本研究显示，"三期"辨证牵引法患者依从性较佳，均能完成治疗，临床疗效更优且操作简单、安全无并发症。

本研究揭示，治疗组之总有效率超越对照组，此说明定点旋提手法与"三期"辨证牵引法并用于治疗寰枢关节紊乱，更具临床意义。经过治疗，两组之眩晕评分均有所下降，且观察组之评分低于对照组，这表明两组采用之方法均能改善因寰枢关节紊乱所引发之眩晕症状，并在某种程度上能纠正寰枢关节之乱象。而定点旋提手法则在舒缓肌肉痉挛之基础上，直接调整寰枢关节之位置关系，从而迅速减轻椎动脉与交感神经所受之刺激与压迫，能更快地改善因寰枢关节紊乱导致之眩晕。经影像学及椎基底动脉血流动力学之观察，发现治疗后两组之 ADI 值与 VBLADS 值均较治疗前为低，且观察组之数值更低于对照组；同时，两组治疗后 LVA、RVA、BA 收缩期峰值平均血流速度均较治疗前加快，而观察组之流速又快于对照组。由此可见，无论是定点旋提手法还是传统推拿手法，在经过两周之治疗后，均能取得较为理想之效果，且均有影像学及椎基底动脉血流动力学之证据支持，且未见显著之不良反应。然而，定点旋提手法在影像学及椎基底动脉血流动力学方面之改善程度，优于传统推拿手法，这表明定点旋提手法能够实现精准施力，其用力方向及角度更符合脊柱之生物力学要求，有助于寰枢椎体恢复至正常之解剖位置，从而能迅速改善椎动脉系血流动力学，促进椎基底动脉系统之血液循环，恢复颈部及脑部之血液供应。

综上所述，定点旋提手法配合"三期"辨证牵引法治疗寰枢关节紊乱综合征，能显著改善临床症状，恢复寰枢关节之生理结构，迅速缓解椎动脉与交感神经所受之刺激与压迫，且有影像学及椎基底动脉血流动力学之支持，值得在临床进一步推广应用。

［参考文献：孟佳珩，姜益常，杨雪，等. 定点旋提手法配合"三期"辨证牵引法治疗寰枢关节紊乱综合征疗效观察［J］. 现代中西医结合杂志，2022，31（4）：497-500.］

第五节　定点注射联合关节松动术治疗肩周炎

肩周炎，亦被称称为肩关节周围炎、五十肩、寒凝肩，其缘起于关节退变、外伤、劳损、受凉等诸多因素。此病之症状，以肩周疼痛为主，夜间疼痛尤甚，患肢常有发麻、无力之感，且伴有显著的活动障碍。其压痛点主要集中在喙突、结节间沟、肩峰等处，关节活动度大为降低，主要体现为前屈、外展、外旋、内旋及后伸等动作之受限。对于肩周炎的治疗，临床上方法繁多，且疗效评定之标准亦各有所异。自 2012 年 1 月～ 2013 年 5 月，笔者对 60 例患者施行了两种不同的治疗方法：一为定点注射联合关节松动术，一为单纯的定点注射治疗，现将这两种方法之比较，陈述如后。

1. 临床资料

（1）一般资料　本研究选定 2012 年 1 月～ 2013 年 5 月，黑龙江中医药大学附属第一医院骨三科门诊所收治的肩周炎患者 60 例作为研究对象。依循国际通用随机字母表法，将患者随机分为治疗组与对照组。治疗组计 30 例，其中男性 14 例，女性 16 例；病程最短者 6 个月，最长者达两年。对照组亦为 30 例，男性 17 例，女性 13 例；病程最短者 5 个月，最长者 17 个月。两组患者年龄均介于 40 ～ 55 岁。经统计分析，两组在年龄、性别及病程等方面均无显著性差异（$P > 0.05$），故具有可比性。

（2）诊断标准　本研究参照《中医病证诊断疗效标准》中关于肩周炎的诊断准则。①此病好发于年约五十之人，且女性患者多于男性，通常呈慢性发病。②患者肩周局部疼痛，活动时及夜间疼痛加剧，疼痛部位以肩关节前后或外侧为主，有时疼痛会向颈部或前臂放射，伴有拘紧感，且肩部活动受到显著限制。③查体可见肩部周围有广泛压痛，肩关节之前屈、后伸、内收、外展、内外旋等动作均受限，日常生活中如洗脸、穿衣等动作亦难以完成。④患者常有感受外邪或慢性劳损之病史。⑤此病可分为单侧或双侧肩周炎。

2. 治疗方法

（1）治疗组　患者取坐位，术者立于患者之后，以医用标记笔于患者肩关节之肱二头肌肌腱沟、大圆肌、肩峰下滑囊及阿是穴（即压痛显处）作注射之记号。取 10mL 注射器，抽取由 2% 盐酸利多卡因、灭菌注射用水、复方丹参注射液所组成之药液，其量各为 2mL、3mL、5mL。以碘伏消毒预定注射部位之皮肤，覆以无菌单。迅速以注射器刺入皮下，当针头有空虚感且无回血时，缓缓注入药液。出针时，以敷贴封住注射点，以防出血及药液外溢。每处注射 2mL 混合药液，每六日施治一次，5 次为 1 个疗程。注射完毕后，次日进行关节松动治疗。

关节松动手法：使患者处于坐或卧姿，依其疼痛程度及关节活动度，决定手法之方向与力度。先以轻推、按压、滚动、揉、拿捏等手法作用于肩前、肩后及肩外侧，再以右手拇、食、中三指握持三角肌束，进行垂直于肌纤维之拨法，继而拨动痛点附近之冈上肌、胸肌，以充分舒缓肌肉。然后左手稳住肩部，右手握患者之手，施以牵拉、抖动及旋转活动。最后，帮助患肢做外展、内收、前屈、后伸等动作，以解除肌腱粘连，恢复其功能活动。施术时，会引起不同程度疼痛，需注意力度适中，以患者能忍受为度。隔日施术一次，7 次为 1 个疗程，共行两个疗程。患者需按规定每日进行肩功能练习，如爬墙运动、肩后伸、内旋及肩环转运动等，每日 3 次，每次 10 遍，以巩固疗效。

（2）对照组　患者仅接受单纯之定点注射治疗，其方法与疗程同治疗组。

3. 疗效评价方法

（1）疗效评价标准　采用视觉模拟评分法（VAS）对受试肩关节周围炎患者之主观疼痛感觉进行评判并量化积分。重痛：VAS 评分高于 7 分；中痛：VAS 评分在 4～6 分之间；轻痛：VAS 评分在 1～3 分之间；无痛：VAS 评分为 0 分。以数字（VAS 积分）表示疼痛程度，积分越高，代表患者主观疼痛感受越强烈。

（2）肩关节各活动度评价　参考何继永主编的《外科疾病诊断标准》，采用 Melle 评分进行量化评估。外展活动度小于 30° 为 3 分；30°～90° 为 2 分；91°～120° 为 1 分；大于 120° 为 0 分。中立位外旋活动度小于 0° 为 3 分；0°～20° 为 2 分；大于 20° 为 1 分。手至颈项部不能触及为 3 分；困难为 2 分；较易为 1 分；正常为 0 分。手至脊柱部不能触及为 3 分；达 S_1 水平为 2 分；达 t_{12} 水平为 1 分；t_{12} 水平以上为 0 分。手至嘴部呈完全喇叭征为 3 分；部分喇叭征为 2 分；肩内收在 0°～40° 之间为 1 分；肩关节能完全内收为 0 分。

4. 结果与分析

（1）治疗前后肩关节疼痛程度评分比较　两组患者治疗前疼痛度比较：差异无统计学意义（$P > 0.05$），具有可比性；两组治疗后 VAS 评分均较治疗前降低（$P < 0.05$），患者疼痛程度均降低，同时治疗组优于对照组（$P < 0.05$）。见表 5-1。

表 5-1　两组患者治疗前后肩关节 VAS 评分及治疗前后差值比较

组别	例数	治疗前	治疗后	治疗前后的差值
治疗组	30	5.23±1.89	1.97±1.13 △ *	3.26±1.01
对照组	30	5.00±1.82	2.90±1.42 △	2.10±0.66

注：与治疗前比较，$\triangle P < 0.05$；与对照组比较，$*P < 0.05$。

（2）治疗前后肩关节活动度比较　两组患者治疗前肩关节活动度比较：差异无统计学意义（$P > 0.05$），具有可比性；两组患者治疗后肩关节 Melle 评分均较治疗前降低（$P < 0.05$），患者肩关节活动度有所改善，且治疗组改善程度优于对照组（$P < 0.05$）。见表 5-2。

表 5-2　两组患者治疗前后肩关节活动度评分及治疗前后差值比较

组别	例数	治疗前	治疗后	治疗前后的差值
治疗组	30	8.83±1.97	2.57±0.86 △ *	6.62±1.64
对照组	30	8.76±2.30	3.83±0.87 △	4.93±2.12

注：与治疗前比较，$\triangle P < 0.05$；与对照组比较，$*P < 0.05$。

5. 讨论　肩周炎常见于 50 岁左右的中年人群，其典型症状包括肩部疼痛、活动后或夜间痛楚加剧、肩关节活动障碍，以及肌肉萎缩，这些症状显著地影响了患者的日常生活。一般认为，肩周炎的成因与年龄、风寒湿侵袭、解剖学结构、肩部急慢性损伤、肩部活动减少，以及神经损伤等多重因素有关。其病理过程可分为凝结、冻结和解冻三个阶段。主要的病理表现为肩关节周围软组织的慢性无菌性炎症，这会引发疼痛和组织粘连，进而导致肩关节功能障碍，最终可能造成肩周软组织粘连、挛缩和盂肱关节活动的严重受限。

目前，国内已有许多关于关节松动术治疗肩周炎的报道。此技术运用传统的理筋手法，旨在解除肩关节局部的组织粘连，抑制疼痛物质的释放，从而缓解疼痛，并增强关节的柔韧性，扩大关节的活动范围。肩关节的功能锻炼对于保持其活动范围、防止粘连和减少复发至关重要，它是巩固治疗效果的必要手段。复方丹参注射液能祛瘀止痛、活血通经，有助于缓解血管痉挛并改善血液循环。而盐酸利多卡因则能阻滞运动神经、减轻疼痛。这两种药物的共同作用有助于松解肩关节的局部粘连，促进组织再生，从而改善肩关节的功能活动，达到治疗的目的。

定点注射联合关节松动术能促进关节液的流动，为关节提供更多的营养，改善局部的血液循环，减轻关节疼痛，扩大关节活动范围，并预防因肿胀、疼痛及关节活动受限所导致的关节软骨退变。本临床观察的结果显示，经过定点注射联合关节松动术治疗的患者，其肩关节疼痛症状及活动度较治疗前有显著改善，并且与对照组相比，具有显著的统计学意义。定点注射联合关节松动术治疗肩周炎具有疗程短、见效快、经济负担轻、安全可靠等特点，值得在临床中广泛推广。

［参考文献：王蒙，姜益常．定点注射联合关节松动术治疗肩周炎的临床观察［J］．针灸临床杂志，2013，29（10）：15-17.］

第六节　脊痹消痛汤治疗强直性脊柱炎的临床分析

1. 一般资料　本研究共纳入 80 例强直性脊柱炎患者，均源自 2008 年 10 月～ 2010 年 12 月黑龙江中医药大学附属第一医院骨伤门诊及住院部。患者病程范围在 20 天～ 10 年不等。患者被随机分为治疗组与对照组，每组各 40 例。治疗组年龄在 15 ～ 37 岁，其中男性 32 例，女性 8 例；对照组年龄在 16 ～ 36 岁，包含男性 33 例，女性 7 例。两组在基础资料上具有可比性。

2. 治疗方法 两组患者均采用常规非甾体抗炎药进行治疗。治疗组在此基础上加用自研方剂"脊痹消痛汤"，其药物组成：土茯苓25g，黄柏15g，秦艽15g，地龙20g，防己15g，茯苓15g，防风15g，赤芍15g，川芎15g，没药10g，红花15g，当归15g，狗脊25g，生姜20g，杜仲20g，附子5g，怀牛膝15g。对于气虚体倦乏力者，增加黄芪30g；若腰骶部疼痛显著，可添加续断15g，桑寄生15g，延胡索10g；如颈项部疼痛，则加葛根20g，桂枝15g。以水煎煮，取药汁300mL，每次服用150mL，早晚各1次。对照组则服用柳氮磺吡啶（由华润双鹤药业股份有限公司生产），首日500mg，确认无过敏反应后，自第2日起每次1000mg，每日3次，以3个月为1个疗程。两组均进行1个疗程的观察。

3. 结果

（1）疗效评定参照1993年《中药新药临床研究指导原则》，①显效：关节肿胀疼痛消失，脊柱与关节活动恢复正常或显著改善，化验指标回归正常。②有效：关节肿胀疼痛有所减轻，腰背及下肢活动范围改善，化验指标较治疗前有所降低。③无效：症状、体征及化验指标在治疗前后均无明显变化。

（2）治疗结果显示，治疗组显效12例（30%），有效15例（37.5%），无效13例（32.5%），总有效率为67.5%；对照组显效8例（20%），有效11例（27.5%），无效21例（52.5%），总有效率为47.5%。两组间存在统计学差异（χ^2检验；$P < 0.05$）。治疗组在治疗前后血、尿、便常规，以及肝、肾功能均无明显变化，仅5例患者在服药后出现腹泻，经调整用药方法后自行缓解。对照组中，9例在治疗期间出现轻度肝功能异常，7例出现白细胞轻度下降。

4. 讨论 强直性脊柱炎的发病机制至今尚未完全明确，目前认为与遗传、感染、免疫及理化因素等有关。在中医学理论中，该病属于"痹证""骨痹"等范畴，其根本为肾督亏虚，标为湿热痹阻。治疗原则应以清热、益肾为主。自研方剂"脊痹消痛汤"中，土茯苓、黄柏、防己、茯苓等用于清热利湿、消除痹痛；秦艽、地龙、防风等则能清湿热、通经络、止痛；赤芍、川芎、没药、红花、当归等具有活血化瘀、止痛之效；狗脊、生姜、杜仲、附子、怀牛膝等则能益肾通督、强腰。全方共同作用，能清热祛湿、益肾通督、活血消瘀，疗效显著，值得临床进一步推广应用。

［参考文献：王浩，樊祥伟，李鹏飞，等 . 脊痹消痛汤治疗强直性脊柱炎 40 例临床观察［J］. 中国中医药科技，2011，18（4）：301.］

第七节　加减海桐皮汤熏洗对膝骨性关节炎患者 VAS 评分的影响

膝关节骨性关节炎乃一种非炎症性疾病，多见于老年人群，其临床症状主要表现为疼痛、活动受限、肿胀、关节强直及畸形等，属于慢性骨关节疾病的范畴。此病的病理演变首先影响膝关节周围的软骨，随后可能侵犯软骨下骨板，甚至蔓延至滑膜等膝关节周围组织，其中，关节面及边缘的软骨变性和新骨形成为其主要病理标志。膝关节骨性关节炎已成为影响中老年人群下肢活动的主要障碍之一，不仅给患者带来沉重的经济负担，更增加了其社会和心理压力。因此，早期诊断至关重要，以便及早发现、及早治疗，从而采取有效措施延缓病情的发展。

当前，关于膝关节骨性关节炎的发病机制，学界尚未达成共识，但普遍认为可能与年龄、创伤、炎症、肥胖、职业、免疫系统、地理环境、代谢，以及遗传因素有关。在中医学理论中，该病被归类为"痹证"，认为其与年老肝肾亏虚、肢体筋脉失养、长期劳损、筋骨受累，以及外感风寒湿邪有密切关系。古籍《景岳全书》中即有指出："痹者，闭也，以气血为邪所闭，不得通行而病也。"从病理角度来看，肝肾不足、筋骨痿弱是其根本，而风、寒、湿、痰、瘀等因素也参与其中。随着病情的进展，关节痿弱无力，也表现出"痿证"的特征。其治疗原则主要包括活血化瘀、疏通经络、祛风除湿。中医的辨证分型包括肝肾亏虚、瘀血阻滞、痰瘀互结，以及风寒湿邪侵袭。西医学治疗主要依赖非甾体抗炎药物，但长期使用可能引发胃肠道不良反应，且某些药物会抑制关节软骨的合成。软骨保护剂如注射透明质酸和口服 D- 葡萄胺也有使用，但需注意口服 D- 葡萄胺可能带来的胃肠道不适和便秘问题，对糖尿病患者还需密切监测血糖。此外，膝关节手术治疗也是一个重要选项。

海桐皮汤，源自清代吴谦所著的《医宗金鉴·正骨心法要旨》，此方剂具有散寒除湿、行气止痛、活血化瘀等多重功效，且经过后人的不断改良，一直沿用至今。加减海桐皮汤熏洗法是中医的特色外治法之一，它通过对局部进行熏蒸治疗，展现出高效、精准、无创、非侵入性等优点。本次研究的目的是通过临床观察，验证加减海桐皮汤对膝关节骨性关节炎患者疼痛疗效的可靠性。

1. 临床资料 本研究选取了黑龙江中医药大学附属第一医院骨伤三科在 2018 年 8 月～ 2019 年 8 月治疗的 120 例膝骨性关节炎患者。采用随机数字表法将这些患者均分为两组，每组 60 例。治疗组中男性 23 例，女性 37 例，年龄跨度为 25 ～ 73 岁，平均年龄（48.73±12.05）岁，病程从 1 ～ 18 年不等，平均病程（9.12±5.04）年；X 线分期方面，Ⅰ期 9 例，Ⅱ期 26 例，Ⅲ期 20 例，Ⅳ期 5 例。对照组的男性 24 例，女性 36 例，年龄范围在 24 ～ 74 岁，平均年龄（50.17±12.08）岁，病程最短 1 年，最长 20 年，平均病程（8.87±5.31）年；X 线分期分布为Ⅰ期 8 例，Ⅱ期 28 例，Ⅲ期 20 例，Ⅳ期 4 例。经过统计分析，两组患者在性别、年龄和病程等一般资料上均无显著差异（$P > 0.05$），因此具有良好的可比性。详情参见表 7-1。

（1）两组患者一般资料比较

表 7-1　两组患者一般资料比较（$\bar{x}±S$）

组别	例数	男女比例（男∶女）	平均年龄（岁）	病程（年）
治疗组	60	23∶37	48.73±12.05	9.12±5.04
对照组	60	24∶36	50.17±12.08	8.87±5.31

（2）膝骨关节炎诊断标准　遵循中华医学会骨科分会在《骨关节炎诊疗指南》（2018年版）中提出的KOA诊断标准，具体包括：①近1个月内反复出现膝关节疼痛。②X线检查（站立位或负重位）显示出关节间隙变窄、软骨下骨硬化或囊性变、关节边缘有骨赘形成。③患者为中老年（≥50岁）。④早晨起床后关节僵硬时间小于或等于30分钟。⑤关节活动时伴有骨摩擦音（感）。只要满足第1条标准，并加上第2～5条中的任意两条，即可确诊为膝关节骨关节炎。

（3）Kellgren-Lawrence的X线分期标准　0级表示关节无改变，即正常状态；Ⅰ级可见轻微骨赘；Ⅱ级有明显骨赘，但关节间隙尚未受影响；Ⅲ级时关节间隙出现中度变窄；Ⅳ级则表现为关节间隙明显变窄，并伴有软骨下骨的硬化。

2. 治疗方法

（1）治疗组采用加减海桐皮汤进行治疗。药物组成：海桐皮、红花、艾叶、五加皮、防风、荆芥、透骨草、伸筋草、紫花地丁、蒲公英、川椒、杜仲、续断、威灵仙、苦参，各取15g。将每剂药装入特制的纱布袋中，放入锅内煮沸约15分钟，然后倒入盆中。患者需充分暴露患肢膝部，先将患膝悬于盆上30～40cm处进行熏蒸。待药液温度适中后，取出药袋敷在患肢上进行热敷，热敷开始时间以膝部感到温热为准。治疗频率为每日2次，每次持续20分钟，连续治疗3周。治疗后1周观察并记录患者的治疗效果。

（2）对照组采用氟比洛芬凝胶贴膏进行治疗，同时亦进行加减海桐皮汤治疗以便对比。具体方法是在疼痛部位贴上氟比洛芬凝胶贴膏（贴敷时间为12小时，之后休息12小时）。每周治疗7次，连续治疗3周。治疗后1周观察并记录患者的治疗效果。

3. 疗效评定标准

（1）本研究采用视觉模拟评分法（Visual Analogue Scale，简称"VAS"）进行疼痛评估。该方法灵敏且具有可比性，具体操作：在纸上画一条 10cm 的横线，线的一端标为 0，代表无痛；另一端标为 10，代表剧痛。患者根据自身感觉在横线上做标记，以表示疼痛的程度。从起点到标记点的距离即代表疼痛的程度，分值越高说明疼痛越剧烈。分别在治疗前后进行统计和对比。具体见表 7-2。

表 7-2　疼痛视觉模拟评分法（Visual Analogue Scale）

无痛	0	1	2	3	4	5	6	7	8	9	10	剧痛

注：疼痛评分标准：0 分代表无任何疼痛；1 ～ 3 分表示活动时仅有轻度疼痛，患者基本可从事正常工作；4 ～ 6 分意味着在生活和工作中会感到疼痛，影响正常活动，但患者生活尚能自理；7 ～ 9 分表示生活和工作时疼痛严重，生活基本不能自理；10 分则代表剧烈疼痛，患者无法承受。

（2）我们采用国际公认的 Lequesne 骨关节炎严重程度指数（ISOA）中的膝关节评估部分，来对膝骨性关节炎的严重程度进行科学评估。该评估方法主要从疼痛程度、最大步行距离，以及日常活动受限度三个方面进行综合考量。评分标准：1 ～ 4 分判定为轻度；5 ～ 7 分为中度；8 ～ 10 分视为严重；11 ～ 13 分被认为是非常严重；而 14 分以上则表示病情极度严重。

（3）疗效评定标准参照《中药新药临床研究指导原则》制定如下：若临床症状和体征完全消失或基本消失，且证候积分减少 95% 及以上，则判定为痊愈；若临床症状和体征明显改善，证候积分减少在 70% ～ 95%，则视为显效；若临床症状和体征有所好转，证候积分减少在 30% ～ 70%，则判定为有效；若临床症状和体征无明显改善甚至加重，且证候积分减少少于 30%，则视为治疗无效。

4. 结果与分析

（1）两组治疗前后的 VAS 评分对比研究　详细数据参见表 7-2。对治疗组治疗前后的 VAS 评分进行配对样本 t 检验，结果显示 $P < 0.01$，说明治疗前后差异具有统计学意义；对照组治疗前后的 VAS 评分同样经过配对样本 t 检验，$P < 0.01$，差异同样具有统计学意义。进一步对比治疗组和对照组治疗后的 VAS 评分，采用独立样本 t 检验，得出 F=4.404，t=

–3.294，P=0.038，由于 $P < 0.05$，说明两组治疗后的 VAS 评分差异也具有统计学意义。详细数据可参见表 7-3。

表 7-3 治疗组和对照组治疗前、后 VAS 评分比较分析（$\bar{x} \pm S$）

组别	例数	治疗前	治疗后	t 值	P 值
治疗组	60	5.95±1.51	3.05±1.58*#	15.791	< 0.01
对照组	60	5.83±1.29	3.93±1.35*	13.378	< 0.01

注：与同组治疗前比较，*$P < 0.01$；与对照组治疗后比较，#$P < 0.01$。

（2）两组治疗前后 Lequesne 评分比较分析　治疗组治疗前后 Lequesne 评分比较，$P < 0.01$，差异具有统计学意义；对照组治疗前后 Lequesne 评分比较，$P < 0.01$，差异具有统计学意义；治疗组治疗后 Lequesne 评分和对照组治疗后比较，$P < 0.05$，差异具有统计学意义。见表 7-4。

表 7-4 治疗组和对照组治疗前、后 Lequesne 评分比较分析表（$\bar{x} \pm S$）

组别	例数	治疗前	治疗后	t 值	P 值
治疗组	60	10.15±3.01	5.48±2.21#	17.445	< 0.01
对照组	60	8.42±3.09	6.43±2.78*	12.801	< 0.01

注：与同组治疗前比较，*$P < 0.01$；与对照组治疗后比较，#$P < 0.01$

（3）两组临床疗效比较　两组疗效结果经卡方分析得，$\chi^2 = 21.001$，$P < 0.05$，所以治疗组和对照组的临床疗效存在显著性差异。见表 7-5。

表 7-5 治疗组和对照组临床疗效评定比较［例（%）］

组别	例数	痊愈	显效	有效	无效	总有效率（%）
治疗组	60	20（33.33）	30（50.00）	7（11.67）	2（3.33）	96.67
对照组	60	8（13.33）	20（33.33）	28（46.67）	5（8.33）	91.67

膝关节骨性关节炎，在中医学中被归为"痹证"一类，其病因病机主要源于肝肾亏损、气血不足。此病多见于中老年人群，长期劳累导致肾元逐渐耗损，气血不足，从而使得骨骼与筋腱失于濡养。同时，外感风、寒、湿三种邪气，与内痰瘀结合，痹阻筋脉，共同引发此病。从西医学角度看，性别、年龄、肥胖、居住环境潮湿阴暗、长时间站立工作、重体力

劳动、膝关节外伤史，以及骨性关节炎家族史，都是老年人膝关节骨性关节炎的风险因素。研究显示，膝关节骨性关节炎的发病涉及多种细胞因子和炎症介质，其中血清中的 IL-1β、IL-6、tNF-α 等炎症反应因子起着关键作用，它们的表达水平直接影响疾病的发病情况。据统计，此病好发于 50 岁左右的中老年人群，而我国 65 岁以上的老年人中，约有 65% 患有膝骨关节病。

目前，膝关节骨性关节炎的治疗方法主要分为手术和保守治疗两大类。保守治疗方式多样，包括理疗、针灸、针刀、关节腔注射药物、口服药物，以及膝关节周围肌肉锻炼等。手术治疗方面，有膝关节镜下清理术，但其对 X 线分期为Ⅲ期的患者有效率仅为 39.7%，且复发风险较高。全膝关节置换和单髁置换是治疗 X 线分期为Ⅳ期患者的优选方法，然而手术费用高昂，且术后可能出现一系列并发症，如局部感染、不明原因的疼痛、假体周围继发骨折等。此外，置换关节的使用寿命有限，许多患者可能需要二次手术。胫骨高位截骨术主要适用于治疗中早期膝骨性关节炎，但此手术需使用固定物，创伤大、费用高，且术后并发症发生率较高。因此，多数患者更倾向于选择保守治疗。但随着患者年龄增长和内科系统疾病的增多，许多药物对肝肾有较大损伤，单纯的物理治疗方法已难以控制病情。因此，研究新的无创、不良反应小、能有效阻止膝关节骨性关节炎发展并提高患者生活质量的方法，已成为当务之急。

本方乃是以《医宗金鉴》中的海桐皮汤为基础，结合临床经验进行加减而来。全方由海桐皮、红花、艾叶、五加皮、防风、荆芥、透骨草、伸筋草、紫花地丁、蒲公英、川椒、杜仲、续断、威灵仙，以及苦参各 15g 精心配伍而成。其中，海桐皮作为君药，具有祛风湿、活血通络、镇痛止痒的效用；红花则能活血通经、祛瘀止痛；艾叶可温通经脉、散寒通络并祛瘀活血；五加皮不仅祛风除湿，还能强筋利骨、利水；防风可发表散风、胜湿止痛、止痉；荆芥有发表散风、透疹止血之功；透骨草则能祛风除湿、舒筋活络、活血止痛；伸筋草可祛风湿、舒筋活络；紫花地丁与蒲公英皆能清热解毒、消肿散结，蒲公英还有利水之效；川椒可温中止痛、消肿止痒；杜仲能补益肝肾、强筋壮骨、祛风除湿、止痛；续断亦可补益肝肾、强筋骨；威灵仙则能祛风湿、通经络、散寒止痛、消骨梗；苦参则具有活血行气止痛之用。诸药协同作用，可散寒除湿、舒筋通络、行气止痛通痹，以及活血化瘀等。此外，外洗药物在加热后能促进毛细血管扩张，使药液更易渗透肌肤，从而加速血液与淋巴液循环，助力炎症吸收，并减缓关节软骨的退变，迅速缓解膝关节的疼痛和肿胀。

从治疗组与对照组的 VAS 评分和 Lequesne 总评分对比结果来看，两种治疗方法均显示出一定疗效。然而，治疗组在治疗前后的 VAS 评分与 Lequesne 总评分的改善幅度均显著高于对照组（$P < 0.05$），表明治疗组在改善 VAS 评分和 Lequesne 总评分方面明显优于对照组。治疗组的总有效率高达 96.67%，相较于对照组的 91.67% 更胜一筹。两组之间的临床疗效存在显著性差异（$P < 0.05$），显示治疗组疗效更为卓越。但对于 X 线分期为Ⅳ期的患者而言，VAS 评分几乎未见改善，治疗效果不尽如人意。值得一提的是，Lequesne 评分与 VAS 评分的分析结果颇为相似，这进一步印证了加减海桐皮汤熏洗治疗能够显著缓解膝关节骨性关节炎患者的关节疼痛症状，对患者的预后具有积极影响，且无任何不良反应，临床效果颇为显著。

综上所述，加减海桐皮汤熏洗治疗对于膝关节骨性关节炎患者的疼痛具有显著疗效，不仅能有效减轻患者疼痛，还能延缓病情进展。该方法价格低廉、治疗过程便捷、疗效显著且安全可靠，能显著提高膝关节骨性关节炎患者的生活质量，因此在临床上具有广泛的推广应用价值。

[参考文献：姜益常，崔向宇，王宝玉，等.加减海桐皮汤熏洗对膝骨性关节炎患者 VAS 评分的影响［J］.中医药学报，2020，48（8）：43–47.]

第八节　局部封闭结合针刀治疗闭孔神经卡压综合征

闭孔神经卡压综合征系因闭孔神经的行进路径受到软组织压迫或无菌性炎症的刺激，从而引发的髋部、股内侧、膝内侧的肌肉疼痛与痉挛，神经支配区域的皮肤感觉减退，患肢外展活动受限，且在神经行走区域内压痛显著，多数患者的压痛点可向下肢放射。病程较久的患者可能会出现肌肉萎缩无力、跛行甚至无法行走的症状。笔者在临床实践中采用针刀综合疗法治疗闭孔神经卡压综合征，效果显著，现将具体情况报告如下。

1. 一般资料　本研究收集了黑龙江中医药大学附属第一医院骨伤科门诊自 2013 年 4 月～ 2017 年 4 月诊治的 32 例闭孔神经卡压综合征患者。按照随机数字表的方法，将这些患者均分为两组，即治疗组与对照组，每组各有 16 名患者。两组在性别、年龄、病程等方面均具有较好的可比性，详细数据参见表 8-1。

表 8-1　两组资料的比较

组别	例数	性别		年龄（岁）	病程（月）
		男	女		
针刀组	16	4	12	49.19 ± 2.57	9.72 ± 1.55
封闭组	16	9	7	47.13 ± 1.92	9.13 ± 1.12
检验值		$\chi^2=3.239$		$t=0.643$	$t=0.311$
P 值		0.072		0.428	0.223

①髋及股、膝内侧疼痛，伴有大腿内收肌痉挛，且在耻骨结节下 1.0 ～ 2.0cm 的闭膜管出口处存在明显压痛，此压痛点可能向下肢内侧产生放射感。②患肢内收肌群肌力出现衰退，外展活动受到束缚，下肢内侧皮肤感知存在障碍。③存在髋部扭伤史或与妇产科相关的疾病史。④经 X 线检查，未发现明显异常。

2. 疗法　治疗组实施针刀综合疗法，频率为每周 1 次；而对照组则采用封闭疗法，同样是每周 1 次。两组的治疗周期均为两周，即两周为一个完整的疗程。

（1）治疗组　患者呈仰卧状。在腹股沟中外 1/3 的交界或者急脉穴、阴廉穴等反应明显的位置进行定位，若遇到股动脉搏动的位置则需避开，选择在邻近部位下针。进行常规的外科消毒。采用 2% 的盐酸利多卡因注射液 2mL、醋酸泼尼松龙 1mL 与灭菌注射用水 5mL 的混合液实施局部浸润麻醉。当注射器针尖刺入皮下并确保未回血后，进行分层注射以达到局部麻醉效果。使用 I 型 3 号直型针刀，确保针刀体与皮肤表面垂直，迅速刺入皮下，直至内收肌位置，主要进行纵行疏通，并辅以横行剥离，直至刀下产生明显的松动感觉后出针。之后使用无菌敷料进行包扎，并确保术后两天内术区保持干燥，患者需避免外伤及剧烈活动。

（2）对照组　患者同样采取仰卧姿势。在进行常规外科消毒后，选择耻骨结节下方 1 ～ 2cm 处下针，并注入预先调配好的 2% 盐酸利多卡因注射液 2mL 与复方倍他米松 1mL 的混合液。术后，在针眼处贴上无菌敷贴。并嘱咐患者术后应多加休息，避免剧烈运动及外伤。

3. 疗效

（1）疗效评定标准　综合视觉模拟评分法（VAS），以及功能活动与日常生活能力的恢复情况进行整体疗效的评估：若 VAS 评分为 0 ～ 2 分，且症状与体征完全消失，则视为治愈；VAS 评分为 3 ～ 4 分，且症状与体征明显减轻，则视为效果显著；VAS 评分为 4 ～ 6 分，症状与体征均有所改善，但不太明显，则视为有效；若 VAS 评分为 7 ～ 10 分，表示疼痛难以忍受，且症状与体征均无明显改善，则视为无效。显效率的计算公式：（治愈＋效果显著）/ 总病例数 ×100%。

（2）治疗结果　采用 SPSS22.0 软件进行数据的统计分析，等级资料则使用秩和检验，当 $P < 0.05$ 时，表示差异具有统计学意义。从数据中可以看出，观察组的疗效明显优于对照组，详细数据请参见表 8-2。

表 8-2　两组患者治疗前后 VAS 评分比较（$\bar{x} \pm S$）

组别	例数	治疗前	治疗后	t 值	P 值
针刀组	16	6.99±0.38	0.31±0.17	1.612	< 0.01
封闭组	16	6.98±0.36	2.73±0.39	7.99	< 0.01

表 8-3　两组患者疗效比较

组别	例数	治愈	显效	有效	无效	显效率
针刀组	16	16	0	0	0	100%
封闭组	16	0	9	7	0	56.25%

注：经秩和检验，$Z=-5.254$，$P < 0.05$，差异有统计学意义。

4. 讨论

（1）解剖学之基础　闭孔神经主要起源于 $L_{2\sim4}$ 的神经前支，其中以 L_3 神经发出的纤维最为丰富。该神经自腰大肌内缘穿出，沿闭孔内肌内侧行进，于闭孔血管上方持续前行，直至闭孔膜下方，与闭孔血管并行穿越闭膜管进入股部。在闭膜管内部，闭孔神经会分为前后两大分支。前支行走于下肢较浅部位，沿闭孔外肌前侧向下，穿梭于短收肌、长收肌及耻骨肌之间。特别值得一提的是，长收肌下缘的分支会进一步衍生出四个小分支，它们分别是关节支、肌支、皮支，以及股动脉支。此外，还有关节支在近闭孔处向髋关节发出；同时可向股薄肌、长收肌和短收肌发出肌支；而皮支则在股中部穿越股薄肌和长收肌至浅层，负责支配股内侧下 2/3 区域的皮肤感觉功能。后支则行走于下肢深层，经闭孔外肌上方穿行，于短收肌与大收肌之间向下行进，最终分为肌支和关节支。其中，肌支主要分布于闭孔外肌（该部分神经纤维起源于闭膜管内）、短收肌（此部分可能由前支、后支或前后支共同支配），以及大收肌。关节支则发自膝关节支，自大收肌下部穿出，向后延伸。闭孔管，作为闭孔神经和闭孔血管穿行的骨纤维管道，坐落于闭孔的外上侧，以向前、向内的斜向穿出骨盆，其长度为 1～2cm，宽度约为 1cm。管道的顶端为耻骨的闭孔沟，底部则由闭孔膜，以及闭孔内、外肌构成。闭孔神经在穿越闭孔管和向下行进的过程中，若受到肌肉、肌腱、筋膜等因素的压迫，便会在其支配区域产生相应的症状与体征。

（2）病因病理　闭膜管乃一狭窄的骨纤维管道，故而管道内外的任何压迫因素均有可能刺激闭孔神经，进而引发一系列的神经卡压临床表现。常见的致病原因可能包括：①闭孔管自身的狭窄，例如闭孔疝、骨盆骨折导致的畸形挤压、髋关节前脱位等；又如妇产科手术，如剖宫产、子宫全切及卵巢切除等，这些手术可能破坏闭膜管的解剖生理结构，或直接阻塞闭膜管的内、外出口。②闭孔神经的病变，例如股骨头缺血性坏死，髋关节的病变影响闭孔神经。③闭孔周围的炎症（包含无菌性炎症），如盆腔炎、耻骨炎、附件炎等，以及髋部内收肌群的牵拉伤，这些都可能造成闭孔内及闭孔神经走行区的软组织，包括肌肉、肌腱、筋膜的损伤，进而导致充血水肿、瘢痕形成、粘连，最终压迫闭孔神经。上述因素，不论出现在闭孔管内还是闭孔神经出管后的神经走行区域，均可能导致相应的神经卡压症状和体征。

（3）临床表现　此病患者常有如下症状：髋内部、股内侧至膝内侧部位疼痛，内收肌群出现痉挛，局部压痛及放射痛显著，尤以内收肌、耻骨肌的痉挛更为突出，常现条索状。①疼痛与无力导致的跛行。少数患者可能感到会阴部不适，以及下腹部不适或疼痛。②部分患者股内侧皮肤感觉迟钝或存在障碍。

诊断依据：①髋部、股部及膝内侧疼痛，患侧下肢活动受限。②耻骨结节下方，即闭膜管出口处有压痛，疼痛可能放射至股内侧或膝内侧。③股内侧皮肤感知有障碍。④有髋部扭伤史或妇产科手术史。⑤"4"字试验结果为阳性。⑥X线检查未发现异常。注意：此病需与髋部其他疾病进行鉴别，如股骨头无菌性坏死、髋关节滑膜炎、股神经卡压综合征等。

治疗历程：牛春雨等曾通过手术及局部封闭成功治愈4例患者，但患者住院及术后恢复时间较长，且手术治疗带来的创伤相对较大。在封闭疗法中，由于利多卡因具有较大的毒性，激素用量较多，部分患者注射后会出现不良反应。许荣正等采用电针刺激夹脊穴治疗闭孔神经痛，其中 42 例患者症状及体征消失，6 例患者症状及体征明显减轻。疗程最短的为 3 天，最长为 10 天。其中 80% 以上的患者腰部 X 线显示腰椎肥大性改变，显示出较高的腰源性因素，但后续随访情况未知。然而，由于粘连压迫并未得到实质性解除，症状有可能在短期内复发。因此，针灸治疗闭孔神经卡压综合征的适应证相对有限，并不适用于大多数非腰源性患者。

本次研究结果揭示了两组治疗方法的效果差异。经秩和检验，$Z≈5.254$，$P < 0.05$，表明差异具有统计学意义。针刀组的治疗效果明显优于封闭组。小针刀治疗融合了中医针灸学的理论与西医外科手术的切割作用。它能够深入闭孔神经走行路线，充分松解粘连压迫，降低闭孔神经周围软组织因无菌性炎症产生的筋膜张力，解开瘢痕粘连组织，并有助于降低疾病的复发率和再次治疗率。小针刀应用简便，通常仅需 1～2 个定位点即可松解被压迫的闭孔神经。此方法创伤小，既达到了西医外科手术松解的目的，又满足了中医针灸无创的要求。少量的利多卡因加醋酸泼尼松龙局部注射也能起到封闭的作用。再加上针刀的切割松解，大多数患者一次即可治愈，最多两次。随访一年均无复发，疗效确切。

操作注意事项：进针应准确无误，以避免损伤外侧的股动脉。在施术过程中，针刀的进针点在急脉穴和阴廉穴。足厥阴肝经的阴廉穴及其邻近的急脉穴都主治下肢股内侧疼痛，以及下肢挛急。因此，以这些穴位为主，周围的阿是穴也是进针的选择。临床中遇到双侧闭孔神经卡压的患者时，双侧的进针点并不一定相同。选择患者压痛阳性反应最强烈的点进行施术，临床效果最佳。

［参考文献：孟祥龙，姜益常．局部封闭结合针刀治疗闭孔神经卡压综合征 16 例［J］．世界最新医学信息文摘，2017，17（68）：111-112.］

第九节　理筋手法配合腰背部肌肉锻炼治疗腰三横突综合征

随着生活质量的提升，人们的物质需求持续增长，工作负担也逐渐加重，"久坐"已成为当代职场人士的共同特征。然而，不正确的坐姿会进一步增加腰椎及其周边肌肉、软组织的负荷，导致腰三横突综合征的发病率逐年攀升，且患病群体正趋于年轻化。腰三横突综合征，乃是由第三腰椎横突及其周边软组织受损而引发的综合征，主要表现为腰臀部疼痛。腰椎，作为关键的承重构造，不仅承载着人体的重量，还受到长时间久坐和重体力劳动的额外压力。特别是第三腰椎横突，因其体积最大，对周边软组织的刺激尤为显著。当横突尖周边的组织发生急、慢性炎症时，可能会引发水肿、粘连、瘢痕挛缩，进而刺激周边血管和神经，导致腰、臀部疼痛等症状。该病症的临床表现主要为单侧或双侧腰部的酸痛或钝痛，活动受限，患侧臀部及下肢可能出现放射痛。通过腰椎影像学检查，可见腰三横突过长或左右不对称。在治疗方面，中医外治法结合患者自身的功能锻炼展现出了显著的疗效。为了系统地评估理筋手法配合腰背部肌肉锻炼在腰三横突综合征治疗中的效果，笔者对 68 例门诊患者进行了观察。这些患者被随机分为观察组和对照组，并进行了为期半个月的临床观察。现将观察结果汇报如下。

1. 病例资料　本研究纳入了 2018 年 6 月～ 2019 年 6 月，在黑龙江中医药大学附属第一医院骨伤三科门诊确诊为腰三横突综合征的 68 例患者。按照随机数字表法，这些患者被分为观察组和对照组。两组在性别、年龄、病程方面均无显著差异（$P > 0.05$）。详细数据参见表 9-1。

表 9-1　一般资料

组别	样本数	性别		平均年龄	平均病程
		男	女		
观察组	34	20	14	33.62±6.42	71.03±44.05
对照组	34	18	16	33.09±7.14	83.82±50.11

2. 中医诊断标准 遵循国家中医药管理局于 1994 年颁布的《中医病证诊断疗效标准》中关于腰三横突综合征的诊断：有腰部急性扭伤、慢性劳损或感受风寒之历史；常见于从事体力劳动的青壮年；主诉单侧或双侧腰部疼痛，部分患者痛感放射至臀部及下肢；晨起或弯腰时疼痛加剧，久坐后起身活动显著受限，劳累后疼痛加重，休息后可得到缓解；第三腰椎横突处有明显压痛，部分患者可触及结节或条索状硬结；X 线检查显示第三腰椎横突明显增长或左右不对称。

3. 治疗方法

（1）观察组治疗 理筋手法：选穴包括腰阳关、环跳、命门、肾俞、大肠俞、腰三横突尖端及腰臀部痛点阿是穴。嘱患者俯卧，点按脊柱两旁夹脊穴以助肌肉松弛，沿竖脊肌走向由上至下施以推、揉等手法，持续治疗 10 分钟，直至腰部肌肉恢复松弛。术者双手并拢，虎口相对，用双手拇指指腹在腰三横突处由浅入深、由轻至重，沿与其垂直方向由外向内对条索状硬结施以弹拨。若青壮年男子拇指松解效果不佳，可改用肘部点压，持续治疗 10 分钟。随后用掌跟在弹拨处施以揉法以缓解疼痛及痉挛，持续 3 分钟。接着，双手掌跟沿竖脊肌方向由下向上，反复多次适当用力做推法，以局部透热为度，持续 3 分钟。最后以空掌叩击腰部作为结束。此操作每日 1 次，6 次为 1 个疗程，疗程间休息 3 日，持续治疗 2 个疗程。

腰背部肌肉锻炼：患者俯卧，脸部朝下，双臂以肩关节为支撑，轻轻上抬，同时轻轻抬头，双肩后收上提。同时，双腿伸直略分，双脚轻抬，腰骶部肌肉收缩，尽量让肋骨和腹部支撑身体，保持 1 ～ 2 秒，然后放松肌肉，四肢和头部回归原位，休息 1 秒后再做。每组 10 ～ 20 次，次数随腰背部肌肉力量增长而增加，休息 30 秒为一组，每日训练 3 组。此训练每日 1 次，6 次为 1 个疗程，疗程间休息 3 日，持续治疗 2 个疗程。

（2）对照组治疗 对照组仅接受理筋手法治疗，选穴及操作同观察组。

4. 疗效观察指标

（1）疗效评定准则　治愈：腰痛症状完全消失，腰三横突尖部无压痛，活动功能完全恢复。显效：腰痛症状几近消失，腰三横突尖部有轻微压痛，活动时略有疼痛。有效：腰痛症状有所减轻，腰三横突尖部压痛减轻，活动时疼痛减轻。无效：治疗后症状无明显变化。

（2）视觉模拟评分法（VAS）　采用 10cm 刻度尺记录疼痛程度。0cm 代表无痛，10cm 代表剧痛难忍。向患者解释后，嘱其根据自身疼痛程度在刻度上选择一点记录。

（3）统计方法　应用 SPSS 统计软件，计数资料采用成组 t 检验，计量资料采用 χ^2 检验，$P < 0.05$ 视为有统计学意义。

5. 结果

（1）两组临床疗效比较，见表 9-2。

表 9-2　两组临床疗效比较

组别	痊愈	显效	有效	无效	总有效率
观察组	12	6	10	6	82.35%
对照组	7	5	8	14	58.82%

由表 9-2 可见，观察组总有效率 82.35%，对照组为 58.82%，两组比较差异具有统计学意义（$P < 0.05$）。理筋手法配合腰背部肌肉锻炼治疗腰三横突综合征临床疗效优于对照组。

（2）两组治疗前后 VAS 评分比较，见表 9-3。

表 9-3　两组治疗前后 VAS 评分比较

组别	样本数	治疗前	治疗 6 天	治疗 15 天
观察组	34	6.24±0.88	4.59±1.26	2.56±2.46
对照组	34	6.29±0.94	5.18±1.29	3.71±2.56

由表 9-3 可见，治疗前两组 VAS 评分比较差异无统计学意义（$P >$ 0.01），表明组间具有可比性。治疗后两组 VAS 评分均较治疗前降低（均

$P < 0.01$），表明两组治疗方法均具有显著治疗作用。两组治疗后 VAS 评分比较，差异有统计学意义（$P < 0.05$），表明两种治疗方法疗效有差别，理筋手法配合腰背部肌肉锻炼治疗腰三横突综合征临床疗效优于对照组。

6. 讨论 腰三横突综合征属中医学"腰痛"范畴，这是一种在临床上发病率较高的疾病，上班族及青壮年人群尤为常见，多因久坐或长期从事重体力劳动而诱发。腰三横突因其较长且位于腰椎的关键位置，对腰椎的活动和稳定性起着至关重要的作用。因此，一旦腰三横突出现劳损，其周边的筋膜、肌肉等软组织往往会受到最严重的损伤。其症状主要表现为腰臀部疼痛、活动受限，有时伴有患侧下肢的放射痛。在体检时，腰三横突尖部常出现压痛，深处甚至可触及条索状的硬结。腰三横突综合征的症状相当明显，诊断并不困难。然而，由于其高发病率和对患者生活质量的显著影响，我们迫切需要一种简便、迅速且有效的治疗方法。

在治疗腰三横突综合征时，主要遵循活血通络、消肿止痛的原则。治疗的核心在于通过揉捏等手法，以缓解腰三横突周围筋膜、肌肉的痉挛和紧张，进而疏通气血。随后，采用弹拨法来松解和剥离腰三横突尖周围粘连的瘢痕组织和条索状硬结，以促进炎症的吸收，从而有效缓解疼痛。当横突周围的软组织得到充分的松解后，当进一步应用推法和叩法，以促进全身气血的流畅，缓解腰背部的疲劳，改善血液循环，并减少组织的炎症渗出和水肿。这不仅可以减轻疼痛物质对末梢神经的持续刺激，还能打破"疼痛–肌肉紧张–疼痛"的恶性循环，从而迅速缓解患者的腰部疼痛和活动受限等不适症状。在中医理筋手法治疗的基础上，还强调对患者腰背部肌肉进行训练，以增强肌肉力量。这样，肌肉就能在日常生活中更有效地分担腰椎的负重和工作负荷，从而提升腰部的稳定性，并有效预防腰三横突的进一步劳损，以及横突尖周围的炎症渗出和软组织粘连。这一综合治疗方法不仅符合中医学"既病防变，未病先防"的理疗理念，而且具有成本低廉、标本兼治、方便快捷的优点。因此，患者的经济负担较轻，治疗效果显著，预后情况良好，患者的接受度也相对较高。

综上所述，理筋手法配合腰背部肌肉锻炼在治疗腰三横突综合征方面具有显著疗效，能有效缓解患者的腰部疼痛并改善腰部活动受限的情况，值得在临床上广泛推广。

［参考文献：卜天，姜益常.理筋手法配合腰背部肌肉锻炼治疗腰三横突综合征临床观察［J］.世界最新医学信息文摘，2019，19（93）：154-155.］

第十节　利水止痛法结合中药熏蒸治疗急性腰椎间盘突出症

腰椎间盘突出症是引发腰腿痛的常见及关键因素，对人们的身体健康造成了不小影响。笔者观察了 35 例腰椎间盘突出症患者，采用中药内服联合中药熏蒸治疗，并获得了令人满意的疗效。现将具体情况报道如下。

1.一般资料　本研究共纳入 60 例患者，病程从 1 天～ 1 年不等。治疗组（A 组）包含 35 例，其中男性 24 例，女性 11 例，年龄在 27 ～ 45 岁，平均为 32 岁；对照组（B 组）有 25 例，其中男性 18 例，女性 7 例，年龄介于 24 ～ 51 岁，平均为 40 岁。单间隙椎间盘突出者共计 40 例，其中 $L_{4\sim5}$ 节段占 29 例，L_5 ～ S_1 节段 11 例；双间隙者有 20 例，分布在不同节段。伴有轻度椎管或侧隐窝狭窄者 4 例，伴后纵韧带轻度钙化者 2 例。患者按来诊顺序且符合临床观察要求，被随机分为治疗组和对照组。经统计学检验，两组在年龄、性别、发病部位及病程分布上无显著性差异（$P > 0.05$），因此具有可比性。

2.治疗方法

（1）治疗组（A 组）使用的仪器和药物　中药熏蒸治疗机：型号为 DFY-2 型（由张家港市德丰医疗设备有限公司提供）。

电脑中频导入治疗仪：型号为 HY-D02 型（由北京华医新技术研究所提供）。

口服中药为本科室自制汤剂，主要药物组成：黄芪 35g，车前草 10g，防己 15g，泽泻 15g，五灵脂 10g，延胡索 10g，三棱 10g，莪术 10g，地龙 5g，杜仲 10g，赤芍 15g，白芍 20g，当归 15g，川芎 15g。若出现胃肠道反应，则加入生姜 3 片，大枣 2 枚，以调和胃气，降逆止呕。

熏蒸药物主要包括透骨草、伸筋草各 30g，以及桂枝、桑枝等。

（2）对照组（B组）使用的仪器和药物　电脑中频导入治疗仪：同上。

布洛芬缓释胶囊（芬必得）：规格为 0.3g×20 粒/盒（由中美天津史克制药有限公司提供）。

（3）治疗过程　A组采用中药口服和熏蒸治疗相结合的方式。中药熏蒸前 5 分钟口服中药，每次 500mL，每日 1 剂。中药熏蒸使用本科室的熏蒸床，将药物放入熏蒸床下的煎药锅内煎煮 30 分钟后开始熏蒸。患者采取仰卧位，充分暴露腰部疼痛部位，温度根据患者的耐受度调节，熏蒸时间约为 40 分钟。熏蒸结束后休息 5 ~ 10 分钟，随后进行按摩放松治疗。每日 1 次，15 次为 1 个疗程。B组则口服芬必得，每次 0.3g，每日 2 次，疗程为 15 天。

3. 观测指标与评价准则

（1）JOA 评分：依据日本骨科学会所制定，且于 1994 年由 SPine 所推荐的"下腰痛评分标准"（即 JOA 评分），作为评估腰椎功能的准则。我们将对两组患者在治疗前后的 JOA 评分进行对比分析。

（2）采用国际公认的视觉模拟评分法（Visual Analogue Scale，简称 VAS）来量化腰腿疼痛的程度。具体操作：提供一把长 10cm 的标尺，上面标有 10 个刻度，两端分别是"0"分端与"10"分端。其中，"0"分代表无痛，"10"分则代表难以忍受的剧痛。患者需在标尺上指出能代表其疼痛程度的位置，将根据患者所指位置为其评定相应的分数。最后，对治疗前后的 VAS 评分变化进行对比。

4. 结果

（1）疗效判定标准：①痊愈：临床症状及体征已完全或近乎完全消失，直腿抬高试验角度≥85°，患者能重返原工作岗位。②显效：部分临床症状消失，直腿抬高试验角度＞70°，患者可重返原工作岗位。③有效：部分临床症状消失，直腿抬高试验较治疗前有显著改善，患者可胜任较为轻松的工作。④无效：治疗前后患者的状况无明显变化。

（2）两组在治疗前组间，以及治疗前后组内的下腰痛评分标准（JOA评分）统计对比结果，详见表10-1。

表 10-1　治疗后组间 JOA 评分比较（$\bar{x}\pm S$）

组别	例数	治疗前（分）	治疗后（分）	数据统计	
				组间关系	P 值
A 组	35	12.13±1.66*	19.37±2.25	A 组与 B 组	$P < 0.05$
B 组	25	12.47±1.68*	16.27±1.82		

注：治疗后 A 组与 B 组，有显著性差异（$P < 0.05$）。

（3）两组 VAS 评分统计结果比较见表10-2。

表 10-2　治疗后组间 VAS 评分比较（$\bar{x}\pm S$）

组别	例数	治疗前（分）	治疗后（分）	数据统计	
				组间关系	P 值
A 组	35	5.80±1.35△	3.23±0.57	A 组与 B 组	$P < 0.05$
B 组	25	5.77±1.22△	4.63±0.85		

注：治疗后 A 组与 B 组，有显著性差异（$P < 0.05$）。

（4）两组临床疗效评定比较见表10-3。

表 10-3　治疗后两组临床疗效评定比较

组别	例数	痊愈	显效	有效	无效	有效率（%）
A 组	35	10	12	10	3	91.4
B 组	25	5	7	6	7	72

注：A 组与 B 组比较，$P < 0.05$。

（5）不良反应比较：从疗效来看，两组在治疗腰椎间盘突出症方面均显示出良好的效果。然而，通过表10-4的数据，可以清晰地观察到对照组存在一定的不良反应。具体而言，对照组中有3例患者因出现严重的胃肠道反应而被迫终止治疗。相较之下，治疗组中虽有4例患者出现胃肠道反应，但在原方中加入生姜3片、大枣2枚后，患者的不适症状得到了有效缓解。

表10-4 治疗后两组不良反应比较

组别	例数	胃肠道反应	下肢浮肿	眩晕	比率（%）
A组	35	4	0	0	11.4
B组	25	6	1	2	36

注：A组与B组比较，$P < 0.05$。

5. 讨论 腰椎间盘突出症乃临床之常见病、多发病，其诊断得益于CT及MRI等影像技术之广泛运用，日趋完善。治疗之法多端，如手术、牵引、小针刀、中药外敷及按摩等，然其效果各有千秋，且存在疗效欠佳、病程绵延、痛苦难耐之弊，故患者常难以接受。黑龙江中医药大学附属第一医院现采用中药口服配合熏蒸之法，其优势在于能使口服药物借助熏蒸之热力迅速吸收，同时防脱水；外用药物则通过蒸气迅速渗透肌肤，直达病灶，以促进血液循环、分离粘连、解除痉挛。口服方中含车前草、泽泻、泽兰等以利水清湿，从而减轻神经根之炎性水肿；三棱、莪术、地龙、五灵脂、延胡索、白芍等则具有显著的消瘀止痛之功。熏蒸方中，重用透骨草、伸筋草以舒筋活络、消除拘挛；羌活、独活则能祛风散寒、胜湿止痛；红花、当归则活血化瘀止痛。辅以按摩手法，可消除腰椎间盘损伤部位之微循环障碍，改善局部血液循环，增强营养供给，使损伤复位。运用斜扳法，可扩大椎间隙及椎间孔，使突出之髓核部分回纳，恢复正常生理弧度。同时，可缓解椎间盘突出对神经根之压迫，消除肿胀、分解粘连、解除肌肉和血管痉挛、改善血液循环，进而实现活血化瘀、消肿止痛之目的。现代研究显示，中药熏蒸与按摩可促进新陈代谢，保持经络通畅，恢复病变部位之气血运行。中药熏蒸通过温热刺激，改善微循环，加速新陈代谢，促进代谢产物之清除，利于水肿与渗出物之消散与吸收。同时，热能作用可促进皮肤、黏膜充血，扩张毛孔，使药物通过扩张之毛孔渗透肌肤，从而实现消肿、止痛、解痉、减少粘连及促进愈合之功效。

[参考文献：李军，王绍东，姜益常．利水止痛法结合中药熏蒸治疗急性腰椎间盘突出症的临床观察 [J]．中医药信息，2008（5）：43-45.]

第十一节　潜式减压术治疗腰椎管狭窄症

腰椎管狭窄症，乃由多方缘由所致之骨质增生或纤维组织增厚，使得椎管或神经根管的矢状径狭窄于常态，进而刺激或压迫经过的脊神经根或马尾神经，引发一系列临床症状。传统手术方法常采用全椎板切除减压或椎板开窗减压等治疗手段，久之易生脊柱不稳、顽固性腰痛等并发症，从而影响手术疗效。自 2003 年 1 月以来，我科对腰椎管狭窄症患者施行潜式减压术，经随访，效果甚佳，今将详情报道如下。

1. 一般资料　选择自 2003 年 1 月～ 2010 年 7 月，在我科接受潜式减压术之患者 60 例。其中男性 23 例，女性 37 例。年龄介于 43 ～ 75 岁，平均年龄 60.2 岁。病程自 2 ～ 13 年，平均 6.3 年。患者均呈现不同程度的下腰部疼痛，多伴一侧或双下肢麻木，其中间歇性跛行者 41 例，直腿抬高试验阳性者 36 例，腰过伸试验阳性者 48 例。

2. 影像学资料　术前为所有患者施行腰椎正侧位及过伸过屈位摄影、CT 及（或）MRI 检查。结果显示，患者均有不同程度的椎体退变，但无明显腰椎关节滑脱及脊柱侧弯之情况。全部患者均属退变性腰椎管狭窄症，其中合并腰椎间盘突出症者 39 例。椎管中央狭窄 25 例，椎管周边侧隐窝、神经根管狭窄 19 例，混合狭窄 16 例。

3. 手术方法　患者俯卧，于硬膜外麻醉效果满意后，取病变节段为中心之后正中切口。剥离双侧骶棘肌，使上下棘突、棘间韧带、椎间小关节及椎板充分显露。以病变椎管为中心，呈倒八字形去除部分上下棘突骨质及棘间韧带，继而去除上椎板下缘、下椎板上缘和黄韧带。利用神经剥离子分离并保护神经根，充分暴露椎管，采用椎板咬骨钳潜行扩大周边，去除肥厚钙化的黄韧带、增生的椎体后缘及椎板内板；若遇椎间盘突出，则摘除突出之髓核；如遇侧隐窝狭窄，可去除增生内聚的关节突内侧 1/3 骨质。待椎管充分减压后，行常规止血、冲洗，并放置引流管，然后施行棘间韧带重建术，即将两侧骶棘肌缝合。术后 1 ～ 2 日，待引流液消失后拔出引流管，约 5 日后在床上逐步展开五点支撑与燕飞式腰背部肌肉功能锻炼，7 ～ 10 日后可佩戴腰围下地活动，并持续佩戴 3 个月。

4. 结果 疗效评定乃依据日本骨科学会（JOA）腰痛手术疗效标准来评分并算出好转率。其计算公式：好转率 =[（术前评分 − 术后评分）/（29− 术前评分）] ×100%。若好转率在 75% ～ 100% 则为优，50% ～ 74% 判定为良，25% ～ 49% 为中，< 24% 或评分较术前更低则视为差。至于术后腰椎稳定性之评估，则采用 White 标准，即 L_1 ～ L_5 相邻椎体间成角若超过 15°，L_5 ～ S_1 成角超过 25°，或 L_1 ～ L_5 椎体间发生大于 3mm 的位移，L_5 ～ S_1 椎体间位移超出 5mm，便被视为腰椎不稳。

疗效方面，60 例患者术后皆得到随访，时间跨度自 6 个月～ 7 年不等，平均达到 4.2 年。结果显示，优者 37 例，良者 15 例，中者 6 例，差者仅 2 例，手术优良率高达 86.7%。术后仅 1 例患者出现腰椎不稳状况，整体治疗效果令人满意。

5. 讨论 随着现代脊柱外科理论与实践技术的不断进步，腰椎管狭窄症的手术治疗方式亦在持续革新。传统方法多依赖于全椎板切除或椎板开窗减压，但长期观察显示，此法易引发脊柱不稳、顽固性腰痛等并发症。近年来，新的手术技术层出不穷，均以在充分减压的同时保持脊柱稳定性为首要目标。

在临床实践中，腰椎管狭窄症伴随棘间韧带损伤的患者屡见不鲜，然而关于同时治疗此两种病症的报道却并不多见。董清平等学者曾报道，在治疗腰椎间盘突出症并发棘间韧带损伤时，采用棘间韧带重建术，疗效显著。

本研究所采用的潜式减压术，以病变椎管中部为中心进行减压。此术式视野清晰、操作角度大，能确保充分减压。手术设计严格遵循脊柱三柱理论，最大限度地保留了椎板与椎间关节突，同时可重建受损的棘间韧带，使其恢复至近似正常的生理状态。由此，能够有效地保持并维护脊柱的稳定性，进而显著降低了术后腰椎不稳、顽固性腰痛等并发症的发生概率。

［参考文献：姜益常，樊祥伟，王浩 . 潜式减压术治疗腰椎管狭窄症［J］. 中外医疗，2011，30（7）：77.］

第十二节　青少年踝关节运动后损伤采用中医康复治疗对踝关节功能的影响

运动损伤是康复科中较为常见的疾病之一，其发生与患者的机体状况紧密相关。特别是在青少年群体中，踝关节运动损伤屡见不鲜，此症常导致下肢承重能力减弱，伴随肿胀与疼痛，对青少年的生活、工作及学习造成显著影响。尽管临床上常采用运动疗法与康复训练进行治疗，但总体效果并不尽如人意，且易复发。因此，如何更有效地治疗青少年踝关节运动损伤，已成为临床医师关注的焦点。本研究旨在深入探讨中医康复治疗在青少年踝关节运动损伤中的疗效，并观察其对患者踝关节功能的改善情况。现将研究报告如下。

1. 一般资料　本研究选取 2013 年 1 月～ 2014 年 12 月笔者所在医院康复科接收的青少年踝关节运动损伤患者 150 例，依随机数字表法分为中医组与常规组，每组各 75 例。中医组男性 40 例，女性 35 例；年龄在 13 ～ 19 岁，平均年龄为（16.70±2.20）岁；病程介于 3 ～ 29 天，平均（17.3±3.5）天。常规组男性 43 例，女性 32 例；年龄同样在 13 ～ 19 岁，平均年龄（15.90±3.80）岁；病程2～28天，平均（16.4±3.8）天。经统计分析，两组患者在性别、年龄及病程方面无显著差异（$P > 0.05$）。

2. 治疗方法 常规组4患者接受常规的康复训练，包括站立训练、慢跑训练及负重训练等。

中医组则采用中医康复治疗方法，具体包括中药熏洗、针灸及推拿等综合治疗手段。详细方法如下：①中药熏洗：选用透骨草30g，五加皮、羌活、红花、当归、姜黄、白芷、威灵仙、土茯苓、苏木、川牛膝与川楝子各15g，川椒9g，乳香6g。将患侧踝关节用中药熏包热敷，温度维持在50℃，每日1次，每次持续20分钟。②针灸治疗：患者取仰卧位，在患侧选择压痛点穴位，并根据左右对称原则，在患足选取相应穴位，如商丘穴、太溪穴、中封穴、大陵穴、神门穴及太渊穴等。采用平补平泻的针刺手法，对局部瘀血严重者采用捻转泻法，留针20分钟，每日1次。③中医推拿：主要采用屈伸、旋转、整理及放松等手法。屈伸手法包括内翻、背伸、跖屈及外翻等动作，每个方向完成1次为1组，可适当增加活动范围5°～10°，维持5～10秒，每组重复10次，每日进行2组。旋转手法是在屈伸基础上增加旋转动作。整理手法则是通过有力地揉捏、推压及抚摩，来放松患肢小腿前后侧肌肉。最后进行放松手法，循经络方向轻推小腿下段及跟腱两侧。

观察指标包括临床治疗有效率、治疗前后临床症状评分及踝关节总体评分。

3. 疗效评定标准

（1）参照国家中医药管理局颁布的《中医病证诊断疗效标准》中关于踝关节运动损伤的疗效标准，将其划分为四个等级。治愈：经治疗后，患者的临床症状及体征全面消失，活动自如无障碍。显效：治疗后，患者的主要临床症状和体征消失，且活动能力已恢复正常。好转：治疗后，患者的部分临床症状与体征有所减轻，活动能力也有显著恢复。无效：治疗后，患者的临床症状与体征未见任何改善，甚至有恶化趋势。临床治疗有效率计算公式：临床治疗有效率＝（治愈＋显效）总人数×100%。

（2）临床症状评分体系：该体系主要评估肿胀、压痛、疼痛、瘀斑，以及行走能力五个方面，每个方面的评分为0～10分，最后累加得出总分。分数越高，表明患者的症状越显著；分数越低，则表明症状在缓解。

（3）踝关节总体评分系统：根据美国足踝骨科协会（AOFAS）的标准，对患者的踝关节至后足部位进行全面评估，评分范围为0～100分。分数越高，代表踝关节的功能恢复得越好。

（4）统计学分析方法采用SPSS 19.0统计软件。其中，计量数据以（$\bar{x}\pm S$）的形式表示，并通过独立样本t检验进行分析。对于组间计数资料，我们采用χ^2检验。当$P < 0.05$时，差异具有统计学意义。

4. 研究结果

（1）两组的临床疗效对比详见表12-1。结果表明，中医组的临床总有效率显著高于常规组（$P < 0.05$）。

表 12-1　两组临床疗效比较（n）

组别	例数	治愈	显效	有效	无效	总有效（%）
中医组	75	40	29	6	0	69（92.00）△
常规组	75	28	27	20	0	55（73.33）

（2）治疗前后临床症状与AOFAS评分比较见表12-2。两组治疗前临床症状与AOFAS评分比较差别不大（$P > 0.05$）。治疗后两组临床症状与AOFAS评分均较治疗前有不同程度改善，且中医组改善程度优于常规组（P均< 0.05）。

表 12-2　两组治疗前后临床症状与 AOFAS 评分比较（分，$\bar{x}\pm S$）

组别	时间	临床症状评分	AOFAS 评分
中医组	治疗前	46.35±7.83	53.24±9.45
（n ＝ 75）	治疗后	7.64±1.16*△	88.44±11.15*△
常规组	治疗前	47.92±8.17	54.87±8.06
（n ＝ 75）	治疗后	15.96±1.78*	70.25±9.82*

5. 讨论 踝关节是人体运动灵活度高的关节之一，因其结构特殊，一旦遭受运动损伤，很容易导致踝关节功能受损，出现压痛、肿胀，进而影响日常活动能力，对患者身体健康产生深远影响。传统治疗方法多以康复训练为主，即通过患者自身的运动方式进行康复，意在恢复踝关节功能，提升生活质量。然而，常规康复治疗的整体效果并不十分理想，在促进踝关节功能恢复方面亦无显著优势。因此，如何提高该病的治疗效果成为学者们关注的焦点。

在中医学理论中，踝关节运动后损伤可归入"伤筋"范畴，治疗时以综合疗法为主，七分靠手法治疗，三分依赖药物。其目的在于疏通经脉、活血祛瘀，进而促进软组织修复，达到消肿止痛的效果。中医康复治疗不仅能有效减轻患者的瘀肿疼痛，还能降低治疗后遗症的风险。本研究结果显示，中医康复治疗踝关节运动后损伤的效果明显优于传统康复训练。这主要得益于中医康复治疗中的中药熏洗、针灸及推拿等综合疗法，这些方法能通经活络、消肿止痛。同时，本研究还发现，治疗后两组患者的临床症状与 AOFAS 评分均较治疗前有所改善，且中医组的改善程度更为显著。这表明中医康复治疗在青少年踝关节运动损伤后具有显著的临床效果。

推拿手法治疗是一种物理刺激方法，通过正确运用手法作用于特定部位，能够改变病理生理过程，调节神经、血管及内脏功能，从而改善临床症状。针灸治疗则是根据损伤部位选择相应的穴位进行针刺，以达到行气、通经疏络、止痛的效果，并促进受损组织的功能恢复。研究表明，穴位针刺刺激能够促进新陈代谢、增强血液循环、改善组织营养、促进水肿吸收并达到止痛效果。同时，中药熏洗治疗能够将活性药物成分直接作用于受损部位，从而通经活络、消肿止痛，有效改善患者临床症状并提高整体治疗效果。资料显示，中医在踝关节损伤治疗中展现出了良好的临床效果。中医康复治疗作为一种综合疗法，能够内外兼治，更好地改善肿胀和疼痛症状。此外，中医康复治疗还采用动静结合的治疗方式，可加速踝关节韧带损伤水肿的消退，及时纠正小关节和细微软组织的紊乱状态，减轻组织压迫并提高整体治疗效果。

综上所述，中医康复治疗在青少年踝关节运动损伤患者中具有显著的治疗效果。它不仅能大幅提高患者的临床治疗有效率，还能较好地改善患者的临床症状，并提升其踝关节功能。因此，该方法值得在临床中广泛应用。

［参考文献：孟佳珩，姜益常.青少年踝关节运动后损伤采用中医康复治疗对踝关节功能的影响［J］.中国中医急症，2016，25（3）：489-491.］

第十三节　清热利湿法对湿热阻络型强直性脊柱炎 X 线表现及 CRP、ESR 影响的临床研究

强直性脊柱炎（ankylosing sPondylitis，AS），多见于青壮年，是一种主要以骶髂关节炎性改变为症状的慢性疾病。它主要侵犯人体的中轴骨骼，尤其是骶髂关节，可能伴随周围关节的炎性改变。此外，少数病例还可能侵犯眼虹膜、主动脉根部及心脏等部位。该病分布广泛，其发病率受种族和地域等因素影响，且男性患者多于女性。炎症可累及关节滑膜组织、肌腱，以及韧带，疾病晚期可导致脊柱骨性强直，致残率较高，给患者带来极大痛苦，严重影响生活质量。对于强直性脊柱炎的治疗，虽方法众多，但疗程往往较长，且存在远期效果不佳及不良反应等问题。笔者通过观察清热利湿法治疗强直性脊柱炎前后的 X 线骶髂关节骨破坏的影像学变化，并与目前临床常用的柳氮制剂治疗进行对比，以探究清热利湿法对强直性脊柱炎的远期疗效，旨在为临床医师提供该方法治疗此病的客观依据。

1. 一般资料　自 2009 年 1 月～ 2011 年 1 月，从黑龙江中医药大学附属第一医院及齐齐哈尔医学院附属第一医院的门诊及住院患者中，筛选出

诊断为湿热痹阻型强直性脊柱炎的患者 60 例，其中男性 48 例，女性 12 例；年龄介于 16 ～ 40 岁，平均年龄 29.3 岁；病程最短 6 个月，最长 10 年，平均 2.5 年。

（1）症状与体征　本病患者通常以骶髂关节及下腰部疼痛、活动受限为主要症状。我们依据美国风湿病学会 1984 年修订的纽约标准作为本病的诊断标准。

临床标准如下：①腰椎在各方向上活动受限（尤其是前屈、后伸和侧弯）。②有慢性腰背病史。③胸廓活动度小于同龄、同性别的健康人。

骶髂关节 X 线表现分级如下：0 级：X 线表现正常。Ⅰ级：X 线表现可疑或轻微改变。Ⅱ级：轻度骶髂关节炎，关节边缘有局限性腐蚀和局部硬化，但关节间隙未见变窄。Ⅲ级：中度骶髂关节炎，关节边缘腐蚀、硬化，关节间隙增宽或变窄，部分关节局限性融合或强直。Ⅳ级：X 线表现严重，骶髂关节强直或完全融合。

（2）诊断标准　参照《中药新药临床研究指导原则》制订的中医湿热痹阻型诊断标准，症状包括：腰骶部剧痛，脊背疼痛，活动受限，晨僵伴随发热，关节红肿热痛，目赤肿痛，咽痛，口干但不欲饮，肢体感觉困重，大便干结，小便黄赤，舌质红暗，舌苔黄厚而腻，脉象滑数。

2. 治疗方法

（1）治疗组　给予自拟中药方剂，药物组成：秦艽 15g，生石膏 30g，当归 10g，白芍 12g，羌活 15g，防风 12g，黄芩 12g，生地黄 15g，茯苓 12g，川芎 10g，白术 15g，知母 15g，地龙 12g，豨莶草 20g，泽泻 20g，萆薢 20g，生薏苡仁 30g，甘草 10g。依据症状可进行加减：气虚乏力者，可增生黄芪 30g；疼痛剧烈者，可加桑寄生 15g，延胡索 10g；血瘀舌现瘀斑、腰脊刺痛者，可加红花 20g，桃仁 15g；颈痛者，可加葛根 20g。每日 1 剂，水煎得 300mL，餐后半小时分两次服用，早晚各一次。3 个月为 1 个疗程，疗程结束后进行疗效评价。

（2）对照组　对照组采用维柳芬（柳氮磺吡啶片）治疗，遵循国内外广泛应用的逐渐增加剂量的方法，以缓解药物不良反应。具体用法如下：首周每次 0.25g，每日 3 次；第 2 周增至 0.5g，每日两次；第 3 周 0.5g，增至每日 3 次；第 4 周达到 1.0g，每日两次，并维持此剂量进行治疗，以确保患者耐受。疗程同样为 3 个月，结束后进行疗效评价。

3. 结果与分析

（1）疗效评定准则　参考《强直性脊柱炎的临床研究指导原则》，并结合实际临床情况，制定以下疗效评价标准：①显著疗效：主要症状在 3 个月内完全消失，X 线正位片显示双侧骶髂关节病变，如边缘腐蚀、硬化、关节间隙变化及融合强直等明显改善。②有效：主要症状在 3 个月内基本缓解，X 线显示双侧或单侧骶髂关节病变有轻微改善。③稳定：主要症状在 3 个月内有所改善，但 X 线显示双侧骶髂关节骨质病变无明显变化。④无效：主要症状无明显改善，且双侧骶髂关节 X 线显示骨质病变明显加重。

（2）试验结果　本试验共入组 65 例，其中治疗组 1 例与对照组 2 例因未按时服药而退出，对照组另有 2 人因药物不良反应退出。最终共 60 例完成治疗，经统计检验，两组在性别、年龄、病程上无显著差异（$P > 0.05$），具备可比性。治疗组采用清热利湿法治疗 1 个疗程后，随访半年并评价疗效，结果显示：显著疗效 2 例，有效 4 例，稳定 17 例，无效 7 例；对照组则为显著疗效 1 例，有效 2 例，稳定 15 例，无效 11 例。两组总有效率无显著差异（$P > 0.05$），但治疗组在显著疗效及有效率上优于对照组。具体见表 13-1。

表 13-1　两组患者年龄、性别、病程比较（例）

组别	例数	性别		年龄			病程			
		男	女	16 ~ 25	26 ~ 35	36 ~ 45	< 1	1 ~ 3	3 ~ 10	≥ 10
治疗组	30	23	7	17	9	4	12	8	6	4
对照组	30	25	5	18	7	5	13	7	7	3

经 χ^2 检验，两组患者在性别、年龄、病程方面无明显差异（$P >$ 0.05），具有可比性。具体见表 13-2。

表 13-2　治疗前后主要体征的比较（$\bar{x} \pm S$）

指标	例数	治疗组		对照组	
		治疗前	治疗后	治疗前	治疗后
晨僵时间（分钟）	30	36.01±9.23	14.11±5.04▲★	37.74±8.98	25.17±5.13
枕墙距（cm）	30	4.54±0.69	3.87±0.73	4.75±0.72	4.05±0.83
指地距（cm）	30	36.24±10.11	26.31±10.08▲★	38.17±9.97	31.74±10.03△
Schober 试验（cm）	30	2.46±0.44	3.09±0.48▲	2.58±0.58	3.11±0.52△

注：与本组治疗前比较，△ $P < 0.05$，▲ $P < 0.01$；治疗后与对照组比较，★ $P < 0.01$。

两组总疗效分析见表 13-3。

表 13-3　两组总疗效分析

疗效标准	治疗组 / 人	对照组 / 人
显效	2	1
好转	4	3
控制	17	15
无效	7	11
总有效率	76.7%	63.3%

注：经统计学检验，$P < 0.05$，治疗后两组总有效率有明显差异。

两组治疗前后 ESR 及 CRP 指标比较见表 13-4。

表 13-4　两组治疗前后 ESR 及 CRP 指标比较（$\bar{x} \pm S$）

指标	例数	治疗组		对照组	
		治疗前	治疗后	治疗前	治疗后
ESR（mm/h）	30	63.01±11.50	37.27±7.25▲★	61.74±12.04	43.57±8.99△
CRP（mg/l）	30	40.12±8.61	14.12±5.12▲★	41.84±8.19	21.17±5.34▲

注：与本组治疗前比较，△ $P < 0.05$，▲ $P < 0.01$；治疗后与对照组比较，★ $P < 0.01$。

上表所示，治疗后两组 ESR、CRP 数值，较本组治疗前均有显著性差异，治疗组，$P < 0.01$；对照组，$P < 0.05$；组间比较亦有显著性差异（$P < 0.01$）。说明在降低 ESR、CRP 数值方面两组均有效，治疗组优于对照组。

4.讨论 强直性脊柱炎乃是一种病因错综复杂的慢性炎性疾病，它主要侵袭骶髂关节与脊柱，亦可能伴随关节外的表现。在严重情形下，可导致骶髂关节强直、脊柱显著畸形及关节强直，其病情通常难以掌控、发展迅速，且具有极高的致残率。此病往往最先侵袭骶髂关节，病情发展迅速，临床治疗颇具挑战，且可能逐渐蔓延至脊柱及四肢关节。通过骶髂关节的 X 片观察，我们能够及早洞察患者的骶髂关节病变，从而映射出病情的发展阶段。

近年来，随着西医学的不断进步，对强直性脊柱炎的病因学、病理学，以及治疗方法均取得了显著的进展。新型生物制剂能显著改善症状，因而受到众多专家学者的青睐。然而，其需长期用药且价格不菲，使得多数患者望而却步。柳氮制剂、非甾体抗炎药虽能在一定程度上缓解疼痛，但其对强直性脊柱炎病情的控制、长期疗效及药物不良反应的评估，仍需深入观察与研究。

中医学将强直性脊柱炎归类于"痹证""大偻"等范畴。其中，湿热阻络型乃因体内阳气过盛或阴虚阳亢，加之感受外邪，邪气入里化热，流注于经络关节；或风寒湿邪缠绵不愈，邪留经脉，久而化热，导致气血痹阻；或湿热交织，形成湿热闭阻之证。其症状包括关节或肌肉红肿热痛、屈伸不利、行走艰难，且可能反复发作。本方借鉴大秦艽汤，根据强直性脊柱炎的证候特点自拟成方。方中秦艽、防风、羌活以祛风宣痹；当归、川芎、白芍、生地黄则和营养血；辅以生石膏、黄芩、知母以清热凉血；地龙、豨莶草具清热通络之效；茯苓、白术可健脾渗湿，再添泽泻、萆薢、生薏苡仁以利水，增强利湿之功，甘草则调和诸药。此方外疏内清并用，旨在清热利湿，宣痹止痛。

经过清热利湿法治疗后，对强直性脊柱炎患者的症状、体征及X线表现进行观察，结果显示该方法能够改善脊柱活动度、缓解疼痛等临床指标。同时观察到，尽管X线所显示的骶髂关节病变难以好转或恢复，但试验中治疗组有2例患者在治疗后X线表现略有改善，且大部分骶髂关节病变能得到临床控制，这表明该方法能有效控制强直性脊柱炎的病情发展。此外，治疗组无明显不良反应，且在随访半年中，患者复发率较低，X线观察仍呈现持续好转的趋势。因此，该疗法值得在临床中作为参考并推广应用。

［参考文献：王圣强，宋寒冰，曹萍，等．清热利湿法对湿热阻络型强直性脊柱炎X线表现及CRP、ESR影响的临床研究［J］．中医药信息，2012，29（6）：72–74.］

第十四节　手法按摩配合中药外用治疗腰背肌筋膜炎

1. 一般资料　自2001年2月～2002年10月，黑龙江中医药大学附属第一医院共收治156例腰背肌筋膜炎患者。其中，治疗组96例，包含男性46例，女性50例；患者年龄介于15～69岁，病程从最短的10日至最长的20年不等。对照组60例，包括男性28例，女性32例；年龄跨度从16～70岁。病程范围从7天到25年。两组患者均经过X线或CT检查，以排除由其他疾病引发的腰背痛。诊断标准遵循国家中医药管理局颁布的《中医病证诊断疗效标准》。

2. 治疗方法

（1）对照组　患者仅接受单纯的手法按摩治疗，每日进行一次，每次治疗约30分钟，以10次为1个疗程。并建议患者卧床休息时使用硬板床。

（2）治疗组　在每日进行手法按摩的基础上，增用黑龙江中医药大学附属第一医院自制的中药进行熏蒸治疗。所用方药：海桐皮、防风、红花、伸筋草、透骨草、川乌、独活、羌活、狗脊、川芎、没药等，每味药各取 20g。将药物装入纱布袋中，加入约 1500mL 的水，在锅中煮沸 4～6 分钟，待药液温度降至 45～50℃时，稍加拧挤药袋。患者俯卧于床上，将药袋平铺在腰背部，每次治疗 30 分钟，每日进行 2 次。每剂药物可使用两天，以 10 天为 1 个疗程。

3. 治疗效果

（1）疗效评定标准如下：优，即临床症状和体征完全消失，腰部功能活动恢复正常；良，指腰痛症状基本消失，腰部仅存在轻度压痛；可，表示腰痛有所减轻，但久坐或劳累后症状会加重，患者仍能正常工作；差，意味着治疗前后症状无明显变化。

（2）治疗结果显示，治疗组中优 43 例，良 32 例，可 19 例，差 2 例，优良率达到 76%，有效率高达 97%。相比之下，对照组优 8 例，良 12 例，可 35 例，差 5 例，优良率为 33%，有效率为 91%。两组在优良率方面的差异具有统计学意义（$P < 0.05$）。

4. 体会与总结　腰背部肌筋膜炎，又称纤维组织炎，主要涉及筋膜、肌肉、肌腱、韧带等软组织的病变。其成因多为慢性劳损和反复轻微损伤，也可能由急性损伤引发，但并非由感染引起的炎症。此病常在劳累后加剧或复发，尤其在晨起和气候湿冷时症状更为明显，活动后或局部温暖时症状则有所减轻。

目前，针对腰背肌筋膜炎的治疗方法多种多样，其中按摩是临床上常用的手段之一。笔者在手法按摩的基础上，结合中药熏蒸治疗，通过临床对比观察发现其疗效明显优于单纯的手法按摩。中药熏蒸能够通过使局部皮肤充血、微汗来改善局部血液循环，促使局部炎性物质经毛细血管吸收并消散。同时，药物在雾化过程中转化为药物分子，能够穿透皮肤直达病灶，有效发挥药物作用。这一过程中，体内的寒湿之邪通过皮毛腠理以汗液的形式排出体外，从而达到疏通经络、缓解疼痛的效果。现代研究表明，中药熏蒸疗法能够刺激皮肤神经末梢感受器，通过神经系统建立新的反射弧，打破原有的病理反射联系，进而达到治愈疾病的目的。黑龙江中医药大学附属第一医院自拟的中药外用方剂具有祛风散寒、活血化瘀、通络止痛的功效，在临床上取得了显著的疗效。

［参考文献：姜益常，安颖．手法按摩配合中药外用治疗腰背肌筋膜炎 96 例［J］．中国中医药科技，2003（1）：12．］

第十五节　小针刀配合火罐治疗冈上肌肌腱炎

冈上肌肌腱炎，乃因劳损、轻微外伤或风寒侵袭而逐渐引发的肌腱退行性病变，为无菌性炎症，主要表现为疼痛与功能障碍。其症状包括肩部外侧运动疼痛，特别在上臂外展 60°～120° 时，肩部疼痛尤为剧烈，此即所谓的"疼痛弧"。在冈上肌抵止部的大结节处，常可触及压痛，且压痛点随肱骨头的旋转而移动，部分患者冈上窝亦感疼痛。笔者以小针刀配合火罐治疗此病，效果显著，现将治疗情况陈述如下。

1. 临床资料

（1）一般资料　自 2013 年 3 月～2014 年 10 月，黑龙江中医药大学附属第一医院骨伤三科门诊共收治 62 例患者，随机分为治疗组与对照组。治疗组 32 例，其中男性 7 例，女性 25 例；左肩患病 6 例，右肩 26 例；患者年龄介于 40～64 岁，平均年龄 51 岁；病程平均（10.11±3.22）月。对照组 30 例，男性 5 例，女性 25 例；左肩 4 例，右肩 26 例；年龄范围 38～65 岁，平均年龄 52 岁；病程平均（11.23±4.57）月。两组患者在性别比例、发病年龄及病程等方面均无显著差异（$P > 0.05$），具备可比性。

（2）诊断标准　①肩部有外伤史、劳损史或曾受风寒湿邪侵袭。②患者多为老年人，且病情多呈缓慢进展。③肩部外侧疼痛逐渐加重，活动受限。④在肱骨大结节处及肩峰下有显著压痛，肩关节外展 60°～120° 时出现"疼痛弧"。⑤部分患者冈上肌肌腱存在钙化现象，需通过 X 线检查以明确诊断。

2. 治疗方法

（1）治疗组　患者取坐位，选定局部痛点阿是穴 1～2 个（通常位于冈上肌止腱肱骨大结节处的压痛点和冈上窝），并做好标记。在压痛点处以 1% 利多卡因进行局部浸润麻醉。若病变位于冈上肌止腱肱骨大结节处，则使患者患侧上肢外展 90°。进针时，保持刀口线与冈上肌纵轴平行，刺入至骨面。针体与上肢形呈 135° 倾斜。先行纵行剥离，再行横行剥离。若病变在冈上窝，则患者仍取坐位，上肢自然下垂。进针时，针体与后背呈 90° 夹角，将刀口线与冈上肌纵轴平行刺入至骨面，同样先行纵行剥离，再行横行剥离。出针后，采用闪火法在针刺部位拔罐 10～15 分钟。拔罐结束后擦去瘀血，进行包扎。治疗频率为每周 1 次，共治疗 1～3 次。于最后一次治疗后 1 周观察并记录治疗效果。

（2）对照组　仅采用小针刀进行治疗，每周 1 次，共治疗 1～3 次。于最后一次治疗后 1 周观察并记录治疗效果。

3. 治疗效果评定

（1）疗效评定标准：参照国家中医药管理局发布的《中医病证诊断疗效标准》中关于冈上肌肌腱炎的疗效评定方法进行评定。

①治愈：肩部疼痛及压痛完全消失，肩关节活动功能完全恢复。②好转：肩部疼痛有所减轻，功能有所改善。③未愈：症状无明显改善。

（2）治疗结果见表 15-1。

表 15-1　两组患者临床疗效对比

组别	例数	治愈	好转	无效	有效率（%）
治疗组	32	20	11	1	96.8#
对照组	30	14	12	3	90.0

注：与对照组比较，$#P < 0.05$。

4. 讨论　冈上肌肌腱炎，在中医学中被归为"痹证"一类。此病症往往由长期劳累、外伤，或是感受风寒湿邪所引发，导致局部气血运行不畅，经脉失养，气血瘀滞，进而出现疼痛。从现代解剖学角度看，冈上肌是肩袖的重要组成，猛烈的外展动作、长期的慢性损伤，或是外伤处理不当，均可能造成冈上肌受损。这些损伤进而导致瘢痕粘连、筋膜增厚、肌腱挛缩，甚至压迫肩胛上神经，引发无菌性炎症反应，炎症因子刺激局部肌肉，产生疼痛。

小针刀疗法能有效剥离粘连组织，疏通气血，松解僵硬的肌肉，并具有镇痛作用。此疗法不仅能解除神经的卡压，还能在损伤部位形成新的创面，促进血液循环，有助于炎症介质如 5- 羟色胺和前列腺素 E 的吸收。火罐疗法则能温经散寒，活血通络，舒筋止痛。西医学理论认为，火罐能扩张局部血管，吸出堆积的代谢产物和炎性介质。同时，火罐的负压作用还能将针刀治疗后形成的瘀血吸出病灶，防止新的瘀血形成。

综上所述，小针刀对冈上肌肌腱炎具有显著疗效，而小针刀与火罐的联合使用，更能进一步增强治疗效果。

［参考文献：宋寒冰，王震，姜益常．小针刀配合火罐治疗冈上肌肌腱炎的临床观察［J］．中医药信息，2015，32（3）：103-104.］

第十六节　选择性钉棒系统内固定及腰背肌功能锻炼治疗腰椎间盘突出症

腰椎间盘突出症是骨科的常见与多发病症。目前，该病的主要手术方式为半椎板髓核摘除术与钉棒系统内固定植骨融合术。然而，术后随访揭示，患者的腰椎退变稳定性有所下降，且上下邻近节段腰椎间盘突出症的发病率上升。我科在术前进行腰椎过伸过屈位 X 线检查及腰椎稳定度评估，并据此选择性运用钉棒系统内固定，辅以腰背肌锻炼，以降低腰椎间盘突出症的发生率，疗效显著。现将相关情况报告如下：

1. 病例资料

（1）本研究以 2008 年 10 月～ 2011 年 10 月黑龙江中医药大学附属第一医院骨三科门诊接诊的 64 例腰椎间盘突出症患者为研究对象。患者被随机分为治疗组与对照组。治疗组 32 例，其中男性 17 例，女性 15 例；对照组亦为 32 例，其中男性 13 例，女性 19 例。两组患者的年龄均介于 40～60 岁。两组在年龄、性别及病程等方面无显著差异（$P > 0.05$），具有可比性。

（2）诊断标准与病史：多数患者发病与腰部扭伤或过度劳累有关，少数患者并无明显的外伤史。主要体征包括：腰部存在压痛与叩痛、活动受限、皮肤感觉异常、肌力减弱或肌肉萎缩、腱反射减弱或消失，以及直腿抬高试验呈阳性。典型症状为腰痛伴随下肢坐骨神经放射痛，部分患者可能出现大小便障碍。X 线检查显示：正位片中，腰椎呈现侧凸，椎间隙变窄或左右不均，患侧间隙相对较宽；侧位片中，腰椎前凸消失，甚至可能出现反张后凸，椎间隙前后等宽或前窄后宽。椎体可能出现许莫氏结节等变化，或伴有椎体唇样增生等退行性改变。通过 CT 和 MRI 检查，可以清晰地观察到椎管的形态、髓核突出的具体位置，以及硬脊膜囊和神经根受压的情况。如有需要，还可进行造影检查。

2. 治疗方法

（1）治疗组 采用硬膜外麻醉，患者取俯卧位，术者在腰骶部行后正中切口，细心剥离两侧骶棘肌，使棘突及两侧椎板得以清晰显露。在预定融合的椎间隙上下椎体的椎弓根处，分别精准置入椎弓根螺钉，借助 C 型臂进行精确定位。之后实施半椎板、半棘突减压术，同时将切除的椎板、棘突部分精心制成骨粒以备后用。进一步显露椎管、神经根与椎间隙，采用神经剥离器轻柔牵开并妥善保护神经根与硬膜囊，精准摘除突出的髓核组织，确保神经根管充分减压，使神经根处于完全松弛状态。继而使用小骨刀仔细搔刮并清理椎间隙内残余的髓核组织及覆盖在椎板上的软骨，之后植入先前制备好的骨粒。骨粒植入后需压实，并覆盖吸收性明胶海绵以防骨粒溢出，随后安装内固定钉棒系统并适当加压。术野经仔细冲洗后，放置负压引流管并妥善关闭切口。术后，患者将接受预防感染抗生素、止血、止痛、镇静治疗，并实施消除神经根水肿及肌肉松弛的治疗措施。

（2）术后功能锻炼 术后功能锻炼分为三个阶段。第一阶段（术后3～7天）注重牵拉运动与放松运动的有机结合，旨在缓解腰背肌肉的痉挛状态，改善局部血液循环，从而促进炎性渗出的吸收，以及神经根水肿的消散，有效防止神经根粘连。术后3天起，患者可在护理人员的协助下进行股四头肌收缩训练、被动直腿抬高，以及被动交替屈伸腿练习，起始角度为30°，逐渐增加至70°。7天后，鼓励患者主动进行练习。第二阶段（术后7天～3周）重点在于加强腰背肌力量，改善腰腿功能，进而增强腰椎的稳定性，纠正腰部不良姿势，并有效治疗与预防肌肉萎缩。护理人员将指导患者正确佩戴腰围，教授上下床的正确方法，纠正腰椎姿势，并引导进行平衡能力训练、腰背肌锻炼、腰臀与背臀肌锻炼，以及腰肌的放松与伸展运动。具体锻炼方式包括五点支撑式、三点支撑式、挺胸式、头胸后伸式，以及飞燕点水式。第三阶段（术后3周起的长期运动方式）需逐渐强化腰背肌肉的锻炼，并注重腰背部活动的自我保护。鼓励患者在腰围的保护下下地行走，并坚持进行腰背肌的巩固锻炼。教会患者蹬脚、踢腿、适当伸展、悬拉等动作，以及快速行走、退步行走、慢跑和游泳等运动方法。

对照组的手术及药物治疗方案与治疗组相同。

3.临床疗效评价方法

（1）退变指标 分别于术前、术后6周、6个月、12个月及24个月时进行影像学检查结果测量。借助X线及CT检查，观察术后融合邻近椎体后缘的骨赘增生、椎体滑移，以及椎间隙高度变化。参考Goffin等方法，我们制定了颈椎退变的评估准则：在矢状位上，若椎体后缘出现骨赘增生则判定为轻度退变；若骨赘增生接近椎管矢状径的1/4，则为中度退变；若超过这一比例，则视为重度退变。对于邻近椎体的滑移，一旦出现即视为轻度退变；滑移距离接近椎管矢状径1/4为中度退变；超过则为重度退变。而椎间隙高度丢失若小于25%为轻度退变，丢失在25%～50%为中度退变，超过50%则为重度退变。退变程度的测定以椎体融合的上、下邻近节段中病变最严重的节段为准。

（2）椎间活动度指标　观察并记录患者术前、术后 6 周、6 个月、12 个月及 24 个月时手术节段邻近上、下椎间的活动度。节段活动度的计算公式：节段活动度 = 过伸位节段活动度 - 屈曲位节段活动度。

4. 结果与分析　术后 6 周对 64 例患者进行了疗效评估，并进行了 6 个月～两年的随访，平均随访时间为 14 个月。关于两组患者不同时段的退变情况对比，详细数据请参见表 16-1。同时，我们还对比了两组患者不同时段手术节段上方的椎间活动度，具体数据详见表 16-2。手术节段下方的椎间活动度对比数据则列在表 16-3 中。

表 16-1　两组患者不同时段退变情况

时间	治疗组		对照组	
	例数	百分比	例数	百分比
术前	0	0	0	0
术后 6 周	0	0	0	0
术后 6 个月	0	0	2	6.25
术后 12 个月	0	0	5	15.60
术后 24 个月	2	6.25	8	25.00□

注：□表示与术前相比差异有统计学意义（$P < 0.05$）。

表 16-2　两组患者不同时段手术节段上方椎间活动度

时间	例数	治疗组	对照组
术前	32	11.08±3.46	11.11±3.55
术后 6 周	32	10.95±3.59	11.05±4.62
术后 6 个月	32	11.38±5.05	10.94±4.50
术后 12 个月	32	11.39±4.95	10.92±4.66
术后 24 个月	32	10.27±3.05	10.85±4.80△

注：△表示与术前相比，差异有统计学意义（$P < 0.05$）。

表 16-3　两组患者不同时段手术节段下方椎间活动度

时间	例数	治疗组	对照组
术前	32	11.60±5.01	11.59±4.95
术后 6 周	32	11.63±5.61	11.58±5.25
术后 6 个月	32	11.88±6.10	12.16±5.95 ☆
术后 12 个月	32	12.00±6.21	12.22±6.03 ☆
术后 24 个月	32	12.09±5.95	12.00±5.85 ☆

注：☆表示与术前相比差异有统计学意义（$P < 0.05$）。

5. 讨论　目前，腰椎病发病机制尚不十分明确，但多数学者认为，融合术后邻近节段生物力学的改变是此病发生的重要原因。采用选择性钉棒系统内固定术，并配合腰背肌功能锻炼，可有效降低术后腰椎退变的风险，同时增强腰椎稳定性，显著改善患者的症状与体征，以及术前术后的影像学指标。术后，坚强的钉棒系统内固定能够重建脊柱的稳定性。由于腰椎后路手术会对脊柱后柱造成一定损伤，若不使用钉棒系统内固定，在椎间应力的影响下，该椎体活动度会显著增高，其抗弯强度则会明显降低，从而加速手术间隙残留组织的变性与游离，最终导致疾病的复发。我科采用的钉棒系统内固定术能够重新建立脊柱的三维稳定性，增加其稳固性。同时，通过腰背肌功能锻炼，使腰部肌肉更加发达，如肌肉夹板般环绕脊柱，从而进一步提升脊柱的稳定性，并恢复其正常的解剖结构与力学关系。刁海静等学者指出，腰背肌锻炼在治疗腰椎间盘突出症方面具有以下几点重要作用：①稳定腰椎，纠正腰椎畸形。②减少炎性物质及代谢产物的堆积。③改善神经根与硬脊膜的粘连。

在钉棒系统内固定的基础上，辅以腰背肌功能锻炼，能够进一步加强腰椎脊柱的稳定性，降低腰椎间盘退变的风险，使钉棒系统内固定的稳定性更加牢固，从而提升治疗效果。经临床观察证实，钉棒系统内固定结合腰背肌功能锻炼在改善术后腰椎退变及邻近节段椎体疾病方面的疗效明显优于单纯的钉棒系统内固定术，因此值得在临床中广泛推广与应用。

　　［参考文献：张君亮，王兆江，姜益常. 选择性钉棒系统内固定配合

腰背肌功能锻炼治疗腰椎间盘突出症临床研究［J］.风湿病与关节炎，2012，1（6）：20-22.］

第十七节　腰肌劳损患者习练太极拳运动的临床观察

腰肌劳损是骨科常见疾病，笔者近年来采用太极拳运动治疗了48例腰肌劳损患者，该疗法简便且效果显著，现将具体情况报告如下：

1. 临床资料

（1）本组共计48例患者，其中男性22例，女性实为26例（原文中女性16例为笔误，已根据总数和男性数量推算更正）；年龄范围在24～44岁，平均年龄为28岁；病程从16周～8年不等，平均病程为5.4年。其中，左侧腰痛14例，右侧腰痛12例，双侧腰痛22例。

（2）诊断标准参照1994年颁布的《中医病证诊断疗效标准》。具体表现为长期腰痛史，且症状反复发作。患者一侧或双侧腰骶部感到酸痛不适，病情时轻时重，缠绵难愈。劳累后症状加重，休息后则有所缓解。一侧或双侧骶棘肌存在压痛，但腰腿活动一般无明显障碍。

2. 治疗方法　每日清晨，患者在黑龙江中医药大学体育场集合，由专业体育教授指导练习四十二式太极拳竞赛套路。练习时遵循太极拳的练功要领："十趾抓地头顶天，舌顶上腭垂两肩，尾闾中正松腰胯，提肛运气扫丹田。"要求患者每天坚持至少练习两次四十二式太极拳竞赛套路，特别是在起床后和睡觉前进行，每次练习约40分钟，以微微出汗为宜。练习过程中需循序渐进、持之以恒，并逐步增加练习次数和时间。以1个月为1个疗程。

3. 疗效评价　参照《中医病证诊断疗效标准》，治愈表现为腰痛症状完全消失，腰部活动自如；好转为腰部疼痛有所减轻，腰部活动功能基本恢复；未愈则表示腰部症状无明显改善。

4. 治疗结果　本组48例患者中，治愈44例，好转4例，未愈0例，总有效率达到 100%。

5. 讨论 中医学对腰部软组织损伤的认识源远流长，自淳于意记录首例腰痛医案以来，已历经 2000 多年。腰肌劳损被归为中医学"痹证"之范畴，多因风、寒、湿邪侵袭经脉，导致气血运行受阻，加之肝肾亏虚所引发。西医学理论则认为，腰肌劳损主要系腰部软组织长期累积性损伤所造成，其早期症状包括充血、水肿、炎性渗出、肌肉痉挛，以及局部新陈代谢减缓，而后期则可能出现组织增厚、肌肉萎缩、腰部肌腱与韧带弹性减弱、活动受限，以及疼痛等。此病临床发病率较高，对生活生产影响颇大，因此预防与治疗均不可忽视。

太极拳在治疗腰肌劳损方面展现了传统体育的独特魅力。俗语有云："太极拳，太极腰。"腰部作为人体转动的核心，对于调整身体重心、传递力量至四肢各部位均起着至关重要的作用。《太极拳论》亦云："上下九节劲，节节腰中发。""腰脊为第一之主宰。"中医学理论视肾为气之根源，太极拳家陈鑫曾言："气由肾发。"肾强则精足气旺。因此，在练习太极拳时，需时刻留意腰部的动作，这不仅关乎健身效果，更对技击技巧有着重要影响。在太极拳的运动过程中，腰部的左右扭动、旋转带动四肢的屈伸、旋转与展开，形成一种以腰为中心的螺旋式运动，这不仅有助于肾部的充实，还能锻炼带脉，进而达到强肾固腰之功效。太极拳能够疏通经脉、调和气血，消除风寒湿邪对经脉筋骨的侵害，增强腰部及其周边的营养供给，恢复正常的物质代谢与功能，调节人体的阴阳平衡，舒展筋骨，培补正气，使人体各项功能得以正常发挥，实现机体内部，以及与自然界的和谐共处，从而预防疾病、抵御外邪。太极拳所倡导的"天人合一，取法自然"理念，使其成为防治腰肌劳损的一种卓有成效的方法。此法简单易行、经济实惠，且实用性强。

[参考文献：何云峰，姜益常，李芳. 48 例腰肌劳损患者习练太极拳运动的临床观察 [J]. 光明中医，2009，24（3）：454.]

第十八节 针刀联合晕痛定胶囊治疗寰枢关节半脱位

1. 一般资料 本研究选取了 2019 年 9 月～ 2020 年 9 月期间，在黑龙江中医药大学附属第一医院骨科门诊就诊的寰枢关节半脱位患者共计 90 例。患者被按照 1∶1∶1 的比例随机分为三组：针刀组 30 例、口服晕痛定组 30 例和联合治疗组 30 例。其中男性患者 43 例，女性患者 47 例。经过统计比较，三组患者的一般资料无显著差异（$P > 0.05$），具有可比性。

2. 治疗方法

（1）针刀组 患者取坐位或俯卧位，确保颈部充分暴露。结合患者病史、症状、体征及影像学报告，使用医用记号笔标记定位点。在局部使用 1% 利多卡因进行浸润麻醉后，施展针刀松解术。选用由江西老宗医医疗器械有限公司生产的一次性针刀，在标记点以刀口线平行于人体纵轴进针，针刀与皮肤垂直。针对颈椎棘突和横突附近的压痛点或硬结，进行针刺 3 ～ 4 刀后调整针刀方向，与棘突方向一致，在横突和棘突上、下缘再刺 3 ～ 4 刀。接着用纵向、横向刀法松解两侧椎肌群、肩胛冈及斜方肌的硬结或压痛点。术毕进行压迫止血，加压无菌纱布覆盖 24 小时，嘱患者两日后取下纱布。治疗频率为每周 1 次，3 次为 1 个疗程，1 个疗程后评估疗效。

（2）晕痛定组 患者服用晕痛定胶囊（由河南龙都药业有限公司生产，国药准字 Z10950093，每粒 0.4g），每次服用 1.2g，每日 3 次。持续服用 3 周后观察并记录疗效。

（3）联合治疗组 采用针刀联合晕痛定胶囊治疗，具体方法与针刀组和晕痛定组相同。

3. 疗效评定标准

（1）疼痛评估 本研究采用视觉模拟评分法（VAS）来量化患者的疼痛症状。评分范围为 0 ～ 10 分，分数越高表示疼痛越剧烈。具体见表

18–1。

表 18–1　三组治疗前后 VAS 评分比较（$\bar{x} \pm S$，分）

组别	例数	治疗前	治疗后
治疗组	30	5.81±1.77	2.63±1.43
针刀组	30	5.95±1.82	4.18±1.28
晕痛定组	30	5.76±1.91	4.35±1.37

从表 18–1 可以看出：三组治疗前 VAS 评分差异无统计学意义（$P >$ 0.05），三组治疗后 VAS 评分较治疗前有明显降低，有统计学意义（$P <$ 0.01），三组组间比较，治疗组评分明显低于针刀组、脊痛消组，有统计学意义（$P < 0.01$），治疗组效果优于其他两组。

（2）疾病疗效评定　具体见表 18–2。

表 18–2　三组治疗前后 JOA 评分比较（$\bar{x} \pm S$，分）

组别	例数	治愈	显效	有效	无效
治疗组	30	6	15	8	1
针刀组	30	3	6	16	5
晕痛定组	30	2	5	17	6

从表 18–2 可以看出：治疗组总有效率 96.67%，针刀组总有效率 83.33%，晕痛定组总有效率 80%，经统计学分析 $P=0.05$，治疗组疗效优于其他两组。

4. 讨论　寰枢关节半脱位在骨科疾患中屡见不鲜，其导致的颈部疼痛、活动受限，以及眩晕等症状，对患者的身心健康造成严重影响。尽管国内外对寰枢关节半脱位已有广泛研究，然而其确切的诊断标准仍然莫衷一是。在中医学领域，虽无寰枢关节半脱位的直接病名记载，但依据患者的临床症状和体征，可将其归入"颈筋急""眩晕""头痛""痹证"等病证范畴。根据寰枢关节半脱位的病理变化，亦可将其视为"骨错缝"和"筋出槽"的一种。西医学理论指出，在劳损、外伤、关节炎症等多重因素作用下，容易导致寰椎横韧带损伤，甚至引发齿突骨折，从而使寰枢关节对位不良，出现不同方向的侧偏。若治疗不及时或复位不当，随着病程的迁延，关节周围的肌肉、韧带与筋膜可能逐渐劳损挛缩，最终形成瘢痕。

中医治疗寰枢关节半脱位的方法丰富多样，且疗效迅速，不良反应较小。其中包括以旋转复位法为主的手法整复、针灸推拿、针刀疗法，以及口服中药等治疗手段。针刀融合了针灸针与手术刀的特点，能够对病变部位的粘连肌肉筋膜进行松解剥离，解除局部组织的痉挛状态。

姜益常等学者认为，针刀的针刺效应可以调和阴阳、疏通经络、缓急止痛。针刀疗法的止痛机制不仅能减轻患者的痛感，还能降低病变组织周围的张力。通过改善血液循环，促进无菌性炎性介质的吸收，从而缓解颈部不适，改善颈部活动障碍。作为一种独具特色的中医治法，针刀在寰枢关节半脱位的治疗中安全可靠，极具临床推广价值。

综上所述，针刀联合晕痛定胶囊治疗寰枢关节半脱位的疗效显著高于单独使用针刀或晕痛定。相较于传统治疗方法，该疗法具有疗程短、见效快、不良反应小等诸多优势，值得在临床进行广泛推广应用。

第十九节　针刀疗法配合玻璃酸钠治疗膝骨关节炎

膝骨关节炎，亦名膝骨关节病、退行性关节炎，乃中年之后常见的慢性膝关节疾病，呈现进行性特征。其典型症状包含膝关节疼痛，活动后痛感增强，休息后则缓解，长久不动则关节僵硬、功能障碍等。据近期流行病学统计，我国成年人中，膝骨关节炎的罹患率在 2.2% ～ 9.6%，而 60 岁以上老者患病率竟高达 49%。本病临床治法繁多，笔者于 2007 年 1 月～ 2009 年 12 月，以针刀疗法配合玻璃酸钠，与局部封闭配合玻璃酸钠治疗膝骨关节炎 80 例，对二法进行了对比分析，现将成果汇报如后。

1. 临床资料

（1）一般资料　80 例患者，悉数来自黑龙江中医药大学附属第一医院门诊，按求诊时间随机分为治疗组与对照组。治疗组 40 人，其中男性 15 人，女性 25 人；年龄跨度 40 ～ 75 岁；右侧发病 18 例，左侧 14 例，双侧同时发病 8 例；病程自 32 日 ～ 19 年不等。对照组 40 人，男 12 人，女 28 人；年龄在 43 ～ 78 岁；右侧发病 20 人，左侧 10 人，双侧 10 人；病程最短 33 天，最长 20 年。两组在年龄、性别、发病部位及病程上，差异皆无统计学意义（$P > 0.05$），故具可比性。

（2）诊断标准　遵循 2003 年中华医学会风湿病学分会所拟《骨性关节炎诊治指南（草案）》推荐的美国风湿病学会 1995 年膝骨性关节炎之诊断标准。含临床与影像学两个方面：①近 1 个月内大部分时间膝部疼痛。②X 线显示关节边缘有骨赘增生。③关节炎相关实验室检查结果与骨关节炎相符。④患者年龄在 40 ～ 80 岁。⑤早晨关节僵硬时间少于 30 分钟。⑥关节活动时伴有骨响声。满足条件①和②，或①和③及⑤和⑥，或①和④及⑤和⑥者，可确诊为膝骨性关节炎。

2. 治疗方法

（1）治疗组患者取仰卧姿势，患膝保持伸直状态，选定关节内外侧间隙及髌骨周边异常的压痛结节与骨赘生成部位，进行常规消毒，铺设无菌洞巾。自内膝眼或外膝眼注入玻璃酸钠注射液 2mL，随后在压痛最明显处，以 0.75% 利多卡因 3mL 进行注射，并于此点刺入针刀。针刀的刀刃线需与韧带走行方向保持一致，垂直于髌骨边缘或关节间隙皮肤刺入。遇到坚韧结节时，采用纵向疏通与横向剥离技术，每处痛点疏通 2 ～ 3 刀。拔针后稍作压迫以止血，确认无出血后，屈伸膝关节 3 次，再次消毒并以无菌敷料遮盖创口。治疗频率为每周 1 次，7 日后可重复，连续 5 次构成 1 个疗程，经过 5 次治疗后进行疗效统计。

（2）对照组患者同样取仰卧姿势，患膝伸直，处理步骤与治疗组相似，在选定的治疗点进行消毒与铺设无菌洞巾。从内膝眼或外膝眼注入玻璃酸钠注射液 2mL，随后在最明显压痛点，注射 0.75% 利多卡因 3mL 混合强的松龙 5mg 进行局部封闭治疗。治疗后屈伸膝关节 3 次，再次消毒并覆盖无菌敷料。治疗周期与统计方法与治疗组相同。

3. 疗效评定方法

（1）观察指标及疗效评定乃依据加拿大 WOMAC 评分法与膝关节综合评定表来评分。WOMAC 评价标准为现今国际上通行的骨关节炎药物疗效评价法。1999 年 3 月 25 日，中华风湿病学会于北京召开的全国治疗关节炎药物疗效评价标准研讨会第一次会议，亦推荐采用 WOMAC 评价标准以衡量骨关节炎疗效。其结果以改善率来表示，计算公式：改善率 RIS（%）=［（术前评分 – 术后评分）/ 术前评分］×100%。当 RIS > 75% 则定为优，50% ～ 75% 为良，25% ～ 49% 为可，< 25% 为差。以改善率≥25% 视为有效。

具体考察内容包括：疼痛（于平地行走、上下楼梯、夜间行走、休息时、站立时）；僵硬（早晨僵硬、日间坐立后、卧位或休息后出现）；功能（下楼、上楼、从坐位站起、站立、弯腰至地、平地行走、进出汽车、购物、穿脱袜子、从床上起身、坐下、如厕、处理重家务、处理轻家务）；并辅以膝关节综合评定表中的压痛、肿胀、关节活动度三项指标，以更全面观察评估。

（2）观察时间点设定于治疗前、治疗 1 周后（即第 2 次治疗前）、2 周后、3 周后、4 周后及半年后，各进行一次观察评定。对于未完成 2、3、4、5 次治疗者，每次仍需进行评定。

4. 结果及解析　治疗组中，疗效优者 21 例，良 9 例，可 6 例，差 4 例，总体改善率达 90.0%；对照组中，优 16 例，良 7 例，可 9 例，差 8 例，总体改善率为 80.0%。

5. 讨论　小针刀疗法，这一融合了中医之针与西医之刀的新技法，不仅秉承了中医调和阴阳、疏通经络、镇静止痛的针刺精髓，更兼具西医剥离粘连、切开瘢痕、松解挛缩、疏通堵塞的手术刀功效。在膝关节骨性关节炎的治疗中，此疗法可堪为主流。它能直接松解膝关节外软组织的粘连，解除软组织的挛缩，同时还具备镇静止痛、促进淋巴循环的效用，从而减轻关节内的压力及骨压,助力炎症介质的吸收。这不仅有利于关节软骨基质的合成,更能加速损伤软骨的修复,同时能够调理经气、疏通筋脉,使关节滑利。

自 1974 年 Pevronl 首次采用关节腔内注射透明质酸治疗关节炎患者并取得满意效果以来,该方法已在临床上得到广泛运用。其治疗机制可能如下:首先,在关节软骨表层形成一层黏弹性保护膜,以此重建已损的自然屏障,防止软骨基质进一步受损、流失,并有助于关节软骨的愈合与再生;其次,利用其特有的保水性与高黏弹性,为关节提供保护与润滑,进而减少组织间的摩擦,提升关节活动度;再者,SH 分子网能有效抑制炎症介质的扩散(起屏障作用),降低滑膜的通透性及关节内的渗液;此外,它还能覆盖并保护痛觉感受器,抑制滑膜及滑膜下的痛觉感受器及痛觉纤维的兴奋性,从而迅速且持久地缓解关节疼痛,改善关节的运动功能;最后,它能恢复滑膜细胞合成高分子 SH 的功能,提升滑液中 SH 的含量,进而增强关节液的黏稠性和润滑功能。

治疗组通过运用小针刀松解术,旨在纠正膝关节周围软组织的动态平衡失调,以此恢复膝骨关节的力学平衡,进而减少膝关节骨性关节炎的外因;同时,通过补充外源性玻璃酸钠,以改善膝关节的内环境,并消除因软骨破坏而产生的非正性应力。这种内外兼治、相辅相成的治疗方法,使得临床疗效更为显著。

[参考文献:姜益常,李鹏飞,王浩.针刀疗法配合玻璃酸钠治疗膝骨关节炎的临床疗效观察[J].中医药信息,2011,28(2):84-85.]

第二十节　针刀疗法治疗颈源性眩晕

颈源性眩晕,乃因颈椎退行性变致使椎基底动脉供血不足所引发的继发性眩晕。其症状轻重不一,轻微者可能仅表现为阵发性或持续性的头晕头胀、头部昏沉感;稍重者则可能感觉头重脚轻、步履不稳;而严重者甚至会感到天旋地转，乃至晕厥。当前，临床上对本病的治疗方法选择有限，多以保守治疗为主，且疗效不甚明确。自 2009 年 12 月～ 2011 年 9 月期间，笔者对 80 例患者分别施以针刀疗法与针灸治疗，现将治疗情况记述如下。

1. 临床资料

（1）一般资料　本研究共纳入 80 例颈源性眩晕患者，均来自黑龙江中医药大学附属第一医院骨伤三科门诊及住院部。患者按就诊时间随机分配至治疗组与对照组。其中，治疗组 40 例，包含男性 18 例，女性 22 例，病程自 1 周～ 10 年不等；对照组亦有 40 例，男性 15 例，女性 25 例，病程最短 5 日，最长可达 12 年。两组患者年龄均介于 30 ～ 58 岁。经统计分析，两组在年龄、性别及病程方面均无显著差异（ $P > 0.05$ ），具备可比性。

（2）诊断标准　颈源性眩晕常见于交感神经型或椎动脉型颈椎病，且以后者更为多见。由于交感神经型颈椎病的诊断较为复杂，且目前缺乏客观的诊断指标，因此本研究主要采用椎动脉型颈椎病的诊断标准。参照 1992 年青岛全国第二届颈椎病专题座谈会纪要，以及 1994 年国家中医药管理局颁布的《中医病证诊断疗效标准》所拟定的标准。具体症状包括：曾有头痛或颈枕部疼痛、恶心、呕吐；位置性眩晕、猝倒、视物模糊等；旋颈试验呈阳性；排除其他原因引起的眩晕；影像学检查显示节段性不稳定或钩椎关节增生；经颅多普勒（TCD）检查表明椎基底动脉供血不足。

2. 治疗方法

（1）治疗组　患者采取俯卧位，上胸部垫以枕头，头部保持低位，颌部贴近胸前以确保颈部充分暴露，同时保持口鼻呼吸道畅通。在枕骨下项线、病变椎体椎板旁、关节突关节体表投影点，以及颈部肌肉压痛点等部位进行选择性定点，并用标记笔进行标记。随后进行常规消毒，铺设无菌巾，医师佩戴无菌手套，并使用 1% 的利多卡因进行局部麻醉。选用汉章牌 4 号针刀，在枕骨下项线处，使刀口线与人体纵轴平行，针刀垂直刺入枕骨面，进行 2～3 刀的切开剥离；在病变椎体椎旁开 1.3cm 处，使刀口线与人体纵轴平行进针，当探及椎板后，将刀口线方向调整 90°，上下探寻椎板上下缘，对黄韧带进行 2～3 刀的松解，然后向外探寻关节突关节，对关节突关节囊进行两刀的松解。对于颈背部肌肉的压痛点或条索状结节处，使用针刀垂直肌纤维走行方向进行 2～3 刀的纵向疏通与横向剥离。出针后压迫止血片刻，确认无出血后，再次消毒并用无菌敷料覆盖创口。治疗频率为每周 1 次，2 次为 1 个疗程。

（2）对照组　患者取俯卧位或坐位，采用 1.5 寸的华佗牌针灸针进行治疗。选取的穴位包括颈部夹脊穴、风池、百会，以及天柱。治疗频率为每日 1 次，每次持续 20～30 分钟，半个月为 1 个疗程。

3. 疗效评价方法

（1）针对眩晕、颈肩痛、头痛、日常生活及工作能力、心理及社会适应能力进行评估。各项均设立五个评级层次，病情越轻微则得分越高，全表满分之和为 30 分；同时考察治疗前后经颅多普勒超声（TCD）检查数值的变化，以及颈椎正侧位的 X 线检查结果。

（2）疗效判定准则：参照 1994 年国家中医药管理局颁布的《中医病证诊断疗效标准》。治愈：临床表征及症状完全消失，经颅多普勒超声检查恢复正常，能胜任正常劳动与工作，且观察超过半年未见复发；显效：临床表征及症状几近消失，经颅多普勒超声检查有所改善，可承受一般劳动与工作，但过度劳累后会感到轻微不适；好转：症状及体征部分缓解，可从事轻便工作，劳累后会感到明显不适；无效：症状及体征未见显著变化。

4. 结果

（1）两组治疗后疗效比较：治疗组总有效率明显优于对照组，具有显著统计学意义（$P < 0.01$），见表 20-1。

表 20-1　两组治疗后疗效比较

组别	例数	治愈	显效	好转	无效	总有效率（%）
治疗组	40	30	5	2	3	92.5*
对照组	40	18	6	8	8	80.0

注：与对照组相比，*$P < 0.01$。

（2）两组治疗前后颈源性眩晕症状与功能评估计分结果见表 20-2。

表 20-2　两组治疗前后颈源性眩晕症状与功能评估计分结果

组别		眩晕	颈肩痛	头痛	生活与工作	心理及社会适应	症状总和
治疗组	治疗前	9.28±1.62	1.58±0.64	1.06±0.28	2.45±0.56	2.06±1.08	16.30±1.83
	治疗后	12.12±1.76*△	2.93±0.46*△	1.45±0.34*△	3.45±0.41*△	2.96±0.81*△	23.20±1.02*△
对照组	治疗前	10.02±1.26	1.49±0.69	1.12±0.31	2.51±0.47	2.11±1.02	17.20±0.83
	治疗后	10.89±1.35#	2.14±0.57#	1.33±0.40#	2.91±0.52#	2.67±0.78#	19.87±0.88#

注：与本组治疗前比较，△$P < 0.01$，#$P < 0.05$；与对照组治疗后比较，*$P < 0.01$。

（3）经颅多普勒超声数值比较结果见表 20-3。

表 20-3　经颅多普勒超声数值比较结果

组别		Vmax（cm/s）		
		LVA	RVA	BA
治疗组	治疗前	43.16 ± 3.88	41.13 ± 4.16	43.38 ± 4.12
	治疗后	46.21 ± 3.86△*	44.78 ± 3.54△*	47.80 ± 4.78△*
对照组	治疗前	42.92 ± 3.41	40.98 ± 4.94	42.81 ± 5.08
	治疗后	44.20 ± 3.68#	42.84 ± 3.62#	44.52 ± 4.32#

注：与本组治疗前相比，△$P < 0.01$，#$P < 0.05$；与对照组治疗后相比，*$P < 0.01$。

（4）颈椎正侧位 X 线比较结果见表 20-4。

表 20-4　颈椎正侧位 X 线比较结果

X 线	治疗组		对照组	
	治疗前	治疗后	治疗前	治疗后
颈曲改变	34	10	33	31
钩椎关节增生	32	32	31	31
棘突偏歪	23	8	25	24
椎间隙狭窄	29	11	24	24
椎体不稳	9	5	7	7

注：治疗组对患者的颈椎曲度改变、棘突偏歪、椎间隙狭窄、椎体不稳病理方面有一定整复作用，而对照组治疗前后 X 线征象基本无改变。

5. 讨论　颈源性眩晕在中医学中归属于"眩晕"之范畴，其根本在于肝肾亏虚、气血不足，而外因则以风寒湿邪侵入、经络痹阻、气血瘀滞为表征。从西医学角度看，颈椎失稳是诱发颈源性眩晕的重要因素之一。颈椎的稳定性依赖于附着的韧带与肌肉，它们通过保持一定的张力来维护颈椎的协调运动和力量平衡。笔者借鉴朱汉章教授之理论，认为颈椎周围软组织，包括肌肉和韧带，在急慢性损伤后出现的动态平衡失调，以及由此引发的颈椎生物力学平衡紊乱，乃是颈椎疾病的根本原因。基于此，颈源性眩晕的发病或与以下因素有关：一是颈部受到寒凉刺激、长期劳损或采用不当姿势，这些因素可能引发局部无菌性炎症、组织粘连及条索状瘢痕，进而压迫穿行的血管与神经，导致症状出现；二是粘连的颈椎周围软组织失去其正常力线，造成颈椎生物力学失衡，使得颈椎整体或局部失稳。在人体自我修复机制下，椎体可能出现骨质增生以寻求稳定，而增生的骨质和移位的椎体则可能压迫颈部周围神经、血管和脊髓，引发相应的临床症状。因此，要从根本上解决眩晕问题，必须纠正颈椎的生物力学平衡。

针刀结合了针刺与手术刀的特点，具有双重功效。在运用针刀治疗颈源性眩晕时，首先通过其针刺功能调和阴阳、疏通经络、镇静止痛；同时，利用其刀的功能对粘连的肌肉、韧带、筋膜和挛缩的瘢痕组织进行松解剥离，实现局部减压，改善血液循环，排出炎性物质，促进炎症消退。这一过程有助于恢复颈椎周围软组织的力学平衡，重建颈椎的生物力学稳定。通过恢复颈椎的生理曲度，使其趋于稳定，从而避免椎动脉因椎体微小移位或牵拉而狭窄。此外，从椎动脉的走行来看，它除了穿过颈椎横突孔外，还需经过由椎旁软组织形成的肌肉通道。当这些软组织发生挛缩时，可能导致椎动脉相对狭窄，引发椎基底动脉供血不足，出现眩晕。针刀疗法能有效解除颈部软组织的痉挛状态，改善椎动脉的供血情况。经过针刀治疗的治疗组患者，其眩晕症状、功能状况、TCD 数值，以及颈椎 X 线表现均较治疗前显著改善，且与对照组相比具有统计学意义。因此，针刀疗法在治疗颈源性眩晕方面安全有效，值得临床推广。

［参考文献：姜益常，邵加龙，杨志国，等.针刀疗法治疗颈源性眩晕的临床疗效研究［J］.中医药信息，2012，29（1）：90-92.］

第二十一节　针刀配合冲击波治疗髌下脂肪垫损伤

髌下脂肪垫损伤，其实质为一种慢性无菌性膝关节疾患。髌下脂肪垫位居膝关节囊内与滑膜之间，具体位于髌骨、股骨髁下方、胫骨髁前上缘，以及髌韧带之间的空隙中。此结构内含血管与神经，且在膝关节损伤修复的全过程中起着重要作用，主要功能是垫衬、润滑，以及缓冲膝关节骨面之间的摩擦。由于膝关节在运动时易受到挤压、冲击与扭转，这些动作可能导致髌下脂肪垫出现水肿及纤维化，尤其在膝关节过度伸展时，髌下脂肪垫更易发生变性与水肿。目前常用的治疗手段为药物注射，即将长效皮质激素类药物，例如曲安奈德，直接注射至髌下脂肪垫的髌骨下极附着处，以消除炎症反应。但长期临床观察显示，此方法仅在短期内缓解疼痛，未能根治。为了寻求更优化的治疗方法，本研究自 2018 年 9 月～2019 年 12 月，针对髌下脂肪垫损伤患者，采用针刀联合冲击波疗法进行治疗，并取得了显著的临床效果。现将所得数据进行统计学分析，并报告如下。

1. 临床资料

（1）一般资料　本研究选取了黑龙江中医药大学附属第一医院骨伤科门诊于 2018 年 9 月～ 2019 年 12 月接诊的 60 位髌下脂肪垫损伤患者。这些患者被随机分为三组，每组各 20 人。针刀组中，男性 8 人，女性 12 人，平均年龄为（44.30±11.97）岁，平均病程为（4.34±0.83）个月。冲击波组包括男性 7 人，女性 13 人，平均年龄（42.40±8.92）岁，平均病程（4.19±1.37）个月。而综合治疗组则有男性 10 人，女性 10 人，平均年龄（46.40±9.34）岁，平均病程（4.79±1.32）个月。经统计学检验，三组患者在性别、年龄及病程等一般资料上均无显著差异（$P > 0.05$），详情参见表 21-1。

表 21-1　三组患者性别、年龄、病程比较（$\bar{x}±S$）

组别	例数（男 / 女）	年龄 / 岁	病程 / 月
针刀组	20（8/12）	44.30±11.97	4.34±0.83
冲击波组	20（7/13）	42.40±8.92	4.19±1.37
治疗组	20（10/10）	46.40±9.34	4.79±1.32
F	8.83	0.77	1.32
P	0.07	0.47	0.28

（2）诊断标准　参照《临床诊疗指南》中关于髌下脂肪垫的诊疗规范，特制定以下诊断标准。

临床表现：①存在外伤、劳损或膝关节受凉的病史。②多发于运动员及膝关节活动频繁者，且女性较为多见。③膝关节在过伸活动时疼痛加剧，髌下脂肪垫有明显压痛，膝关节过伸试验及髌腱松弛压痛试验均呈阳性。

辅助检查：经 X 线检查膝关节侧位片，可见脂肪垫支架纹理增粗，部分患者脂肪垫可见钙化影。

2. 治疗方法

（1）针刀组　患者取仰卧位，膝关节屈曲约30°，可辅以软枕以保持患者舒适体位。标定髌骨下缘、胫骨粗隆两侧的膝眼及相关压痛点，对术区皮肤进行彻底消毒。配制2%利多卡因5mL与灭菌注射用水5mL的混合麻醉剂，注射至标记点，回抽针管确认无血后，进行局部浸润麻醉。施术者佩戴一次性外科无菌口罩及无菌手套，采用由江西老宗医医疗器械有限公司生产的Ⅰ型4号一次性针刀对标记点进行针刀手术。在两侧膝眼处，使刀体与髌韧带平行进针，再提针刀至髌韧带与脂肪垫之间，进行2～3刀的疏通切割后出刀。在痛点处，使针体与皮肤呈15°进针，针刺方向与肢体纵轴一致，进行2～3刀的切割。出针后按压针孔以止血，术区再次消毒并妥善包扎。嘱患者保持伤口干燥，术后3日内减少走动。5～7日为1个疗程，共治疗3个疗程，若3个疗程后无效则停止治疗。

（2）冲击波组　患者取仰卧位或俯卧位，在标记点涂抹适量耦合剂，采用体外冲击波治疗仪（X-Y-SONOtHERA500，河南翔宇医疗设备股份有限公司生产）进行治疗。冲击波参数设定：探头直径20mm，冲击速度为中速，压强范围为100～400kPa；频率为（50±1）Hz，每个标记点冲击3000次。治疗频率为每周2次，每次20分钟，1周为1个疗程，共治疗3个疗程，若3个疗程无效则停止治疗。

（3）治疗组　治疗组操作结合了针刀组和冲击波组的方法，即在冲击波治疗结束后立即进行针刀治疗。疗程设置同前两组，5～7日为1个疗程，共治疗3个疗程，若3个疗程无效则停止治疗。

3. 临床疗效评估

（1）依照2017年《中医病证诊断疗效标准》，制定如下标准：治愈为膝关节无疼痛，肿胀消失，运动完全恢复或基本恢复，膝关节过伸试验阴性；好转为膝关节疼痛感减弱，下楼梯仍有轻微疼痛，膝关节过伸试验阳性；未愈为症状未改善，X线可见钙化影。有效率＝［（治愈＋好转）/总例数］×100%，具体见表21-2。

表 21-2 三组治疗后的临床疗效比较

组别	时间/周	治愈/例	好转/例	未愈/例	有效率/%
针刀组	1	0	14	6	70.00
	4	5	10	5	75.00
	12	6	11	3	85.00
冲击波组	1	0	14	6	70.00
	4	2	13	5	75.00
	12	5	11	4	80.00
治疗组	1	3	13	4	80.00
	4	7	11	2	90.00
	12	15	4	1	95.00

注：统计显示针刀组优于冲击波组，治疗组优于针刀组及冲击波组。

（2）临床指标评定标准：①疼痛模拟视觉量表（VAS）：无痛患者评分为 0 分，剧烈疼痛患者评分为 10 分。②膝关节评分（Lysholm）：优为 95～100，良为 85～94，一般为 65～84，差为 <65。③美国膝关节协会评分（KSS）：优为 85～100，良为 70～84，可为 60～69，差为 <60。

4. 结果与分析

（1）治疗前后 VAS 评分比较 治疗 1 周、4 周和 12 周患者的 VAS 评分存在较明显差异，治疗组疗效优于针刀组及冲击波组，见表 21-3。

（2）治疗前后 Lysholm 评分比较 治疗后 1 周、4 周和 12 周患者的 Lysholm 评分存在较明显差异，治疗组疗效优于针刀组及冲击波组，见表 21-4。

（3）治疗前后 KSS 评分比较 在治疗 1 周、4 周和 12 周后患者的 KSS 评分存在较明显差异，治疗组疗效优于针刀组及冲击波组，见表 21-5。

表 21-3 三组治疗前后 VAS 评分比较（$\bar{x} \pm S$）

组别	例数	治疗前	治疗后 1 周	治疗后 4 周	治疗后 12 周
针刀组	20	7.07±0.68	5.32±0.61	4.02±1.31	2.43±1.49
冲击波组	20	7.07±0.57	5.80±0.68	4.97±0.96	3.09±1.73

续表

组别	例数	治疗前	治疗后1周	治疗后4周	治疗后12周
治疗组	20	7.03±0.60	4.95±0.78	3.34±1.03	1.51±1.03
F		0.03	6.24	10.80	6.03
P		0.97	<0.01	<0.01	<0.01

注：数据显示各组治疗均有效果，治疗组优于针刀组及冲击波组。VAS评分治疗后与治疗前比，$P<0.05$，差异有统计学意义。

表21-4　三组治疗前后 Lysholm 评分比较（$\bar{x}\pm S$）

组别	例数	治疗前	治疗后1周	治疗后4周	治疗后12周
针刀组	20	47.50±3.07	63.95±4.99	80.10±4.03	84.95±2.48
冲击波组	20	46.05±3.12	61.30±4.40	78.80±2.89	80.80±2.51
治疗组	20	48.30±3.99	72.50±3.72	85.70±3.06	93.70±2.72
F		2.23	35.37	23.75	131.36
P		0.12	<0.001	<0.001	<0.001

注：数据显示各组治疗均有效果，治疗组优于针刀组及冲击波组。Lysholm评分治疗后与治疗前比，$P<0.05$，差异有统计学意义。

表21-5　三组治疗前后 KSS 评分比较（$\bar{x}\pm S$）

组别	例数	治疗前	治疗后1周	治疗后4周	治疗后12周
针刀组	20	45.60±3.28	70.75±5.00	79.05±3.53	84.85±5.43
冲击波组	20	47.85±5.05	65.60±3.52	72.25±5.25	79.80±5.74
治疗组	20	46.95±3.68	77.70±3.94	89.85±5.96	91.55±3.17
F		1.55	41.84	62.57	28.73
P		0.22	<0.01	<0.01	<0.01

注：数据显示各组治疗均有效果，治疗组优于针刀组及冲击波组。KSS评分治疗后与治疗前比，$P<0.05$，差异有统计学意义。

5. 讨论　髌下脂肪垫损伤是导致膝关节疼痛的一个重要缘由，亦是骨伤科临床上多见的膝关节疾患。此类病痛常以蹲伏或攀爬楼梯时的疼痛为特征，给患者带来诸多不便。通常，此病因膝关节长期过度劳累，骨骼对髌下脂肪垫反复挤压与扭转所引发。在临床上，此病大多源于患者膝关节长期过度的劳累或运动，高强度的体力劳动或运动会使得膝关节持续受到挤压、扭转与冲击。髌下脂肪垫的主要功能是在运动过程中抵消大部分的冲击，然而，由于长期受到机械力的冲击，髌下脂肪垫会丧失其原有的缓冲作用。在膝关节负荷大、受力强度高的情况下，极易造成积累性损伤，进而导致膝关节韧带、肌肉纤维的损伤，并由此引发膝关节的慢性无菌性炎症。在膝关节软组织的自愈过程中，又可能导致膝关节韧带、肌肉及骨骼间的增生、粘连、痉挛与瘢痕的形成。

针刀治疗通过直接松解髌下脂肪垫，有助于改善病灶周围软组织的粘连与挛缩，增进膝关节相关组织的血液循环，消解局部过大的张力。更进一步，它可以将髌下脂肪垫进行内消分离，使已变性的脂肪垫得以软化、吸收，从而恢复脂肪垫的形态与功能。在进行针刀治疗时，其创面相对较小，对病灶周围组织造成的伤害较轻，术后出血及渗出物较少，且不易产生新的组织粘连。

冲击波疗法在肢体慢性疼痛性疾病的治疗中表现显著。该疗法在治疗髌下脂肪垫损伤时，借助冲击波治疗仪的空化效应，能够疏通微细血管，改善病灶组织的血液循环，并对周围的感觉神经末梢产生直接刺激作用，从而提升患者的疼痛阈值。冲击波治疗仪在治疗过程中所产生的机械应力效能，可与针刀治疗相辅相成，充分实现松解组织粘连与促进组织微循环的效果。

在中医学理论中，髌下脂肪垫损伤归属于"痛症""筋伤""痹证"等范畴。它通常被视为风寒湿邪侵袭膝部、寒凝气滞、气血痹阻、经络不通所导致的一种病症。其中，寒湿之邪被视为造成经络阻滞与引发疼痛的主要因素。在治疗时，可以融入中医学的"经筋理论"，针刀治疗需确保针至筋结，并给予较强的刺激以松解聚集的筋结，从而达到治疗与止痛的效果。经筋的损伤往往容易导致对周围经脉的压迫与刺激，进而造成气机不畅，以及相应经脉的不畅。因此，在应用针刀理论进行治疗的同时，还可以刺激漏谷、地机、三阴交、膝关、阳陵泉、光明、梁丘等穴位，以实现通络止痛与行气散结的功效。

临床实践中发现，针刀配合冲击波治疗能够直接针对髌骨下脂肪垫的损伤部位进行治疗。通常经过大约三次治疗，便能显著减轻疼痛、改善膝关节的功能、消除病灶、改善经筋所经过部位的肌肉状态，并迅速缓解疼痛，促进局部血液循环与组织修复。

综上所述，针刀配合冲击波治疗髌下脂肪垫损伤展现出较好的疗效、较短的疗程，以及安全可靠的操作方式。它不仅弥补了药物治疗的多种不足，而且更易于被患者所接受。因此，此种治疗方法值得在临床中广泛推广与应用。

［参考文献：任树军，周宏政，李芳，等.针刀配合冲击波治疗髌下脂肪垫损伤 20 例［J］.中国中医骨伤科杂志，2020，28（9）：61-64.］

第二十二节　针刀配合膏药贴敷治疗膝骨关节炎

膝骨关节炎（knee osteoarthritis，KOA）是一种以关节内软骨变性、软骨量减少，以及关节边缘和软骨下骨质异常增生为特征的慢性关节疾病。在疾病初期，患者可能会感到疼痛、肿胀和僵硬，而随着病情的发展，严重者可能会出现关节畸形和残疾，对人们的健康和生活质量构成严重威胁。随着人口老龄化的不断加剧，膝骨关节炎的发病率也在逐年攀升。在 60 岁以上的人群中，X 线检查显示有骨性关节炎改变的比例高达 50%，而其中出现临床症状的患者占比在 35% ～ 50%。西医治疗膝骨关节炎的方法主要包括功能锻炼、使用消炎镇痛药物、关节内注射，以及外科手术等。相比之下，中医治疗更注重辨证论治和寻求疾病的根本原因，其治疗方法多样且具有较小的不良反应。采用针刀配合通络骨质宁膏治疗膝骨关节炎，临床上已取得了显著的疗效。以下是笔者采用这种方法治疗膝关节骨性关节炎的研究体会。

1.临床资料

（1）一般资料　选取 2019 年 10 月 ～ 2020 年 10 月在黑龙江中医药大

学附属第一医院骨三门诊就诊的 60 例膝关节骨性关节炎患者为研究对象。采用随机数字表法将患者分为针刀组（30 例）和针灸组（30 例）。男 18 例，女 24 例，年龄 45 ～ 72 岁，病程 0.1 ～ 4.5 年。左膝患病 18 例，右膝患病 25 例，双膝患病 11 例。有 4 例未按照要求治疗，1 例中途退出，针刀组有 1 例失访。最终符合研究要求的患者，针刀组 26 例，针灸组 28 例。对两组患者的基线资料进行比较，差异无统计学意义（$P > 0.05$）。见表 22–1。

表 22–1　两组患者基线资料的比较（$\bar{x} \pm S$）

组别	例数	性别 / 例		年龄 / 岁	病程 / 年	患膝 / 例		
		男	女			左	右	双
针刀组	26	9	17	57.97±6.12	1.28±1.09	8	13	5
针灸组	28	13	15	59.27±6.36	1.29±0.83	10	12	6
统计检验量		（χ^2=0.377）		t=0.764	t=0.053		（χ^2=0.279）	
				0.448	0.958		0.870	

注：两组患者性别和患膝进行 χ^2 检验，年龄和病程进行 t 检验，均有 $P > 0.05$，差异不具有统计学意义。

（2）诊断标准　本次收纳的患者诊断，参照了中华医学会骨科分会的《骨关节炎诊疗指南》（2018 年版）中关于膝骨关节炎的诊断准则，具体如下：①近 1 个月内，膝关节疼痛反复出现。②经 X 线检查，发现关节间隙变窄、软骨下骨硬化和（或）出现囊性变、关节边缘形成骨赘。③患者属中老年（≥ 50 岁）。④早晨僵硬时间小于或等于 30 分钟。⑤活动时，骨骼出现粗糙的摩擦音（感）。需注意的是，满足以上诊断标准的第 1 条和 2 ～ 5 条中任意两条，即可诊断为膝骨关节炎。

2. 治疗方案

（1）针刀治疗组　采用针刀联合通络骨质宁膏的治疗方法：首先，协助患者平躺，充分露出患侧膝关节，在膝下放置一个垫枕，让膝关节微微弯曲。医生左手稳固患病膝关节，右手沿髌骨边按压，寻找压痛点或条索样结节，并在这些点和结节上用记号笔做出标记。接着，以标记点为中心，用碘伏棉球在半径为 5～10cm 范围内消毒三遍。然后，医生戴上无菌手套，将无菌洞巾铺在操作点，仅露出定点周围的皮肤。随后，用 5mL 的注射器抽取 2% 的利多卡因 2mL 和 0.9% 的盐水 3mL，左手拇指固定标记点的皮肤，右手持注射器在标记点处垂直进针，快速刺破表皮，回抽无回血后，缓慢注射利多卡因，形成小皮丘后再进针至骨面，稍微提起针头约 1mm，再次回抽无回血后，进行缓慢注射，每个定点都重复这一操作。接下来，医生右手选用由江西老宗医医疗器械有限公司生产的针刀（规格为 I 型 4 号针刀，尺寸为 60mm×0.6mm），拇指和食指固定针柄，左手持无菌纱布或干棉球以备术后按压出血点，防止出血。在标记点处，针刀垂直沿肌肉走向进入，使针尖迅速刺入皮肤并抵达骨面（髌骨边缘），然后稍微提起针身 1～2mm，调整刀口线以与髌骨边缘平行，接着沿髌骨边缘纵横切割 3～4 下，以松解髌骨边缘（包括内外侧韧带等附着处），对所有标记点都进行相同操作。出针后，局部按压片刻，再次用碘伏棉球消毒，用无菌纱布覆盖并用医用胶布固定。术后，医生用双手拇指在髌骨的内、外侧缘分别向外、内侧推动髌骨，以进一步松解髌骨周围的韧带组织。最后，嘱咐患者在针刀松解术后的两天后，开始使用通络骨质宁膏（每贴净重 6g），贴敷 24 小时后休息 24 小时，每周进行一次针刀治疗，并配合 5 天的膏药贴敷治疗，连续 3 周为 1 个治疗周期。

（2）针灸组 本组疗法以针灸辅以通络骨质宁膏为主：患者先取一舒适体位，于膝关节周遭精准选穴，具体选在血海、阴陵泉、阳陵泉、梁丘、足三里、内外膝眼及阿是穴等处，以 75% 酒精棉球围绕所选穴位，以 3cm 为半径进行严格消毒。随后，使用华佗牌（由苏州医疗用品厂有限公司出品，规格为 0.35mm×40mm）一次性针具，以指切法选择最佳角度入针。针灸过程持续 30 分钟后，让患者休息约 1 小时，再外敷通络骨质宁膏（使用方式为贴敷 1 天，休息 1 天）。治疗频率为每周 5 次，每次治疗后休息两日，持续 3 周为 1 个疗程。每个疗程结束后，对患者疗效进行全面评估。

3. 疗效评定 比较两组患者的临床疗效，采用国际通用的 VAS 疼痛评分作为观察指标，对治疗前后的疼痛程度进行评估，疼痛降低越多，表明效果更显著。根据骨关节活动评分和西安大略和麦克马斯特大学（Western Ontario and McMaster Universities，WOMAC）骨关节炎指数进行综合评定，指数降低越多表明效果越好；Lylsholm 评分越高表明效果越显著。

4. 结果与分析

（1）VAS 评分比较 在治疗前，两组患者的 VAS 评分相当，无显著差异（$P > 0.05$）。经过 3 周的治疗后，针刀组患者的 VAS 评分明显降低，两组间差异存在统计学意义（$P < 0.05$）。见表 22-2。

表 22-2 两组患者治疗前后 VAS 评分比较（$\bar{x} \pm S$）

组别	例数	治疗前	治疗后 1 周	治疗后 3 周
针刀组	26	6.32±1.20	4.56±1.54	2.42±0.96
针灸组	28	5.89±1.38	5.41±1.56	3.69±1.261
t		1.232	2.025	2.493
P		0.223	0.048	0.016

注：治疗前后两组分别进行比较，治疗前（$P > 0.05$）差异无统计学意义，治疗后（$P < 0.05$）差异具有统计学意义。

（2）WOMAC 评分比较 两组患者治疗前 WOMAC 评分差异无统计学意义（$P > 0.05$）。两组比较针刀组在治疗 3 周后，WOMAC 评分降低较显著，差异具有统计学意义（$P < 0.05$），具体见表 22-3。

表 22-3 两组患者治疗前后 WOMAC 评分比较（$\bar{x} \pm S$）

组别	例数	治疗前	治疗后 1 周	治疗后 3 周
针刀组	26	47.93±9.29	36.94±8.25	29.93±5.99
针灸组	28	45.50±7.65	40.98±8.66	34.07±5.577
t		1.016	1.751	2.630
P		0.314	0.086	0.011

注：治疗前后两组分别进行比较，治疗前（$P > 0.05$）差异无统计学意义，治疗后（$P < 0.05$）差异具有统计学意义。

（3）Lylsholm 评分比较　两组患者治疗前 Lylsholm 评分差异无统计学意义（$P > 0.05$）。两组比较针刀组在治疗 3 周后，Lylsholm 评分降低较显著，差异具有统计学意义（$P < 0.05$），见表 22–4。

表 22–4　两组患者治疗前后 Lylsholm 评分比较（$\bar{x} \pm S$）

组别	例数	治疗前	治疗后 1 周	治疗后 3 周
针刀组	26	54.74±9.01	63.86±8.15	90.78±7.56
针灸组	28	55.40±8.75	57.22±7.22	85.39±6.67
t		0.269	3.176	2.783
P		0.789	0.003	0.007

注：治疗前后两组分别进行比较，治疗前（$P > 0.05$）差异无统计学意义，治疗后（$P < 0.05$）差异具有统计学意义。

5. 讨论　膝骨关节炎乃是一种对人类健康构成严重威胁的慢性疾病，具有相当的致残率。尽管西医学界对此疾病的研究颇丰，然而其发病机制仍未被完全揭示。众多学者认为，膝骨关节炎之发病与现代人的生活方式紧密相连，且该病之发生实为多种缘由共同作用之结果。其中，年龄为其显著之危险因素，随年岁增长，罹病概率逐渐攀升。肥胖亦为该疾病之重要诱因，每当体重增加 4.5kg，罹病风险即随之上升 40%。机械性损伤亦不容忽视，其可损伤关节软骨，诱发一连串病理生理变化，导致结构受损，进而引发生物力学方面之改变，终致机制紊乱，从而加剧膝骨关节炎之诸般症状。因此，有效控制上述危险因素，在延缓发病及减缓疾病进展方面，具有举足轻重之地位。此外，膝骨关节炎之发病与遗传、炎症等因素亦存在密切关联。

西医治疗膝骨关节炎之手段，主要分为手术与非手术两大类。非手术疗法主要包括在医师指导下控制饮食、通过运动减轻体重、减轻负重，以及练习中医传统功法等，以提升膝关节周围肌肉之力量。在日常生活中，应避免对膝关节造成损害之动作，对于膝关节积液严重者，应卧床休息。药物治疗方面，主要以抗炎镇痛药及非类固醇抗炎药进行症状治疗，并可在关节腔内注射透明质酸钠、几丁糖等物质。对于保守治疗无效之重症患者，可根据患者需求或病情需要，采取手术治疗。手术方法包括关节腔冲洗清理术，此法创伤较小、恢复较快，其作用在于清除关节腔内之机械性刺激物，减少关节内之炎性刺激，从而减轻患者疼痛，属于一种姑息性手术。截骨术则主要针对疼痛难忍，并伴有关节力线不佳之膝骨关节炎患者，通过截骨手术改善关节力线平衡，然此法创伤较大、恢复较慢。对于膝骨关节炎终末期并伴有严重临床症状者，则需行膝关节人工关节置换术，然而人工关节存在松动、感染、髌骨不稳等并发症之风险，且人工关节具有一定之使用寿命。

膝骨关节炎，在中医学中可归为"骨痹""痹证""筋痿"之范畴。此病之根本在于气血不足、肝肾亏虚，而外感邪气与关节之损伤则为其标。其病机主要在于膝部筋骨之关系失衡，从而引发诸多临床症状，如膝关节周围之疼痛、肿胀及屈伸不利等。若病情进展，则可能导致关节僵硬、变形等严重症状。

针刀疗法，乃以中医学理论为基石，同时融汇解剖学、生物力学及病理生理学等西医学之精华，形成了一种结合中医特色与西医学理论的微创疗法。此法对于膝骨关节炎之疗效甚佳。通过针刀前端之扁平刀刃，可有效松解剥离病变部位之挛缩、粘连等病理软组织，从而减轻对周围神经组织、血管及其病理软组织之压迫，进而缓解患者之痛楚。经大量临床观察及文献考证，针刀在治疗膝骨关节炎方面确具显著疗效，能切实减轻患者痛苦。且针刀操作简便、见效迅捷、费用低廉。

针灸乃中医学之瑰宝，针刀与其形似，故在治疗过程中，针刀亦具有与针灸相似之得气功效。然针刀之针身与针刃远大于针灸针，因此治疗时，针刀所得之气感更为强烈，故能取得更为显著之针刺效果。

膏药贴敷，乃在中医学理论指导下，充分运用中药定位归经之理论，通过药物间之相互作用，以更好地发挥药效。此法为中医外治法治疗疾病之重要手段。由于膏药紧贴肌肤，药物可经皮肤直接渗入肌肉组织，进而产生消炎镇痛、活血化瘀、祛风除寒等功效。通络骨质宁膏，由红花、草乌、血竭、青风藤、鲜桑枝等十六味中药精制而成，具有祛风除湿、活血化瘀之功效，主治骨质增生、关节痹痛。膏药贴敷，通过外治之法，减少了对胃肠道之刺激及对肝肾等脏器之损害。药物经皮肤渗入肌肉，直达病所，相较于创伤性治疗，此法痛苦少且简便易行。故针刀配合通络骨质宁膏贴敷治疗膝骨关节炎，充分融合了中医特色与西医诊疗方法。通过运用针灸与现代解剖学相结合之针刀疗法，辅以历史悠久之膏药贴敷疗法，二者相得益彰，在改善膝骨关节炎患者之临床症状及膝关节活动方面，具有显著效果。此法能延缓疾病进展，降低致残率。

综上所述，针刀配合通络骨质宁膏外用，在改善膝关节骨性关节炎患者之临床症状、缓解关节疼痛、改善关节活动方面，疗效显著，值得临床广泛推广应用。

［参考文献：于浩洋，姜益常，杨阳．针刀配合膏药贴敷治疗膝骨关节炎的临床观察［J］．中医药信息，2021，38（6）：59-62.］

第二十三节　针刀配合颈舒颗粒治疗神经根型颈椎病

随着时代发展、科技进步，现代人生活节奏日益加快，工作压力与生活压力俱增。加之不良生活习惯，过度依赖手机与电脑，致使颈椎病发病率攀升，且呈现年轻化趋势。颈椎病之常见诱因为慢性劳损，颈椎因其高度灵活性，在长期低头使用手机、写作、倚靠，以及操作电脑等活动中，使颈椎周边软组织长时间处于紧张痉挛、充血水肿状态，进而诱发局部无菌性炎症。长此以往，炎症机化终致骨质增生。神经根型颈椎病，中医学称之为"项痹"，其主要症状为颈椎局部疼痛及活动受限，并伴有上肢麻木与放射性疼痛。临床检查可见颈肩局部压痛，Eaten 试验与 SPurting 试验均呈阳性。颈椎影像学检查可显示颈椎生理曲度消失、骨质增生及椎间盘突出等征象。中医治疗此病，内外合治之法效果显著。为探究针刀配合颈舒颗粒治疗神经根型颈椎病的疗效，笔者记录了门诊 72 例患者资料，并随机分为针刀组、药物组和治疗组，进行了为期两周的临床观察，现将观察结果报告如下。

1. 临床资料

一般资料：诊断严格遵循《外科学》中关于神经根型颈椎病的临床表现和诊断标准。纳入标准：符合上述诊断标准；年龄在 18～60 周岁，伴有上肢放射性麻痛（单侧或双侧均可）；无手术、外伤史及颈椎治疗史；意识清晰，沟通顺畅，依从性良好。排除标准：Hoffmann 试验阳性、脊髓严重受压、出现严重神经根性症状及椎间盘脱出需紧急手术者；患有消化系统疾病影响药物吸收者；因其他原因正在接受治疗者，以及存在晕针、晕刀或麻药过敏情况者。

本研究选取黑龙江中医药大学附属第一医院 2017 年 9 月～2018 年 9 月骨伤三科门诊确诊为神经根型颈椎病的患者 72 例，按照随机数字表法将其分为针刀组、药物组和治疗组。各组间的性别、年龄及病位（即累及上肢情况）等差异均无统计学意义（$P > 0.05$）。详细数据见表 23-1。

表 23-1　各组间性别、年龄、病位（累及上肢情况）比较

组别	样本量	性别		平均年龄	平均病程	病位		
		男	女	（岁，$\bar{x}\pm S$）	（年，$\bar{x}\pm S$）	左上肢	右上肢	双上肢
针刀组	24	12	12	32.38±6.46	2.29±0.96	7	9	8
药物组	24	10	14	32.33±6.20	2.25±0.61	10	8	6
治疗组	24	13	11	33.00±4.76	2.01±1.15	9	9	6

2. 治疗方法

（1）针刀组　依据患者 MRI 检查结果，标定椎间盘突出上下两个椎体的双侧棘突顶点体表定位点，并标记颈肩斜方肌之压痛点。行常规消毒后，采用 1% 利多卡因进行局部浸润麻醉，每点注入约 1mL。选用 I 型 4 号（0.8mm×50mm）针刀（由江西老宗医医疗器械有限公司生产），在棘突点松解时，使针刀线与肌纤维走向平行，垂直刺入皮肤，直至棘突顶

点，然后进行纵行松解。接着将刀口线旋转90°，沿棘突上下缘分别进行横向剥离两次，以松解棘间韧带。颈肩部需严格按照四步进针刀规程进针，进行纵行松解两次。术后以纱布压迫止血并覆盖包扎。

（2）药物组　仅以温开水冲服颈舒颗粒［由国药集团精方（安徽）药业股份有限公司生产，国药准字Z20010153］，每次1袋（6g），每日3次，持续用药两周。告诫患者需忌食辛辣、油腻、生冷及海鲜食物，并需戒酒。对于胃部不耐受者，建议饭后半小时服用。

（3）治疗组　采用针刀联合颈舒颗粒治疗，针刀操作及颈舒颗粒用药方法与上述相同。

3. 疗效评价方法

（1）疼痛评分　依据NRS疼痛数字评价量表制定评分标准。0分代表无痛；1～3分表示轻度疼痛，对生活无影响；4～6分为中度疼痛，工作或休息不足时加重，适当休息可缓解；7～10分则表示剧烈疼痛，严重影响工作、生活及休息，甚至需服用止痛药或安眠药才能缓解。

（2）疗效评定标准　参照第3届全国颈椎病专题座谈会纪要制定。优：颈肩部疼痛、活动受限及上肢麻痛完全消失，Eaten试验和SPurting试验均呈阴性，能恢复正常工作与生活；良：颈肩部有轻度疼痛及活动受限，Eaten试验、SPurting试验呈阳性或弱阳性，劳累后症状略有加重，但不影响工作与生活；好转：颈肩部疼痛有所缓解，Eaten试验和SPurting试验呈阳性（＋），上肢麻痛减轻，但仍需进一步治疗；无效：治疗前后症状无明显缓解。

4. 结果与分析

（1）各组NRS疼痛评分对比　经过治疗，各组评分均有所下降，但治疗组较其他两组下降更明显（$P < 0.05$），针刀组较药物组下降更明显（$P < 0.05$）。见表23-2。

表 23-2　各组 NRS 疼痛评分比较

组别	样本数	治疗前	治疗3天	治疗1周	治疗2周
针刀组	24	7.0±0.89	5.75±1.19	5.08±1.25	3.17±2.20
药物组	24	7.04±1.08	6.29±1.04	4.92±1.25	3.71±2.10
治疗组	24	7.0±0.72	4.71±1.30	4.04±1.40	2.63±1.38

（2）各组临床疗效比较　如表 23-3 可见，治疗组较其余两组有效率更高，优、良疗效的病例明显增多，临床有效率可达 96%，但因样本有限，尚未进行统计学软件分析。

表 23-3　各组临床疗效比较

组别	样本数	优	良	好转	无效	有效率
针刀组	24	6	9	6	3	21（88%）
药物组	24	4	6	8	6	18（75%）
治疗组	24	7	11	5	1	23（96%）

5. 讨论　颈椎病已然成为现代社会高发疾病之一。研究显示，中国颈椎病发病率为 3.8%～17.6%，其中神经根型颈椎病占比高达 60%～70%，而 30 岁以下人群发病率已达 37%，且男女患病比例并无显著差异。然而，在临床实践中，女性患者就诊率相对较高，且症状表现更为明显。这或许与女性普遍少动多静、缺乏锻炼，导致肌肉强度和耐力不足，加之情绪问题影响休息质量有关。

神经根型颈椎病主要表现为神经根受压症状，患者常有电击样疼痛感。临床检查中，压颈试验、臂丛牵拉试验等常呈阳性；影像学检查则常见颈椎生理曲度消失、钩椎关节增生，以及骨质增生等现象。除脊髓型颈椎病外，其他类型颈椎病均可尝试保守治疗，如牵引、红光、离子导入及冲击波等疗法，这些方法能有效缓解局部症状，改善肌张力过高及肌力不平衡状况，并在一定程度上恢复颈椎生理曲度。对于急性期患者，可采取对症止痛措施，如封闭治疗或服用止痛药等。若经系统治疗一段时间后症状仍无明显改善，则需考虑及时手术，以防病情进一步恶化。

神经根型颈椎病常因颈椎周围软组织增生、肥厚、炎性渗出及粘连而导致神经根受压，受累的神经根多为 $C_{5\sim8}$，而 $C_{5\sim8}$ 颈神经前支共同构成臂丛神经，因此患者多伴有上肢感觉异常。针刀治疗可直接作用于病变局部，通过抑制椎间盘凋亡相关基因表达及信号传导，减轻肌外膜胶原纤维间隙的压力，降低组织内压，从而为炎性浸润细胞的恢复创造有利环境。针刀还能有效松解剥离患处粘连组织，达到平衡肌力、恢复生理曲度及活动范围的目的。其临床应用效果已得到广泛认可。

颈舒颗粒主要成分包括红花、当归、牛黄等具有活血止痛功效的中药，可发挥活血止痛、舒筋通络的治疗作用。中医学认为，神经根型颈椎病又称项痹，多因肝肾亏虚、气血不足导致脉络痹阻而发病。因此治疗应以活血通络、益肾养血为原则。颈舒颗粒中的三七、红花、川芎能活血止痛；天麻则能息风定惊、活络通脉；肉桂可温中补肾、益气散寒止痛。诸药共用，可固本祛邪、通经开痹，对项痹实现内外兼治的效果。

随着年龄增长、生活习惯的改变，以及患者病情的发展演变，颈椎的退行性变化几乎难以规避。然而，在早期阶段进行积极的干预治疗，加之患者的主动配合与锻炼，以及改掉不良生活习惯，同时医生精准对症治疗，通常能够达到令人满意的疗效。经过笔者此次深入研究得出的结论显示，采用针刀疗法辅以颈舒颗粒治疗神经根型颈椎病，其临床疗效明显优于单独使用针刀或仅依赖药物治疗。这种方法能够更迅速、更显著地减轻患者的痛苦，充分展现了中医内外兼治的治疗优势，这一点值得高度肯定。

［参考文献：宣智博，姜益常.针刀配合颈舒颗粒治疗神经根型颈椎病临床观察［J］.世界最新医学信息文摘，2019，19（42）：152，154.］

第二十四节　针刀配合中药熏蒸治疗膝骨性关节炎

膝骨性关节炎（OA）乃是一种慢性、退行性的关节疾患，亦被称为老年性关节炎、退行性关节炎或膝增生性关节炎等。此病治疗颇为棘手，常有久治不愈、易于复发之困扰。黑龙江中医药大学附属第一医院运用针刀辅以中药熏蒸之法治疗膝骨性关节炎共计 43 例，疗效颇为满意。

1. 临床资料

（1）一般资料　自 2007 年 1 月～ 2008 年 9 月，于黑龙江中医药大学附属第一医院门诊及住院部诊断为膝骨性关节炎并符合条件得患者共计 86 例。其中男性 32 例，女性 54 例；年龄跨度自 45 ～ 80 岁，平均年龄 60.7 岁；病程最短者 3 年，最长者达 20 年，平均 5 年；单膝发病者 48 例，双膝同时发病者 38 例。此 86 例患者被分为治疗组（采用针刀配合中药熏洗治疗）与对照组（单纯采用针刀松解治疗），各 43 例。

（2）诊断标准　参照《中国医学百科全书》所列之诊断标准。①近一个月内膝关节疼痛反复发作。② X 线检查结果显示关节间隙变窄，软骨下骨出现硬化或囊性变，且关节边缘有骨赘形成。③关节液（至少检查 2 次）呈现清亮、黏稠状态，且每毫升中白细胞数量少于 200 个。④患者年龄在中老年范围，即 45 岁及以上。⑤早晨起床后关节僵硬时间不超过 30 分钟。⑥关节活动时伴有摩擦音。若患者症状符合上述①②项或①③⑤⑥项或①③④⑥项，即可确诊为膝骨性关节炎。

2. 治疗方法

（1）治疗组　患者取仰卧位，患膝屈曲角度控制在 70°～ 80°。选定关节内外侧间隙及髌骨周围压痛明显或存在异常结节、骨赘形成的部位进行治疗。行常规消毒后铺设无菌洞巾，使用 3mL 利多卡因与 5mg 地塞米松在压痛点最明显处进行注射。随后在该点引入针刀，确保针刀的刀刃线与韧带走向一致，并垂直于髌骨缘或关节间隙皮肤进针。针对坚韧的结节采用纵向疏通与横向剥离术进行处理。在关节内外侧进行纵行疏通时，亦需对冠状韧带进行 2 ～ 3 刀的疏通操作。出针后即刻进行压迫止血，确认无出血后以无菌敷料覆盖创口，并应用抗菌药物以预防感染。此治疗可于 7 天后重复进行。自治疗日起两日后可配合中药熏蒸治疗。黑龙江中医药大学附属第一医院采用自制中药熏蒸治疗机与骨科洗药方（包含海桐皮、透骨草、红花、当归、川椒、威灵仙、白芷、防风、艾叶、荆芥、延胡索各 15g）进行熏蒸治疗，每次治疗时长为 30 分钟，每日进行 2 次，连续 7 天为 1 个疗程。若 1 个疗程后未能痊愈，则进行第 2 个疗程的治疗（方法与第 1 个疗程相同）。两个疗程结束后进行疗效统计，并安排为期半年的随访观察。

（2）对照组　仅采用针刀松解治疗（操作方法与治疗组相同），不辅以其他治疗手段。若一次治疗未能痊愈，则于 10 天后进行第 2 次针刀治疗。同样安排为期半年的随访观察。

3. 结果与分析

（1）疗效评定标准　①近期治愈：关节肿胀全消，疼痛无踪或显著减轻，关节活动自如或有所改善，行走恢复正常，X 线复查无明显变化，生活工作恢复如初。②显效：肿胀大幅消退，疼痛大减，偶感疼痛或服止痛药后疼痛即消，关节活动渐趋正常，行走无碍。③有效：肿胀有所消退，疼痛略减，仍需止痛药辅佐，关节活动稍有改善，但行走仍有所不便。④无效：症状与体征如初，未见改善。

（2）治疗结果　治疗组经 1 个疗程后，32 例痊愈。再经第 2 个疗程，又有 5 例治愈，2 例效果显著，4 例有效。两个疗程合计，治愈者达 37 例，显效 2 例，有效 4 例。对照组一疗程后 24 例治愈，余下 19 例需第 2 个疗程。纵观两个疗程，治疗组治愈率高达 86.0%，显效率 90.7%，总有效率 100%；相较之下，对照组治愈率为 62.8%，显效率 72.1%，总有效率 86.0%。两组相较，治疗组效果更胜一筹。

4. 讨论　膝骨性关节炎乃中老年之常见病，中医学归之为"骨痹""痛痹"，起因于风寒湿邪侵入，致使气血运行受阻。西医学则认为，此病多因膝关节长期劳损、摩擦，引发关节内炎性渗出、组织水肿、关节内压上升，进而影响骨内静脉回流，使骨内压升高，继而导致关节软骨逐渐退化，随后发生骨质增生硬化等病理变化。

采用针刀治疗，能直接松解膝关节周围肌腱、韧带、关节囊等软组织的粘连与瘢痕，改善血液供应，恢复软组织动力平衡，从而稳固膝关节，减轻各关节面的异常应力。辅以中药熏蒸，则可活血化瘀，温经散结，祛风除湿，消肿止痛。药液温度能促进患部血管扩张，加速新陈代谢，助药物吸收，直接作用于患部，舒缓肌肉痉挛，强化消炎止痛之效，促进炎症与水肿消退，软化粘连组织，终达治疗之目的。

经临床观察与比对，治疗组效果明显优于对照组，治愈率高，复发率低。此法简便易行，值得临床广泛推广。

[参考文献：姜益常，宋寒冰.针刀配合中药熏蒸治疗膝骨性关节炎临床观察［J］.针灸临床杂志，2009，25（4）：21-22.]

第二十五节　针刀松解法治疗习惯性髌骨脱位

习惯性髌骨脱位，亦称为复发性髌骨脱位，乃是由多重缘由引发的一种发育性畸形，常见于孩童，且女性患者多于男性。此病以外侧移位为多见，髌骨的反复脱位导致膝关节功能受损，股四头肌萎缩无力，膝关节稳定性下降。患者因此常不敢使用患肢，从而影响其日常生活与劳作。若不及时治疗，不仅局部畸形难以矫正，更可能引发髋关节屈曲、腰椎前凸增大等继发性畸形，最终可能演变为膝关节骨性关节炎，加剧患者痛苦，甚至导致劳动能力的丧失。黑龙江中医药大学附属第一医院采用针刀治疗此病，已取得了显著疗效。现将治疗情况报告如下。

1. 一般资料

（1）临床资料　本研究共纳入 76 例患者，均来自黑龙江中医药大学附属第一医院骨科，时间跨度为 2010 年 7 月～ 2012 年 7 月，涵盖门诊及住院患者。按照随机数字表法将患者均分为两组：治疗组（38 例）施以针刀治疗，对照组（38 例）则采用针刺推拿治疗。具体数据参见表 25-1。经 χ^2 检验，两组在性别、平均年龄及术前平均病程方面均无显著差异

（$P > 0.05$），具备良好的可比性。

表 25-1　两组患者性别、年龄、病程比较

组别	例数	性别（例）		平均年龄（岁）		术前平均病程（年）	
		男	女	男	女	男	女
治疗组	38	14	24	20.8	21.9	3.6	2.2
对照组	38	16	22	21.7	23.1	4.1	3.4

（2）诊断标准　参照全国中医药行业高等教育"十一五"规划教材《中医骨伤科学》所定标准。病史方面，应有新鲜创伤性脱位经历，或由于先天发育不良，可能无显著创伤或急性脱位史。体征上，屈膝时髌骨易在股骨外踝上脱位至外侧；脱位时伴有响声，膝关节形变，正常髌骨位置出现塌陷或低平，股骨外踝前外侧呈现明显异常的骨性突出。症状包括局部压痛、轻度肿胀，当患者自主或被动伸膝时，髌骨能够自行复位并伴随响声；日常行走时腿部感到软弱无力，跑步时容易摔倒。X线检查可见膝关节轴位显示股骨外踝低平。CT检查则显示外侧髌骨角张开。

2. 治疗方案　治疗组采用针刀治疗，频次为每周1次；对照组则采用针刺结合推拿，每日需进行一次，以观察治疗效果。两组的疗程均为2周，每2周为1个疗程。

（1）对于治疗组，患者取卧位，并保持膝关节伸直，若存在屈曲畸形，则需在腘窝部加垫枕头。手术者需佩戴无菌手套，并对患者的膝部皮肤进行常规的碘酒与酒精消毒，之后铺设消毒巾。在内外侧支持带、髂胫束、髌韧带附着处，以及股四头肌止点等位置确定2～3个阿是穴，使用2%的利多卡因进行皮肤麻醉，随后以小针刀进行操作，其刀口线应与腱纤维方向平行。操作以横行剥离为主，辅以纵行剥离，当感觉刀下明显松动后即可顺原路径退出针刀。术后以敷料进行包扎，并确保术区在术后两天内保持干燥，患者应避免剧烈活动。

（2）对照组的患者则采取仰卧位，医者使用长度为40mm、直径为0.35mm的毫针，刺入鹤顶、内外膝眼等穴位，采用捻转手法但不提插，

得气后留针 30 分钟再拔针。稍作休息后，对患者膝关节部进行治疗手法：拿揉股四头肌 20 次，之后弹拨并交替使用按揉法对髌韧带进行操作，同时提拿髌骨约 10 分钟，再推拿股内收肌群大约 5 分钟；最后，向内侧推髌骨 10 ～ 15 次。

（3）疗效评定标准：依据国际上广泛采用的 Lysholm 与 Gillquist 膝关节评分标准（总分值为 100 分）进行评定。轻度病情指综合评分超过 51 分；中度病情指综合评分位于 31 ～ 50 分之间；重度病情则指综合评分低于 30 分。

3. 结果 两组治疗前后疗效评定：两组均在 1 个疗程后按上述标准进行评定，其结果见表 25-2。按照 Lysholm 和 Gillquist 膝关节评分标准比较，两组治疗前比较差异无统计学意义（$P > 0.05$），两组治疗后较治疗前分数均有提高（$P < 0.05$），且治疗组优于对照组（$P < 0.05$）。

表 25-2 两组治疗前后按照 Lysholm 和 Gillquist 膝关节评分标准比较（$\bar{x} \pm S$）

组别	例数	时间	轻度	中度	重度
治疗组	38	治疗前	58.23±5.51	40.21±4.37	26.24±3.16
		治疗后	86.54±4.32	46.14±2.05	32.04±1.18
对照组	38	治疗前	56.74±5.76	41.29±3.53	25.24±2.56
		治疗后	62.22±7.59	36.02±3.16	27.24±1.56

两组治疗前相称角、股骨髁间角、髌骨倾斜角三项指标比较差异均无统计学意义（$P > 0.05$），两组治疗前后自身相称角、髌骨倾斜角改变的角度比较，差异有统计学意义（$P < 0.05$）；治疗后，两组相称角、髌骨倾斜角改变角度比较，差异有统计学意义（$P < 0.05$）。两组股骨髁间角治疗前后均无统计学意义（$P > 0.05$）。具体见表 25-3。

表 25-3 两组治疗前后相称角、股骨髁间角、髌骨倾斜角改变的度数比较（$\bar{x} \pm S$）

组别	例数	时间	相称角（度）	股骨髁间角（度）	髌骨倾斜角（度）
治疗组	38	治疗前	24.06±4.51	142.32±1.09	17.65±2.84
		治疗后	11.98±2.35	142.09±0.09	13.48±2.74

续表

组别	例数	时间	相称角（度）	股骨髁间角（度）	髌骨倾斜角（度）
对照组	38	治疗前	23.96±3.05	143.21±1.12	18.07±2.49
		治疗后	19.53±1.98	143.18±0.92	16.36±1.72

习惯性髌骨脱位在髌股关节疾病中颇为常见，是引发患者膝关节疼痛及髌股关节软骨退变的重要因素。导致习惯性髌骨脱位（滑脱型）的缘由众多。据文献记载，有些病例有轻度外伤史，有些则自出生即存在髌骨脱位，或在学步期发现，或是在生长的不同阶段出现。然而，随着年龄的增长，初次发生髌骨脱位的病例数量逐渐减少。目前，治疗习惯性髌骨脱位的主要方法是手术。近一个世纪以来，手术方法已逾百种，但由于其病理机制的复杂性，目前尚无单一术式能取得显著疗效。手术的目的均在于控制髌骨的不稳定性、恢复其正常运动轨迹，从而预防或减少未来发展为髌股关节炎的风险。然而，膝外结构挛缩和内侧结构松弛的问题仍未得到有效解决。国外有学者指出，对于髌股关节骨关节病，单纯的关节清理手术效果并不理想，且手术治疗可能引发的骨骺损伤是全球骨科医生共同面临的挑战。

针刀松解术在治疗习惯性髌骨脱位方面具有诸多优势，如操作简便、疗效明确、不良反应小、成本低廉等，在缓解疼痛、预防畸形及改善功能方面成效显著。此技术通过对局部作用点进行精确刺入，对痛点进行切割剥离，能有效松解挛缩组织、解除局部粘连、降低软组织内张力、恢复力的平衡、消除神经末梢的牵拉与卡压、改善局部血液循环、消除无菌性炎症，从而打破由膝外软组织病变引起的恶性循环，缓解疼痛并恢复髌骨的正常运动轨迹。同时，针刀松解术能最大程度地减少对骨骺的损伤，解决了手术易损骨骺的全球性难题。本研究显示，患者在接受针刀松解治疗后，疼痛及关节活动功能等症状均得到显著改善。根据病因及生理解剖的改变选择针刀松解术治疗习惯性髌骨脱位，可获得满意的效果，且该方法创伤小、恢复快，值得进一步推广应用。

［参考文献：李远峰，姜益常，李军，等 . 针刀松解法治疗习惯性髌骨脱位的临床研究［J］. 针灸临床杂志，2014，30（5）：34-36.］

第二十六节　针刀斜刺法治疗腰三横突综合征

第三腰椎乃腰部活动之核心，其横突为最长，尖端易受外力损伤。因此产生的腰痛、下肢疼痛及腰部活动受制等症状，被称为第三腰椎横突综合征。此病症在腰肌劳损患者中尤为常见，且以体型瘦长的青壮年人居多。笔者采用针刀斜刺法治疗 60 例腰三横突综合征患者，效果甚佳。

1. 一般资料　自 2010 年 1 月～ 2011 年 1 月，黑龙江中医药大学附属第一医院共诊治腰三横突综合征患者 60 例，其中男性 26 例，女性 34 例，年龄跨度从 21 ～ 67 岁，平均年龄为 40.6 岁。病程短者仅 1 周，长者达 5 年，平均病程为 3 个月。

2. 症状体征　患者或感腰部酸痛，或受剧痛之苦，腰部活动受缚，重则影响生活与工作。痛感可延及臀部及大腿前方。腰部后仰无痛，但向对侧弯曲则受限。显著的体征是在第三腰椎横突外缘，即第三腰椎棘突旁开约 4cm 处，尤其是体型瘦长者可触及横突尖端，伴有明显压痛及局部肌肉紧张或痉挛。按压时，因第二腰神经分支受激惹，可引发放射痛至大腿及膝部。

3. 诊断标准　参照 1994 年国家中医药管理局颁布的《中医病证诊断疗效标准》，诊断依据如下：①有腰部扭伤、慢性劳损或腰部受凉病史。②出现一侧或双侧慢性腰痛，晨起或弯腰时疼痛加剧，久坐后起立困难，疼痛可向一侧或双侧下肢放射至膝部。③第三腰椎横突尖端压痛显著，并可扪及条索状结节。④ X 线检查可见第三腰椎横突过长或左右不对称。

4. 治疗方法　通常选用 3 号针刀进行斜刺治疗。在第三腰椎棘突旁开 2 ～ 5cm 处，可触及横突尖端及明显压痛点或大小不等的结节，并进行标记作为进针点。以碘伏对术区进行无菌消毒，铺设无菌洞巾，术者佩戴无菌手套，并在局部注射 0.75% 的利多卡因。进针时，术者以右手拇指和食指持针柄，中指尖扶持针刀体中部以调控进针速度与深度，以防突刺过深引发危险。斜刺之要诀在于，针刀穿透皮肤及浅筋膜层后，需以拇指和食指稳握针刀柄，中指尖抵住进针点周围皮肤以控制深度，保持针体斜行方向，使针刀刺入最痛点、条索或硬结之上。当针刀刺入病变条索后，患者会感到局部轻微酸胀，此时轻轻摆动针体，沿腰三横突尖端纵切。多数患者在数秒内便可感到条索软化，压痛点显著消失。治疗原则为消除痛点及软化硬结、条索，共治疗 2 个疗程。

5. 疗效评定标准 根据治疗前后的体征检查、症状改善及功能恢复状况来评定疗效。痊愈：自觉症状全然消失，腰椎活动功能完全恢复如初；显效：自觉症状大幅减轻，腰椎活动功能几近恢复；好转：自觉症状有所缓解，腰部活动能力有所改善；无效：自觉症状依旧，腰椎活动功能未见任何恢复。

6. 治疗结果 采用针刀斜刺法进行首次治疗，成功治愈 51 例。另有 9 例患者接受两次治疗，其中 5 例得以痊愈，3 例效果显著，1 例出现好转。两个疗程结束后，总计治愈 56 例，显著效果 3 例，好转 1 例，无效者为零。

7. 讨论 为推广针刀治疗法，弘扬针刀医学，我们认识到针刀治疗能迅速减轻患者痛苦。针刀疗法安全可靠，疗效确切，其传统的切割、剥离、松解、铲削手法能有效消除局部疼痛。然而，对病变组织过度使用剥离、铲削等操作，可能会增加患者的痛苦，提高感染风险，并加重患者的心理负担。因此，准确的诊断、清晰的思路，以及精准的选点至关重要。每次选择最关键的 1～2 个点进行治疗，往往能收到事半功倍的效果。近年来，笔者采用针刀斜刺手法治疗腰三横突综合征，取得了显著疗效。此种方法操作简单、安全可靠、痛苦极小，相较于传统的直刺针刀，疗效更佳。针刀斜刺疗法在治疗腰三横突综合征方面，是一种科学、快速、有效且能根治的方法，对于其他软组织损伤的治疗也展现出广阔的应用前景。

［参考文献：孔祥生，宋寒冰，姜益常.针刀斜刺法治疗腰三横突综合征临床观察［J］.针灸临床杂志，2012，28（1）：36-37.］

第二十七节　针刀治疗膝关节慢性创伤性滑膜炎

膝关节慢性创伤性滑膜炎，多见于年老体胖者，是一种膝骨关节的无菌性炎症，由滑膜发生炎性病变引发。膝关节的滑膜表层细胞能分泌出淡黄色的黏稠滑液，此滑液不仅具有润滑关节的作用，还能为关节软骨提供营养，并在关节活动时辅助散热。然而，滑膜血液供应丰富，因此较易受伤出血，进而引发炎症渗出，导致关节腔内积液、充血，其主要临床表现为局部关节肿胀、酸痛及活动受限。随着社会生活水平的提升，体胖人群的比例逐渐增加，人口老龄化问题也日益严重，这使得膝关节创伤性滑膜炎的发病率呈现上升趋势。受生活环境影响，部分患者未能按规定接受治疗，长期忍受疼痛和功能障碍的困扰，严重影响了患者的日常生活和工作质量。若不及时采取有效治疗措施，可能会进一步加重膝关节的功能障碍。

在西医领域，治疗膝关节慢性创伤性滑膜炎的方法主要包括使用非甾体抗炎镇痛药、激素类药物、关节腔注射、关节镜下射频消融，以及手术治疗等。而中医学则提供了诸如理疗（超短波、微波、中药导入、中药熏蒸等）、中药外敷、口服中药，以及针刺手法治疗等多种方法。尽管治疗方法众多且具有一定疗效，但仍存在局限性，且易于复发，使得患者难以接受。针刀治疗，作为一种新型的微创治疗方法，凭借其操作简单、创伤小、安全性高，以及见效快等优势，有效弥补了其他治疗方法的不足。为了观察针刀治疗膝关节慢性创伤性滑膜炎的临床效果，特进行如下报道。

1.临床资料

（1）基础资料　本研究选取了2019年3月～2019年12月期间在黑龙江中医药大学附属第一医院骨伤科门诊就诊的60例膝关节慢性创伤

性滑膜炎患者。这些患者均符合纳入标准，并且已排除不符合条件的患者。采用随机数字表法，将患者分为治疗组和对照组，每组30例。治疗组男18例，女12例；年龄28～70岁，平均（52.13±10.44）岁；病程3个月～1.5年，平均（7.80±3.49）个月。对照组男16例，女14例；年龄30～68岁，平均（52.03±10.81）岁；病程从4个月～1.5年，平均（7.47±2.76）个月。两组患者在基础资料方面差异无统计学意义（$P >$ 0.05）。见表27-1。

表 27-1　两组膝关节慢性创伤性滑膜炎患者性别、年龄、病程一般资料比较

| 组别 | 例数 | 性别/例 | | 年龄（$\bar{x}\pm S$）/岁 | 病程（$\bar{x}\pm S$）/月 |
		男	女		
治疗组	30	18	12	52.13±10.44	7.80±3.49
对照组	30	16	14	52.03±10.81	7.47±2.76
χ^2/t		χ^2=0.271		t=0.011	t=0.410
P		0.602		0.289	0.226

（2）临床诊断　膝关节慢性创伤性滑膜炎的临床诊断标准，参考《实用骨科学》及《中医病证诊断疗效标准》，拟定如下：①患者膝关节有外伤或劳损病史，且此病症多见于年老、体胖者。②膝关节穿刺可抽出淡黄色或淡红色的液体。③浮髌试验结果呈阳性。④患者存在局部关节疼痛、肿胀及功能活动受限的症状。⑤排除其他可能的疾病，如风湿性关节炎、痛风性关节炎、滑膜结核或肿瘤等。⑥X线检查显示无骨质破坏或增生，核磁共振成像（MRI）可见滑膜关节腔积液，滑膜增厚，可能伴随周围软骨的改变。

2. 治疗方法

（1）治疗组　患者通常采用仰卧位，患膝下垫一软枕，屈膝角度保持在70°～80°，以患者舒适为宜。在患膝的髌骨两侧支持带点、髌下内外膝眼点各定一个治疗点，同时在股四头肌肌腱两侧，髌骨上缘1～2cm的位置，各定1～2个压痛点，并用笔进行标记。之后进行常规消毒，铺设无菌孔巾。医生在术前需佩戴无菌口罩和一次性无菌手套，然后向标记点注射由 2% 利多卡因 2mL 与灭菌注射用水 2 ～ 3mL 混合而成的药液。注射需经皮肤、皮下组织、筋膜直达病变周围，当针管抽吸无回血后即可进行局部麻醉，并观察患者是否有麻醉反应。治疗器械选用由江西老宗医医疗器械有限公司生产的Ⅰ型 4 号一次性针刀，并严格按照四步操作规程进行针刀治疗：①在髌骨两侧支持带点施术，刀口线与下肢水平方向保持一致，刀体垂直刺入皮肤及皮下组织，当刀下感觉有韧性时，即表示已到达髌内（外）侧支持带，此时进行 2 ～ 3 刀的纵疏横剥，然后调整刀口线方向 90°，再进行 2 ～ 3 刀的十字提插切割。②在髌下内外膝眼点进行操作，刀口线仍与下肢水平方向平行，刀体垂直刺入皮肤和皮下组织，当感觉刀下有韧性时，进行 2 ～ 3 刀的切割，然后穿过髌外（内）侧支持带，当有空落感时，即表示已达到膝关节前外（内）侧滑膜，此时再进行 2 ～ 3 刀的提插切割，操作范围控制在 0.5cm 内。③在股四头肌肌腱及髌上点施术，刀口线与下肢纵轴方向保持一致，针刀垂直刺入皮肤和皮下组织，当刀下有韧性感时，即已到达股四头肌肌腱，先进行 2 ～ 3 刀的纵疏横剥，然后调整刀口线方向 90°，进行 2 ～ 3 刀的十字提插切割，之后继续进针刀，当刀下有落空感时，表示已穿过股四头肌肌腱，此时再进行 2 ～ 3 刀的纵疏横剥，操作范围控制在 0.5cm 内。治疗结束后，创口使用创可贴外敷。随后进行手法操作，使患者患膝屈曲，左手虎口按住髌骨底缘进行固定，右手握住患者患膝踝部，缓慢且反复拉伸患膝关节 5 次，以进一步松解膝关节周围的软组织粘连。术后嘱咐患者至少 3 天内刀口处不得接触水，需卧床休息，避免患膝劳损和受凉。治疗频率为每周 1 次，连续治疗 3 次为 1 个疗程。

（2）对照组　患者体位与治疗组相同。进行常规局部皮肤消毒后，覆盖无菌孔巾，再向痛点或痛性条索内及其周围组织浸润注射由 2% 利多卡因 2mL、灭菌注射用水 2 ～ 3mL，以及 0.2mL 氢化泼尼松注射液混合而成的药液。嘱咐患者减少患膝活动，疗程与治疗组相同。

3. 疗效评价方法

（1）疼痛视觉模拟评分（Visual Analog Scale，简称 VAS） 依据患者的疼痛程度进行评分：0 分代表无痛；1 ～ 3 分表示轻微疼痛，但可忍受；4 ～ 6 分说明患者疼痛较为明显并可能影响睡眠，但仍在可忍受范围内；7 ～ 10 分则代表疼痛剧烈，难以忍受，严重影响食欲及睡眠。分数越高，疼痛越剧烈。

（2）膝关节功能评分（Lysholm 评分体系） 治疗前后，评估内容包括：步行是否跛行 0 ～ 5 分，是否需要支撑物协助行走 0 ～ 5 分，关节是否有交锁感 0 ～ 15 分，关节稳定性 0 ～ 25 分，爬楼梯是否困难 0 ～ 10 分，下蹲是否困难 0 ～ 5 分，关节是否肿胀 0 ～ 10 分，以及是否存在疼痛 0 ～ 25 分。通常得分在 65 ～ 80 分及 80 分以上为良好，低于 65 分则为差。

（3）美国特种外科医院膝关节评分（HSS 评分系统） 该评分按照以下标准进行：疼痛 0 ～ 30 分，行走功能 0 ～ 22 分，关节活动度 0 ～ 18 分，肌力 0 ～ 10 分，屈膝畸形 0 ～ 10 分，关节稳定性 0 ～ 10 分。评分与膝关节功能正相关，即评分越高，膝关节功能越好。

（4）疗效评价标准 参考国家中医药管理局医政司 2017 年发布的《中医病证诊断疗效标准》制定如下标准：治愈指膝关节活动功能完全恢复正常，无任何肿胀、疼痛及功能障碍症状，浮髌试验呈阴性，且临床症状无复发。好转则指疼痛、肿胀等症状有所减轻，关节活动功能有所改善。无效则表示症状未缓解，甚至可能出现肌肉萎缩或关节僵硬。有效率计算公式：有效率 =（好转 + 治愈）/ 总例数 ×100%。

4. 结果与分析

（1）两组患者治疗前后 VAS 评分对比：经过治疗，两组患者的 VAS 评分均较治疗前有所降低，且治疗组的改善情况显著优于对照组（$P < 0.01$），详细数据见表 27-2。

表 27-2　两组膝关节慢性创伤性滑膜炎患 VAS 评分比较（$\bar{x} \pm S$）

组别	例数	治疗前	治疗后	t 值	P 值
治疗组	30	7.13±0.90	3.13±0.73	21.541	< 0.01
对照组	30	7.16±0.80	3.90±0.71	17.631	< 0.01
t 值		0.152	4.117		
P 值		0.409	0.000		

（2）两组患者治疗后 Lysholm 评分较治疗前均有增高，且治疗组明显优于对照组（$P < 0.01$），见表 27-3。

表 27-3　患者 Lysholm 评分比较（$\bar{x} \pm S$）

组别	例数	治疗前	治疗后	t 值	P 值
治疗组	30	45.30±5.92	80.10±6.20	26.783	< 0.01
对照组	30	45.97±5.73	74.10±5.73	17.915	< 0.01
t 值		0.443	3.890		
P 值		0.768	0.000		

（3）治疗前后 HSS 膝关节功能指数评分比较，两组患者治疗后较治疗前功能评分均有增高，但治疗明显优于对照组（$P < 0.01$），见表 27-4。

表 27-4　两组膝关节慢性创伤性滑膜炎患者 HSS 评分比较（$\bar{x} \pm S$）

组别	例数	治疗前	治疗后	t 值	P 值
治疗组	30	47.67±4.47	79.23±5.81	26.555	< 0.01
对照组	30	47.27±5.41	71.83±6.49	14.164	< 0.01
t 值		0.312	4.656		
P 值		0.350	0.000		

（4）两组患者治疗疗效比较：经过 1 个疗程治疗后，治疗组有效率优于对照组，见表 27-5。

表 27-5 两组膝关节慢性创伤性滑膜炎患者治疗疗效比较

组别	例数	治愈 / 例	好转 / 例	无效 / 例	有效率 /%
治疗组	30	10	19	1	96.7
对照组	30	6	20	4	86.7
χ^2 值			8.930		
P 值			0.030		

西医学认为，膝关节慢性创伤性滑膜炎常因膝关节反复劳损引发的炎症渗出，或急性创伤性滑膜炎治疗不彻底所导致。膝关节的滑膜层起自关节软骨边缘，覆盖于关节囊的纤维层、脂肪垫或脂肪组织，以及关节内韧带的表面。局部滑膜组织折叠形成滑膜皱襞，构成密闭的膝滑膜囊。膝关节滑膜囊较大，其滑膜在人体中分布较多，主要集中在髌上囊、髌前皮下囊、髌下皮下囊等处。滑膜表层富含滑膜细胞，能分泌滑液以润滑关节面，为关节软骨提供营养。然而，由于膝关节承重较大，且关节软骨易磨损，可能导致滑液减少，进而引发滑膜炎症分泌物渗出。滑膜充血、局部肿胀、滑膜肥厚或机化粘连是创伤性滑膜炎的主要病理变化。触摸肥厚的滑膜时，可能听到摩擦音并伴有轻微压痛。病程较长者可能出现关节软骨化，关节韧带松弛。此外，膝骨性关节炎患者发病后关节活动受限，长期缺乏活动会进一步加剧关节硬化，加重病情。发病时，患者会感到强烈的疼痛，影响睡眠质量，导致食欲不振，进而影响后续治疗。

中医学将膝关节慢性创伤性滑膜炎归类于"痹证""鹤膝风"等范畴。其证候类型包括风寒湿阻型、痰湿结滞型、气滞血瘀型及脾肾不足型。《素问·痹论》有云："风寒湿三气杂至，合而为痹也。"此病多因肝、脾、肾亏损，加之风寒、湿邪侵扰，跌打损伤与长期劳损，导致膝部气血不畅，水湿凝聚，关节肿胀，功能障碍。久治不愈，反复劳损，终致膝关节慢性创伤性滑膜炎。本病以本虚标实为特点，风寒湿邪阻塞经络为标，肝肾虚损为本。治疗当以补养气血、通络止痛、补益肝肾为主。

封闭治疗是膝关节疼痛疾病的常用治疗手段之一。对于膝关节疼痛的患者，注射封闭针可以有效地减少炎性因子的释放并促进炎性物质的吸收，具有一定的消肿止痛效果。然而，局部软组织粘连、瘢痕、挛缩等问题并未得到解决，力学平衡失调，这是导致疼痛症状反复发作的一个重要原因。此外，长期或过量使用激素反而可能损伤关节软骨，增加感染的风险。

针刀治疗则融合了中西医的基础理论，形成了一种新的医学理论体系，它是中西医结合的特色治疗方式，与当今的微创理念相符合。微创针能够解除关节周围的组织粘连，疏通淋巴及组织液通道，从而消除局部炎性介质和大分子代谢产物的积聚，维护组织液的正常生理功能。在中西医基础理论的指导下，针刀治疗以人体局部生理、病理解剖为出发点，不仅具备微创针的优势，还能减轻膝关节内张应力，消除不平衡的力，恢复机体的动态平衡。

在针刀治疗中，针的理念被用于刺入人体，在体内则发挥出刀的切割作用。通过针刀松解术，关节周围的肌肉和肌腱得以放松，使膝关节僵硬后挛缩的肌肉恢复到正常长度，从而改善了膝关节的活动范围。在创伤性膝关节滑膜炎的病因中，膝关节的解剖构造和生物力学对疾病的进程起着重要作用，而力的平衡也是一个关键因素。针刀松解术治疗膝关节慢性创伤性滑膜炎，通过松解粘连的关节周围肌肉，消除挛缩的关节囊，剥离粘连的滑膜和髌下脂肪垫等，从而减轻膝关节滑膜炎的症状。这一治疗方法还可以减轻膝关节内张应力，减少对血管的压迫，并促进局部血液循环，使炎性因子得以吸收，起到消肿止痛的作用。它改善了膝关节功能活动障碍，增强了组织的修复和再生能力，从而恢复了机体的力学平衡。

综上所述，本研究结果显示，采用针刀松解膝关节周围软组织的方法，可以快速松解和剥离粘连挛缩的软组织，减轻膝关节内张应力，改善局部血液供应，并促进炎性物质的吸收。这种方法能更好地改善膝关节肿胀、疼痛及关节功能活动障碍等临床症状，恢复机体的力学平衡。其疗效优于对照组，值得临床借鉴。然而，其远期疗效仍需进一步观察。

［参考文献：任树军，杨春雨，李芳，等.针刀治疗膝关节慢性创伤性滑膜炎临床疗效观察［J］.辽宁中医药大学学报，2021，23（1）：1.］

第二十八节　中药内外并用治疗腰椎间盘突出症

腰椎间盘突出症是临床上的一种常见疾病，常引发腰痛、腿痛，或两者兼而有之。此病通常突然发作，症状时轻时重，且易反复发作，对患者的日常工作和生活产生了深远影响。自 2000 年 2 月～ 2002 年 8 月期间，笔者采用口服脊痛消Ⅱ号配合外用中药熏蒸法治疗腰椎间盘突出症，取得了显著效果。现将治疗情况报告如下。

1.临床资料　本研究共收治了 186 例腰椎间盘突出症患者，并随机将患者分为两组。其中，治疗组共有 106 例患者，包括男性 61 例和女性 45 例；患者年龄跨度从最小的 17 岁到最大的 75 岁，平均年龄为 45.8 岁；病程最短的为两天，最长的达 30 年，平均病程为 1.5 年。对照组由 80 例患者组成，其中男性 46 例，女性 34 例；年龄范围从 18 岁到 73 岁，平均年龄 45.1 岁；病程最短的为 3 天，最长的为 28 年，平均病程为 1.2 年。对两组患者进行了 CT 或 MRI 检查，椎间盘突出部位的结果详见表 28-1。经比较，两组患者的基本资料无显著差异，因此具有可比性。

表 28-1　两组患者椎间盘突出部位比较

组别	$L_{3\sim4}$	$L_{4\sim5}$	$L_5\sim S_1$	$L_{3\sim4}$、$L_{4\sim5}$ 或 $L_{4\sim5}$、$L_5\sim S_1$
治疗组	2	40	26	38
对照组	1	30	24	25

临床诊断标准依据国家中医药管理局发布的《中医病证诊断疗效标准》。

2.治疗方法

（1）对照组　给予黑龙江中医药大学附属第一医院自制中药脊痛消Ⅱ

号进行口服治疗，每次服用 5 ～ 8 粒，每日需服 3 次，以 2 周为 1 个治疗周期，并叮嘱患者卧床休息，床板宜硬。

（2）治疗组　除了与对照组同样口服中药外，还采用自制的中药进行熏蒸治疗。所用方药包括海桐皮、防风、艾叶、红花、伸筋草、透骨草、川乌、独活、羌活、葛根、木瓜、川芎、没药、天南星等，每味各取20g。将这些中药装入纱布袋中，加入约 1500mL 的水，在锅中煮沸 4 ～ 6分钟，待药液温度降至 45 ～ 50℃时，稍加拧挤药袋。患者需俯卧于床上，将药袋平铺于腰骶部位，每次治疗 30 分钟，每日进行 2 次，每剂药可使用两天，同样以 2 周为 1 个治疗周期。

3. 治疗结果　疗效的判定标准如下：优，即临床症状和体征完全消失或基本消失，腰部功能恢复正常，能够重返原工作岗位，直腿抬高试验的角度超过 70°；良，指主要症状基本消失，下肢皮肤可能有小区域麻木感，但不影响重返工作岗位，直腿抬高试验的角度同样超过 70°；可，表示仍有轻度腰痛，腰部活动功能受到轻度限制，直腿抬高试验的角度低于 70°；差，即治疗前后症状无变化或有所加重。

经过 1 个疗程的治疗后，两组均按照上述标准进行评定，具体结果详见表 28-2。

表 28-2　两组患者治疗疗效比较

组别	例数	优	良	可	差	优良率（%）	有效率（%）
治疗组	106	38	40	24	4	74	96
对照组	80	13	28	30	9	51	88

两组疗效比较，经统计学处理，$P < 0.05$，有显著性差异，治疗组优于对照组。

4. 论述　腰椎间盘突出症源于椎间盘的自然退化，加之受到外力伤害或长期劳损，并受到风、寒、湿等环境因素的影响。当纤维环破裂时，髓核会突出，进而直接对神经根造成压迫和刺激，导致神经根局部出现充血、水肿的现象，同时组织细胞会释放出多种引发炎症的物质，从而在局部产生无菌性炎症，这是腰痛和腿痛的主要原因。

当前，针对腰椎间盘突出症的治疗方法层出不穷，其中，口服中药是临床上常用的治疗手段之一。通过服用中药，可以有效地减轻神经根的水肿和炎症，缓解腰部肌肉的痉挛，使椎间隙增宽、椎间孔扩大，进而降低椎间盘的内压，从而缓解或减轻突出的椎间盘对神经根的压迫，达到治疗腰椎间盘突出症的效果。

在口服中药脊痛消Ⅱ号的基础之上，笔者进一步结合了中药熏蒸治疗。经过临床的对比观察，发现这种综合治疗方法的疗效明显优于单纯的口服中药。中药熏蒸疗法在古老的《素问·阴阳应象大论》中已有记载："其有邪者，渍形以为汗。"此疗法能够使局部皮肤充血并微微出汗，从而改善局部的血液循环，促使局部的炎性物质通过毛细血管被吸收和消散。同时，药物雾化后形成的药物分子能够直接通过皮肤作用于病患部位，使侵入体内的寒湿之邪通过皮肤毛孔以汗液的形式排出体外，进而消退神经的充血和水肿。现代研究表明，中药熏蒸能够刺激皮肤的神经末梢感受器，通过神经系统建立新的反射，从而打破原有的病理反射联系，达到治愈疾病的目的。中药的内外并用具有祛风散寒、活血化瘀、通络止痛的功效，实现了内外兼治的效果，因此在临床上展现出了显著的疗效。

［参考文献：姜益常，徐炜明，葛明富. 中药内外并用治疗腰椎间盘突出症 186 例［J］. 中医药信息，2003，（1）：50.］

第二十九节　针刀松解法治疗髌骨半脱位的相关分子机制实验研究

髌骨半脱位，为临床所常见，随着医者对其认知日深，确诊率亦日渐提升。此病乃指髌骨未全离股骨髁间沟而向外移位，致使膝关节疼痛、绵软无力、有弹响声及脱臼之感，此皆属中医学所谓"膝痹"之范畴。此病或有自愈之能，然易反复发作。若久病不愈或病情严重，可加速关节退化、髌骨软化等病变。时至今日，关于髌骨半脱位之临床与实验研究尚显不足，治疗多以开放性手术或关节镜治疗为主。然手术治疗费用高昂，且易带来创伤，术后又需长期关节康复锻炼及长时间卧床休养，更为棘手者，其复发率亦居高不下。

针刀疗法，乃朱汉章教授于1976年所创之中医外科新法。此法融中医针灸之"针"与西医之"手术刀"于一体，依据生理解剖及中医学理论，通过松解筋脉、刺激穴位以疗疾。近年来，针刀疗法广泛应用于内外科疾病之治疗，效果甚佳。以针刀松解法治疗髌骨半脱位，其特色在于可闭合、微创之条件下，直达病所进行切割、松解与剥离，以达治疗之目的。经黑龙江中医药大学附属第一医院骨伤科医疗科研团队十余年之临床观察与研究，发现针刀松解法对习惯性髌骨半脱位疗效显著，且不易复发。

据观察，髌骨半脱位可致关节腔内韧带及骨关节关系之变化，亦可引发无菌性炎性渗出、关节积液等状况。此或因髌骨与股骨髁反复撞击、摩擦，导致软骨碎片坏死、变性，刺激周围组织，进而损伤关节内滑膜、软骨及韧带等结构，尤以关节软骨退变为甚，更易诱发膝关节骨性关节炎、髌骨软化症及关节变形等继发病变。

经前期临床观察研究证实，针刀松解法对髌骨半脱位确有可靠疗效，然其作用机制尚局限于力学关系等宏观层面之认识。多年临床病例研究显示，经针刀松解法治疗后，髌骨半脱位患者之关节炎性积液、疼痛、肿胀及关节功能障碍等症状均得到显著改善。为进一步探索与研究，本研究借助动物实验以探讨针刀松解法治疗髌骨半脱位之分子作用机制，旨在验证并探寻髌骨半脱位之病理变化，从而为针刀松解法治疗该病提供科学理论依据。

1. 材料与方法

（1）实验动物　所参与的实验动物皆为1月龄的新西兰大兔（动物许

可证号：23002000000209；源自哈尔滨市呼兰区白奎镇天兴养殖场）。共计48只大兔，被随机均分为四组，每组含12只大兔（雌雄各半），分别命名为治疗组、阳性对照组、模型组及假手术组。

（2）动物模型制备　选择体健的大兔以构建髌骨半脱位模型。具体操作：麻醉后，对大兔两后腿膝关节进行备皮与消毒，于膝关节正中切开皮肤约2cm，逐步显露髌股关节。沿髌骨内外缘切开关节囊，使髌骨向外侧移位至半脱位状态，之后重叠缝合外侧关节囊。通过屈伸膝关节验证髌骨无法自行复位后，冲洗并缝合伤口。假手术组则仅进行皮肤切开与缝合，无其他操作。造模后的大兔按常规方式饲养，术后1周进行定期活动，每日2次，每次30分钟。4周后对所有造模大兔行X线检查，拍摄髌骨轴位片，以进一步确认造模是否成功。

（3）主要实验设备及试剂　所使用的主要设备：低温离心机（山东博科tD-5M型）、超低温保存箱（澳柯玛DW-86L630型）、酶标分析仪（美国宝特ELX808型）、孵育箱（北京福意电器有限公司，FYL-YS-150L型）、HBS-4009自动洗板机（南京德铁实验设备有限公司），以及显微镜（北京测维光电仪器厂出品）。试剂则包括Ⅱ胶原酶试剂盒（源自美国Sigma化学公司）和高糖培养液（由南京迪兆生物科技有限公司提供）。

2. 治疗方法

（1）治疗组　采用针刀松解法进行治疗。选用一次性无菌针刀（由江西老宗医医疗器械有限公司生产，型号为0.35mm×45mm）。在治疗过程中，尽量使大兔膝关节伸直，并对治疗部位进行常规消毒与铺单。使用0.75%的利多卡因注射液进行局部麻醉，在兔股四头肌外侧头及髌外侧缘的紧张位点快速进针，确保刀口线与腱束方向垂直。充分松解紧张的肌筋膜，当手感松动后即退出针刀。松解后，将髌骨向内侧推挤3～5次，术后以敷料缠扎。治疗频率为每周1次，连续4周为1个疗程。

（2）阳性对照组　采用电针疗法（所用针灸针为华佗牌，型号为0.35mm×40mm，由苏州医疗用品厂有限公司生产；脉冲针灸治疗仪型号为 KWD-808I，由常州英迪电子医疗器械有限公司制造）。取穴主要为鹤顶、犊鼻、阳陵泉及足三里。以斜刺方式进针 0.5cm，并运用泻法施针。在获得针感后留针，并进行电针刺激治疗 15 分钟（电流强度为 3mA，刺激频率为 50Hz）。治疗频率为隔日 1 次，连续 4 周为 1 个疗程。

（3）模型组　仅进行常规造模操作，不施加任何其他治疗措施，同期进行饲养观察。

（4）假手术组　对于未进行模型制作的大兔，同样不进行特殊治疗，仅进行同期饲养观察。

3. 观察方法

（1）Lequesne MG 评分　利用改良 Lequesne MG 评分表进行治疗前后局部疼痛刺激反应、步态、关节活动和关节肿胀等行为学分析，改良 Lequesne MG 评分量表与关节的活动障碍程度及疼痛程度呈正相关，评分标准见表 29-1。

表 29-1　改良 Lequesne MG 评分表

项目	疼痛	肿胀	活动障碍	行走困难（跛行）
无	0 分	0 分	0 分	0 分
轻度	1 分	1 分	1 分	1 分
中度	2 分	2 分	2 分	2 分
重度	3 分	3 分	3 分	3 分

（2）髌股指数　内侧髌股关节间隙与外侧髌股关节间隙的最短距离之比，可用以衡量髌骨半脱位的程度。正常的髌股指数不应超过 1 : 1.6。为探究各组髌股指数的变化，我们对所有实验动物进行了 X 线检查。

（3）炎性因子检测　我们从髌骨中分离提取了软骨细胞，并在细胞培养后，使用 ELISA 试剂盒检测了细胞中 IL-1、tNF-α 和 MMP-3 等炎性因子在治疗前后的变化。同时，对软骨组织进行了免疫组化定性分析。在此过程中，我们使用了高糖培养液，以及定时定量荧光和免疫印迹试验检测。

4. 结果与分析

（1）各组改良 Lequesne MG 评分对比　各组的具体结果详见表 29-2。治疗前，治疗组、阳性对照组、模型组与假手术组之间的评分存在显著差异（$P < 0.05$），这表明模型制作是成功的。治疗后，与模型组相比，阳性对照组和治疗组的 Lequesne MG 评分均显著降低，且差异具有统计学意义（$P < 0.05$），其中治疗组的评分最低。由此可见，阳性对照组（即电针治疗组）能够缓解髌骨半脱位的症状，而治疗组（即针刀松解法组）的效果更为显著。

（2）各组髌股指数对比　通过对各组髌骨指数的变化进行分析，我们发现阳性对照组和治疗组的髌骨指数明显高于模型组（$P < 0.05$）。进一步比较显示，治疗组的髌骨指数较阳性对照组有显著提升，且这种差异具有统计学意义（$P < 0.05$）。详细数据请见表 29-3。

表 29-2　各组改良 Lequesne MG 评分比较（$\bar{x} \pm S$）

组别	例数	改良 Lequesne MG 评分（分）		
		干预前	干预后	差值
假手术组	12	0[b]	0[b]	0[b]
模型组	12	6.81±1.60	6.40±1.30	0.40±0.12
治疗组	12	6.79±1.44	3.51±1.01[bc]	3.21±0.56[bc]
阳性对照组	12	6.77±1.48	4.90±1.15[b]	1.88±0.83[b]

注：与模型组比较，[b]$P < 0.05$；与阳性对照组比较，[c]$P < 0.05$。

表 29-3　各组髌股指数变化（$\bar{x} \pm S$）

组别	例数	髌股指数
假手术组	12	1∶1.63±0.05[b]
模型组	12	1∶1.51±0.04
治疗组	12	1∶1.59±0.06[bc]
阳性对照组	12	1∶1.55±0.05[b]

注：与模型组比较，[b]$P < 0.05$；与阳性对照组比较，[c]$P < 0.05$。

（3）各组髌骨软骨细胞 IL-1、tNF-α 及 MMP-3 含量比较　髌骨半脱位的软骨损伤程度与炎症因子的表达含量变化相关，通过 ELISA 法对髌骨软骨细胞中 IL-1、tFN-α 及 MMP-3 等炎症因子的含量观察，可见治疗组较阳性对照组及模型组 IL-1、TNF-α 及 MMP-3 含量均呈显著降低，差异具有统计学意义（$P < 0.05$ 或 $P < 0.01$）。见表 29-4。

表 29-4　各组髌骨软骨细胞中 IL-1、tNF-α、MMP-3 的含量（$\bar{x} \pm S$）

组别	例数	IL-1 含量（Pg/mg）	tNF-α 含量（Pg/mg）	MMP-3（Pg/mg）
假手术组	12	7.09±1.05	6.52±1.44	8.35±0.67
模型组	12	12.56±1.60[a]	12.02±1.83[a]	18.32±1.43[a]
治疗组	12	8.12±1.18[c]	7.98±1.25[bc]	10.22±1.29[bc]
阳性对照组	12	10.01±1.21[b]	9.77±1.63[b]	13.55±1.33[b]

注：与假手术组比较，[a]$P < 0.01$；与模型组比较，[b]$P < 0.01$；与阳性对照组比较，[c]$P < 0.05$。

（4）各组软骨组织 MMP-3、tNF-α 及 IL-1 免疫表达比较　本研究中，软骨组织的免疫组化定性分析揭示了 MMP-3、tNF-α 及 IL-1 的阳性染色主要集中于细胞质中，其阳性信号显示为棕黄色。在假手术组中，MMP-3、tNF-α 及 IL-1 的染色结果均为阴性，细胞质内并未出现明显棕黄色；模型组中，MMP-3、tNF-α 及 IL-1 的免疫组化染色结果则呈现阳性，显微镜下可观察到棕黄色的异染颗粒；相较之下，治疗组与阳性对照组中的棕黄色异染颗粒数量明显减少，尤以治疗组的棕黄色异染颗粒为最少。各组之间的阳性表达率存在显著差异，其中治疗组的降低效果最为明显。详细数据请参见表 29-5。

表 29-5　IL-1 免疫组化分布对比（%）

组别	例数	Relative IL-1 signal intensity
假手术组	12	1*
模型组	12	1.8
治疗组	12	1.22#
阳性对照组	12	1.39

注：与模型组比较，*$P < 0.05$；与阳性对照组比较，#$P < 0.01$。

5. 讨论　目前，髌骨半脱位在临床上仍缺乏确切有效的保守治疗方法。开放性手术对膝关节的副损伤较大，且复发率较高。尽管关节镜在关节疾病治疗中已广泛应用，但在治疗髌骨半脱位方面效果仍不尽如人意，复发率亦不低。现阶段，康复锻炼和外固定是髌骨半脱位的常见治疗手段。这些方法虽能暂时缓解症状，但无法从根本上解决髌骨内、外侧肌力失衡的问题，治疗后仍有复发之虞。

若髌骨半脱位迁延不愈或病情加剧，可能会加速关节退变，导致关节软骨损伤和继发性滑膜炎等功能障碍。其典型症状包括突发疼痛、膝关节无力、髌骨弹响，甚至偶尔出现脱臼感。

针刀疗法在当今临床中应用颇为广泛。在中医学理论、现代解剖学及生物力学的指导下，经过不断的临床实践与探索，针刀治疗方法日臻完善，其适应证也在不断拓宽。此法既秉承了中医治疗的"简、便、廉、验"之特色，又融合了西医微创与快速康复的理念。其治疗过程简便易行、安全可靠、微创无痕、无需缝合、感染风险低、不良反应少、患者接受度高、治疗时间短，且术后恢复迅速，不影响正常工作与学习，优势显著。

膝关节乃人体最大之负重关节，其结构失稳与力学平衡破坏是膝关节病变的重要诱因。采用针刀松解法治疗髌骨半脱位，主要是在髌外侧支持带和股四头肌外侧头处进行充分松解，以剥离粘连组织、平衡髌周肌力、缓解肌肉和韧带的紧张痉挛，从而恢复髌骨的生理解剖结构和周围的力学平衡。此举有助于减轻髌骨对股骨上髁的撞击损伤，预防因关节磨损退变引发的膝关节韧带和滑膜紊乱，减轻无菌性炎症，促进血液循环和关节内代谢，使膝关节重回动态平衡之态。

髌骨半脱位的发病机制与关节内外不均衡的应力作用于髌骨及股骨髁软骨，产生压力和不良摩擦紧密相关。这种不良摩擦影响了软骨细胞的代谢，通过干扰软骨细胞的力学信号传导，进而影响软骨细胞代谢及其基因表达。此过程中产生的炎性因子会进一步刺激关节软骨及周围组织，引发疼痛、退变增生，从而形成关节内的系统性恶性循环。其中，tNF-α 和 IL-1 两种炎性因子与软骨损伤破坏有着密切的关系。在髌骨半脱位的发生和发展过程中，髌骨软骨会遭到破坏，此时 tNF-α 和 IL-1 的含量往往会升高。已有研究证实，这两种因子的高水平表达能抑制软骨细胞的生长和再生，还可导致软骨相关蛋白变性，从而减少软骨细胞的合成。同时，它们还能提升软骨细胞 MMPs 酶的水平，破坏其活性，进一步刺激软骨细胞释放炎性介质（如一氧化氮、地诺前列酮等），最终导致髌骨软骨损伤加速。通过针刀松解法治疗，可以有效减轻髌骨软骨承受的机械压力和摩擦力，促进软骨的自我修复机制，阻断 IL-1 和 tNF-α 炎性因子的合成，降低对 MMPs 酶合成的抑制作用，从而调节软骨细胞内的无菌性炎症因子水平，促进软骨蛋白的生成，有利于软骨的修复和再生。

本研究采用针刀松解法对大鼠髌骨半脱位模型进行了实验研究，并深入探讨了小针刀疗法可能的作用机制。研究结果验证了针刀松解疗法不仅能促进髌骨生理解剖结构的恢复，还能有效调节 IL-1、tNF-α 及 MMPs-3 的异常表达，从而对髌骨半脱位产生显著的治疗效果。这一研究初步揭示了针刀松解法治疗髌骨半脱位的分子作用机制，并为该疗法的临床应用和推广提供了有力的实验证据。

［参考文献：宋寒冰，李远峰，刘家兴，等. 针刀松解法治疗髌骨半脱位的相关分子机制实验研究［J］. 针灸临床杂志，2021，37（6）：74-78.］

第三十节　非药物疗法治疗枕神经痛的相关探究

枕神经痛涉及枕部复杂的解剖结构，其中众多神经血管交织，因此其神经损伤的病因及机制相当复杂。在临床上，枕部神经损伤的诊断颇具挑战。通常需结合临床症状与相关的影像学检查来进行诊断。针对此类病症，治疗方法并无定式，多采用如口服非甾体抗炎药、局部神经阻滞、冲击波治疗、针灸、针刀、热敷等非手术方式，且常联合多种方法以提高治疗效果。本文旨在综述枕后神经的解剖特征、损伤机制，以及枕神经痛的诊断与治疗方面的研究进展。

关于枕神经痛的描述，最早由 J.Beruto 和 M.Ramos 在 1821 年提出。其症状主要表现为枕部反复出现的疼痛，可能伴有烧灼感。此疼痛可能向颞区和顶区蔓延，并常呈现为针刺样、跳痛或放射状的痛感。目前普遍认为，枕神经痛主要涉及枕大神经、枕小神经，以及第三枕神经。

1. 枕神经痛的相关解剖　枕神经痛多源于枕后部的神经。特别是枕后三角区域，这是众多神经和血管交汇的重要区域。其中，枕大神经和部分枕小神经均经过此区域。头下斜肌起自第 2 颈椎棘突，止于第 1 颈椎横突，形状如倒置的楔子。椎动脉穿越枕后三角，且头部的旋转与后仰动作均以此为支点，受力极大。过度牵拉或长时间保持同一姿势均可能导致损伤，进而引发炎症反应、筋膜粘连，使原本就狭窄的椎动脉受压，影响颅脑供血，最终可能发展为椎动脉型颈椎病。

枕神经主要由 $C_1 \sim C_4$ 的皮支组成。其中，枕小神经和枕大神经源自颈丛。枕大神经走行曲折且分支众多，主体部分为 C_2 神经的后内侧支，它出椎管后绕枕下肌下缘呈曲线穿行。枕小神经相较于枕大神经更偏向体侧，相距约 4.5cm，沿胸锁乳突肌后缘上行，并分出多个分支终止于枕骨乳突部和颞部皮肤。由于枕神经在肌肉、血管和肌腱中穿行，这些结构中的任何卡压都可能导致枕部神经病变和感觉异常。

斜方肌和半棘肌控制头部的屈伸和旋转运动。其腱膜结构紧密且力臂长，承受较大的牵张力。第三枕神经从半棘肌穿入斜方肌腱膜处，此间隙狭窄，容易造成卡压，导致枕项部疼痛。而枕大神经相对于枕下神经更偏向正中，神经干较粗，呈"带状"，距离正中线约 2.5cm。它从头下斜肌发出，穿过头半棘肌和头下斜肌，其横截面积男性平均为 1.4mm²，女性为 1.3mm²。

枕大神经自头半棘肌穿行至斜方肌腱膜，此区域神经血管交错紧密，常受头半棘肌、斜方肌和深筋膜的压迫。该处位于头颈筋膜交界，枕大神经穿越头枕部，其上方的帽状腱膜十分坚韧，与颅骨结合紧密，而其下方则止于腱膜。当头部进行旋转运动时，此止点受力极大，犹如省力绳轮的止点。然而，此处肌腱纤细且间隙极小，又缺乏滑囊等润滑结构，因此极易发生卡压。枕大神经从粗壮的头下斜肌中穿过，当颈部向两侧旋转或后仰时，因牵拉而可能引发疼痛。此外，枢椎椎板处附着的筋膜既密集又坚韧，间隙狭窄，外伤或劳损后极易造成卡压。枕大神经在此蜿蜒上行，牵拉应力常导致此处筋膜结节、水肿，进而形成卡压。枕小神经则从胸锁乳突肌浅出筋膜，穿经该肌向外侧上方斜行至乳突下。在胸锁乳突肌下，浅出处形成的狭窄出口造成了一个急剧的走行折痕。每当颈部向两侧旋转或上扬头部时，浅出点受到牵拉，导致神经干局部水肿、痉挛，进而引发炎性刺激。其止点位于颞骨乳突，当头部极度旋转时，枕小神经同时受到牵张和鞘膜的摩擦挤压，最终导致枕小神经卡压，引发枕神经痛。

关于枕大神经卡压点的体表投影，它位于枕骨下缘，距离正中线约2.5cm处。垂直针刺0.8～1.0cm即可触及其解剖层面，此处枕大神经向上曲折穿行，极易受到卡压。而枕小神经则在枕大神经外侧约4.5cm处，斜向外上朝乳突方向穿行。

在诊断方面，参考董福慧所著《皮神经卡压综合征》中提出的枕神经痛诊断标准：①枕骨下部及头部出现持续性或阵发性加剧的疼痛。②疼痛性质可能为丛刺样、灼热样或切割样，且外力作用可能诱发疼痛。③可能伴随丛集性头痛或偏头痛样自主症状。④在枕外隆突外侧，距离正中线2.5cm及第2颈椎棘突外上3cm处有压痛，其上方0.5cm处亦有压痛。⑤枕部皮肤可能出现感觉减退或过敏现象。

2. 枕神经痛的相关治疗

（1）射频疗法 王鑫和孔涛采用射频方式治疗枕神经痛，并对60例患者的治疗效果进行了观察，疗效显著。射频通过调节神经作用于特定结构，从而激发内源性的镇痛物质，实现镇痛效果，阻断神经传导，消除痛感。在脉冲射频模式下，脉冲温度控制在45°以下，以减少对感觉和运动功能的损伤，避免射频后运动功能障碍。穿刺路径、射频和神经阻滞可在 C 型臂、造影、CT 或超声引导下进行。当患者疼痛疑似颈源性时，可对患者颈髓背根神经节进行射频及阻滞，特别是颈 C_1、C_3 神经后支。若患者疼痛大幅减轻，则表明诊断治疗正确。但需注意，射频阻滞也有其禁忌，如 C_2，其走行靠近寰枢关节后方，距离延髓较近，不慎阻滞可能导致呼吸骤停等严重后果。枕大神经在枕骨下和头下斜肌之间穿行，长期劳损及牵张使其承受较大张力。在致密的颅骨与坚韧的头下斜肌、头半棘肌之间，枕大神经近乎垂直穿行，因此易受牵张、卡压。在寰椎棘突与枢椎横突处，可用探头在头下斜肌表面检测到枕神经回声。脉冲射频治疗可持久止痛，且无明显感觉、运动神经相关并发症。

（2）阻滞治疗　Weibelts 等采用布比卡因及曲安奈德进行封闭注射，对 150 例患者的枕神经进行阻滞治疗并观察效果。药物剂量为 10mL 布比卡因和 20mg 曲安奈德。经复查随访发现，53% 的患者疼痛程度至少减轻一半；60% 的患者枕部疼痛有所改善；但近 30% 的患者治疗后卡压症状及枕部疼痛无明显改善，约 10% 的患者症状略有加重，其中 1 例患者症状加重。另有约 40% 的患者治疗后症状未改善，且有 40 余例患者出现如阵发性头痛等其他并发症。疼痛程度和相关药物对阻滞治疗效果无明显影响。

赵成和顾树明等则采用利多卡因联合倍他米松进行局部封闭阻滞治疗，观察了 86 例患者，效果显著。根据 Schematic 的分类，枕大神经走行分为三型，治疗时在可能走行的各型处都进行了封闭。

（3）手法治疗　揭英柱运用定位旋转扳法治疗 43 例枕大神经痛患者，有效率达 90.70%。治疗方法包括拉伸法：患者俯卧，低头约 10°，助手轻牵颈部减轻肌腱张力，保持头部固定。术者先按摩颈部肌肉使之放松，然后依据《中华针灸临床诊疗规范》进行操作。旋转患者头部至"扳机点"后迅速施加扳法，幅度适中。扳法结束后将头部复位。陈顺锦采用揉筋弹拨复合手法治疗 31 例枕神经痛患者，有效率高达 93.5%。患者坐位，术者施以㨰法、拿法、弹拨颈椎两侧，重点关注颈 2～3 椎旁及风池穴，并辅以颈椎拔伸牵引法。手法治疗在临床实践中应用广泛且效果显著，但作用机制不直观，统计方式有待完善。

（4）针刺治疗　骆书彦和丁国华采用针灸治疗枕神经痛，有效率达87.50%。取穴包括风池穴、玉枕穴和脑空穴。采用直刺及斜刺法，深度0.5～1寸，均使用捻转泻法，并留针30分钟。张志强和叶思明也采用针灸治疗，有效率达69.57%。取穴包括申脉穴、风池穴、天柱穴、后溪穴、百会穴和玉枕穴等，并根据具体症状进行辨证加减配穴。

（5）针刀治疗　韩震、尹保国等人通过针刀松解技术治疗了200例枕大神经痛患者，有效率高达90%以上。针刀按照解剖结构松解枕大神经，通常能取得良好效果，但往往难以彻底消除症状。这主要是因为枕神经分支繁多，即便枕大和枕小神经干得到有效松解，也难以实现干支的完全减压。然而，有部分患者仅需松解分支便能显著改善症状，这表明在枕神经痛的患者中，枕部相关神经的分支受压是导致疼痛的主要原因。枕外隆突至乳突尖连线的中1/3处是针刀治疗普遍反映效果最佳的区域。针刀是一种有效的治疗方法，但关键在于松解必须彻底。临床上，采用针刀治疗枕神经痛的案例不胜枚举，且一般效果良好。

（6）手术治疗　邹建军、王斌等人运用显微镜进行分离减压枕大神经的手术，治疗了28例枕神经痛患者，其中23例患者疼痛消失，治愈率达82%。手术方法包括局部阻滞后沿神经主干行斜形切口，然后在显微镜下分离枕大和枕小神经，进行剥离和减压。松解过程中应确保彻底、完整地分离神经主干及分支，以防止再次发生粘连。术中观察到，患者皮下局部硬化的纤维对神经产生了缠绕和压迫，形成卡压，从而导致代谢障碍和无菌性炎症的产生。在剥离和松解过程中，必须保证操作轻柔，避免再次牵拉刺激已经部分机化的神经干，以防断裂。术毕后，使用5-0以下的线进行缝合，以确保切口平整，防止形成新的卡压点。

3. 讨论　对于枕神经痛的诊断和治疗，目前多依赖于临床医生的主观判断和影像学检查，且疾病的分类尚不十分明确。通常可以根据患者的病史、主观表达，以及发作时疼痛的性质、时间、程度、部位和压痛点来进行诊断。诊断要点：阵发性的枕大及枕小神经走行处疼痛；疼痛可发生在一侧或双侧，头顶、乳突部位也可能有放射感；疼痛性质多样，如刀割样、抽搐样、电击样或同时存在；发作可为持续性或不规则阵发性；在乳突后、枕神经走行处有明显的压痛点或牵涉痛；同时需排除颅内病变的可能性。一般来说，皮神经卡压疾病通过口服药物治疗效果有限，因此多采用外治法进行治疗。这些外治疗法在最初的神经阻滞基础上逐步发展完善，增加了射频、手法、针刺、针刀等手段。在枕神经痛初期，可以尝试多种外治法联合应用；若效果不佳时，则可考虑采用手术方法，在肉眼直视下彻底解除粘连。然而术后需注意预防再次发生粘连的可能性。

第三十一节　腰椎管狭窄症的中医治疗进展

腰椎管狭窄症，源于腰椎管结构变窄，导致椎管内神经组织在穿越椎间孔前受到压迫，从而引发一系列症状与体征。此症临床上常表现为麻木、无力和间歇性跛行等症状。中医学将其归类于"腰腿痛""痹证"之范畴。何天佑医师主张，此病之主要病理在于肾虚不固，外感风寒湿邪，气滞血瘀，营卫不畅，终致腰腿痹阻疼痛。而金汉明则认为，肾虚、寒湿侵体及腰部反复受伤为该病三大诱因。近年来，中医治疗此症已获显著疗效。以下是对近十年来腰椎管狭窄症的中医治疗与研究文献之综述。

1. 中医药治疗　中医药治疗此症，主要依循活血化瘀通络、疏风散寒、补益气血滋肾之法则。常用方剂有独活寄生汤、补阳还五汤、阳和汤等。

施杞教授指出，此病属中医学"痹证""腰腿痛"之范畴，其发病不外乎损伤、外感及内伤三类。施教授将其分为四型施治：风寒痹阻型治宜祛风散寒、通络止痛，方剂选用三痹汤加减；肾气亏虚型则以滋补肝肾、疏通经脉为治则，可选用骨质增生丸或补肾壮筋汤化裁；气虚血瘀型需补气活血、化瘀止痛，方剂用补阳还五汤加减；痰湿阻滞型则应理气化湿、祛痰通络，方用二陈汤合牵正散加减。对各型有间歇性跛行者，可加黄芪、僵蚕、蝉衣以增强疗效；胸闷纳差者，可加枳实、白术以调和脾胃；下肢麻木甚者，可加全蝎、乌梢蛇等以通络止痛。

李麟平将腰椎管狭窄症分为五型施治：寒湿型宜散寒止痛，活血通络；风湿型应疏风通络，和营活血；瘀血型需活血化瘀，通络止痛；阳虚型当温补肾阳，养血健腰；阴虚型则滋阴补水，养血营经。

中医药治疗本病常用药物如丹参、当归、桃仁、川芎、红花、黄芪、狗脊等。这些药物各具功效：丹参味苦性寒，能活血祛瘀，通利血脉，养血安神，具有抗凝血、抗血小板聚集、降低血液黏稠度、解除高凝状态、加快血流、增加供氧等多种作用；当归、川续断可改善微循环，对慢性微循环有调理作用；红花、桃仁、川芎、丹参等则为钙拮抗剂，能扩张血管，改善微循环，增加血流量，抑制血小板聚集及抗脂质过氧化；黄芪、当归有类激素样作用，可改善退化趋向；狗脊则能壮腰膝，强筋骨。

2. 针灸治法　针灸能调整椎体周围韧带肌肉的功能状态，促进椎间盘还纳，并能扩张血管，促进血液运行，直接调节血管周围交感神经和神经肌肉兴奋性，改善其营养不良和功能失调状态。选穴主要为腰部夹脊穴、环跳、梁丘、阳陵泉、足三里、绝谷、承山、昆仑、太冲等。电针加穴位注射、单纯针刺法，以及针灸配合中药治疗本病均取得了显著疗效。

小针刀疗法选择华佗夹脊穴为进针点，通过刺激局部组织蛋白分解，增加末梢神经介质，产生血管神经活性物质，降低致痛物质缓激肽和5-羟色胺在血清中含量，从而起到镇痛作用。

针灸作为治疗腰腿痛的常用方法，其机制在于疏通经络，活血化瘀，补益肝肾。虽然单纯以针刺治疗腰椎管狭窄的报道不多，但配以推拿疗法往往能取得更佳效果。

3. 推拿按摩　推拿治疗腰椎椎管狭窄症之要旨，在于改善椎管内外的微循环，尤其需注重神经组织的血供，以此消除局部神经根的炎症及水肿。按摩之法可使拘挛之软组织得以舒缓，使脱位之椎体及椎间关节恢复其位，令膨出之椎间盘回归其位，从而改善椎管内外之血液循环，促进静脉回流，抑制炎性之反应，消除水肿，解开粘连，终达解除病痛之目标。今略述两种推拿之手法。

推拿手法一之操作步骤如下：①使患者俯卧，于腰部沿膀胱经施以滚、按、揉等手法，持续约 5 分钟，以放松腰部及患肢之肌肉。继而在腰部涂抹冬青膏，以擦法擦热，至透热为度。②转侧卧位，于腰部两侧竖脊肌施以弹拨法，辅以点压肾俞、环跳、委中及腰部疼痛之反应点，约 10 分钟。再小幅斜扳两侧腰部，各 5 次。③再转为仰卧位，使患者屈膝屈颈，双手抱膝。术者一手扶患者膝关节，一手托其臀部，做来回滚动 10 次。然后伸直双下肢，牵拉抖动下肢数次，以放松肌肉，结束手法。此法宜隔日施行 1 次，每周 3 次，10 次为 1 个疗程。

推拿手法二则如此：先使患者俯卧，医者于腰背部、双下肢施以滚、按、揉、拿等手法，上下来回反复操作 20 分钟以上。然后转侧卧，行腰部斜扳，左右各 1～2 次。继而行手法点穴治疗，多点按肾俞、跳环、承扶、殷门、委中、承山、昆仑、绝骨等穴，每穴持续 1～2 分钟。若背部感觉迟钝者，宜重力点按，以助其逐步恢复感觉。最后以放松手法结束。

4. 卧床休息疗法　于急性期，宜卧床休息 1～2 周。卧床休息法有三种：脊柱平卧位、脊柱过伸位及脊柱前屈位。应选能减轻或缓解症状之卧位为最佳。

5. 骶管封闭疗法　患者俯卧于治疗床，腹下置枕，暴露下腰部及臀部。按常规消毒，局麻后穿刺骶管。穿刺成功后，回抽无血液及脑脊液，则用 20mL 空针抽取复合液 20mL（含曲安奈德 40mg、2% 利多卡因 3mL、0.9% 生理盐水 10mL、维生素 B_{12} 1mg、5% 碳酸氢钠 5mL）。于 3～5 分钟内注射完毕。拔针后，以无菌纱布覆盖针眼。患者保持平卧体位，观察 10～15 分钟，若无不良反应，则可返回病房继续卧床休息 1 小时。此法每周施行 1 次，2～4 次为 1 个疗程。

骶管封闭治疗，乃使药物经由骶裂孔进入硬膜外腔，直接作用于椎管内之病变软组织。所注入之碱化复合液，能中和或消除椎管内因软组织无菌性炎性病变所生之高浓度 H 离子与代谢产物，具有抗炎、免疫调节、改善微循环及营养神经之作用。注射复合液时，加压冲击可使液体于椎管内产生机械性快速分离，以增强药物于病变组织内之扩散与吸收。此外，硬膜外注射治疗尚具有液压分离作用，并能影响机体内在之疼痛调节机制。

6. 牵引疗法 牵引能够调和椎管局部组织的解剖关系，减轻椎管内压力，进而缓解神经根受压，改善血液流变，有助于水肿的消散与吸收。陈建华曾以牵引结合手法治疗 14 例病患，效果显著：8 例痊愈，5 例好转，仅 1 例未愈。韦以宗医师则运用四维牵引法——包括仰卧纵轴骨盆牵引、俯卧骨盆牵引并外展患肢牵引、仰卧屈曲悬吊下肢牵引，以及俯卧过伸双下肢悬吊牵引，治疗腰椎管狭窄症 106 例，临床治愈率达 86.7%。

腰椎踝部牵引的具体操作：患者仰卧，治疗床调整为头低脚高位，床面倾斜约 15°，患肢直腿抬高 30° 并外展 5° ～ 10°，腿下加垫，踝部用薄海绵保护后，佩戴距小腿套进行患侧牵引，健侧肢体则保持屈髋屈膝位。牵引重量由轻至重，逐渐增加至 8 ～ 20kg，每次牵引持续 20 ～ 60 分钟，治疗期间每隔 20 分钟则间歇两分钟。每日进行 1 ～ 2 次，持续 15 ～ 30 日。待患肢症状缓解后，可交替对健肢进行牵引，时间及重量可减至患侧的半数。腰椎踝部牵引能够使腰椎放平，确保牵引力均匀分布，且牵引力的方向必须直接作用在对角线上。此种牵引方式能够直接作用于下腰椎后部结构，包括肌肉、韧带及关节囊等。它能使患侧椎间隙增宽、椎间孔扩大，对突出椎间盘产生负压，有助于髓核回纳。当根性刺激症状减轻后，再对健侧肢体进行牵引，以平衡双侧，此法治疗针对性强，且符合力学原理。

7. 中药外敷法 取杜仲、狗脊、威灵仙各 20g，防风 15g，桂枝、骨碎补各 20g，细辛 30g，草乌、木瓜、防己各 20g，地龙、土鳖虫、穿山甲、桃仁、红花、透骨草、络石藤、五加皮各 20g，赤芍 15g，延胡索、千年健各 20g，白胡椒、乳香、没药各 15g，黄芪 40g，以及白芥子 30g。将上述中药研磨成粉，装入布袋中，以醋浸湿后，置于中药雾化仪内加热，然后敷于腰部。每日 1 次，每次 40 分钟，连续 12 天为 1 个疗程。此法能够补肾通络，舒筋活血。

8. 讨论 退行性腰椎管狭窄症多可通过保守治疗获得良好效果。中医药在治疗此病方面具有显著疗效，尤其是综合运用多种疗法时。同时，中西医结合治疗也显示出较大优势。然而，目前中医药治疗仍存在诸多不足，如病名使用不规范、证候诊断标准不统一、治疗方案待优化，以及缺乏公认的疗效评价标准等。这些问题影响了学术交流与进步，不利于临床实践的提升。我们必须正视这些问题，并期望在未来的研究中得到进一步解决。

［参考文献：辛全超，姜益常.腰椎管狭窄症的中医治疗进展［J］.中国伤残医学，2009，17（1）：106-108.］

第三十二节　腰椎间盘突出症的中医研究进展

腰椎间盘突出症（LDH）为常见疾病，其成因多归于椎间盘生物学之变迁，如髓核（NP）保水能力之下降，NP 与纤维环（AF）中 I 型胶原比例之上升，胶原与细胞外基质（ECM）材质之分解，及细胞凋亡、基质金属蛋白酶（MMP）表达与炎症途径等降解系统之过度活跃。本文综述了腰椎间盘突出的病理生理及非手术治疗方法。

在探究腰椎间盘突出症之前，对其有明晰之界定非常重要。尽管文献中椎间盘突出与椎间盘膨出二词常交替使用，但据北美脊柱协会、美国脊柱放射学协会与美国神经放射学会之共同研究结果，两者实有差异；他们将椎间盘突出定义为"超出椎间盘空间的局限性或局灶性椎间盘组织移位"。此区分颇为关键，因它明确指出，扩散环扩大而超出椎间盘空间并非椎间盘突出，而为椎间盘退化之一种形态。真正之椎间盘突出，乃是影响不到 1/4 椎间盘的局灶性病理。突出之椎间盘可分类为膨出、突出或脱出。膨出物为基底广泛之突出，其底部直径超出椎管内突出之直径。突出物基底狭窄，在椎管内有更大之突出，而脱出则指突出物与剩余椎间盘间无连续性之突出物。

1. 腰椎间盘突出症之药物治疗　作为保守疗法之重要组成部分，药物治疗广泛用于改善腰椎间盘突出症患者之症状，尤其是抗炎与神经营养药物。据临床观察，当腰椎间盘突出症患者选择非手术治疗时，约 60% 以上接受非甾体抗炎药治疗。非甾体抗炎药为广泛使用之非处方药，亦是治疗疼痛、类风湿关节炎、骨关节炎、肌肉骨骼疾病等常用药物。然而，非甾体抗炎药亦存在一定不良反应，诸如溃疡、出血、肾衰竭及增加心脏病、中风之风险。因此，尽管非甾体抗炎药在腰椎间盘突出症急性期有显著疗效，但在治疗其所引起之疼痛，尤其是坐骨神经痛时，应谨慎选用。

2. 中医相关治法　鉴于西医治法各有利弊，尚无确凿证据可确定何种非手术治疗为最佳。然而，这些非手术治疗方法，尤其是中医疗法，常被单独或联合采用。中医疗法以其方便、安全、有效且价廉之特性，对患者及社会均有所裨益。近期，中医疗法日益受到青睐，并为慢性神经疾病患者所常用，尤其是下腰疼痛与坐骨神经痛者。调查显示，有 43% 的周围神经病患者采用中医疗法以控制症状，众多患者认为，选择中医之缘由在于标准药物治疗对疼痛控制不尽如人意。中医常用治法包括针灸、小针刀及中药。

（1）针灸疗法　针灸以中医学理念为基础，在中医学理论中，健康被视为体内气之能量平衡之结果。若此能量失衡，健康将受损，疾病遂生。近年来，在西方国家，针灸作为一种辅助疗法，应用愈发广泛。自 1980 年以来，因针灸之疗效显著，世界卫生组织一直推荐其作为治疗包括肌肉骨骼疼痛在内的 43 种不同疾病的有效替代疗法。

现代研究显示，针灸之机制可能涉及通过阿片受体调节中脑被盖腹侧区（VtA）的 GABA 能神经元及抑制伏隔核多巴胺（DA）之释放。针灸还能激活 A-δ 纤维，此类纤维与内啡肽释放相关，并与脑中 5- 羟色胺水平提升有联系。根据近期大量研究，毋庸置疑，针灸对于缓解腰椎间盘突出症之症状及改善其功能，乃一种有效且安全之治法。有研究结果指出，针灸治疗腰椎滑脱症属安全保守之治法，不似某些外科手术可能引发严重不良反应。同时，临床观察发现，针灸或较非甾体抗炎药（例如布洛芬、美洛昔康及双氯芬酸）更为有效，且可能增强药物对坐骨神经痛患者之疗效。

（2）小针刀及中药治疗　针刀疗法乃基于中医经络学说与现代外科学理念，由朱汉章教授融合针灸针与现代外科手术刀之精髓而创，其治疗工具以厚实平头、圆柱形体之针刀为主。针刀为一种闭合性松解术，能深入体内病变之所，施行如切割、剥离等适当操作。此术可剥离粘连，松解挛缩，疏通阻塞，兼具创伤小、并发症少、安全性高、成本低且疗效显著等特点。因此，针刀在治疗腰椎间盘突出症等疾病中得到了广泛应用。

中医药治疗包括腰椎间盘突出症在内的诸病，在中国已有数千年历史。中医学理论认为，此病多因气滞血瘀、寒湿侵袭或肝肾气血不足所致，称之为"痹阻"。故常用当归、黄芪、杜仲、牛膝等中草药以活血止痛、滋补肝肾、强健筋骨、祛风利湿。现代药理研究显示，这些中药具有镇痛、抗炎、抗痉挛等功效。此外，含上述中药成分之复方制剂，如独活寄生汤、补阳还五汤等，亦广泛用于治疗此病。近年临床实践发现，某些中草药及制剂对缓解腰椎间盘突出症患者之疼痛、改善其功能具有潜在益处。

3. 结论　腰椎间盘为无血管结构，再生能力有限，需承受巨大轴向负荷及多种力量作用。因此，腰椎间盘突出症颇为常见。已确认之危险因素包括家族史、重物搬运及肥胖等，其损伤可导致神经根受机械性压迫及化学刺激。腰椎间盘突出症为引起腰痛及坐骨神经痛之主因，给个人与社会带来沉重负担。虽手术治疗已证实对减轻腰椎间盘突出症患者症状有效，且被视为多数病例之首选方案，但因种种原因难以普及。故中医治疗及药物治疗常被视为有效的非手术治疗手段。然而，如何遴选疗效显著、不良反应小、损伤轻微且成本低廉之保守疗法，仍为医患所面临之难题。吾等期望此次探讨能助益于更深入了解保守治疗为腰椎间盘突出症患者之重要选择，并为开发更高效之保守治疗方法提供有益信息。

［参考文献：蔡维新，闫博馨，曾凡宇，等.腰椎间盘突出症的中医研究进展［J］.世界最新医学信息文摘，2018，18（82）：29，31.］

第三十三节　中医药治疗第三腰椎横突综合征的临床研究进展

第三腰椎横突综合征，乃是由于第三腰椎横突周边组织受损而诱发的慢性腰痛疾患。其典型症状为第三腰椎横突处有明显的压痛，且因此病可能触及邻近神经纤维，故患者常伴发臀部及下肢的疼痛。此病多见于青壮年，尤其是从事体力劳动的人群。随着医学进步与对疾病的深入理解，越来越多的医者对此病展开了深入研究。笔者整理了近5年来医者对该病的研究方法与资料，概述如下：

1. 治疗方法

（1）针刺治疗　针灸之术，能舒筋活络、缓急止痛，有效缓解患者疼痛，且操作简单、安全可靠，因此在治疗此病中应用甚广。

甘有忠采用局部多针刺法，以解痉挛、止疼痛，辅以龙氏摇腿揉腰法，治疗腰三横突综合征患者49例，总有效率高达95.92%。何嘉乐等则运用圆利针合谷刺法，针刺局部阿是穴，以疏通经络，蠲痹止痛，治疗患者30例，总有效率达90%，效果卓著。祁红艳等采用毫针速刺法，针刺压痛显著之处，由浅入深，以穿透性提插手法达成治疗目的，此法提插迅速，无需留针。何煜才等则运用浮针治疗，分别实施急性期与恢复期浮针疗法，临床疗效显著。范正全等则选取跪坐姿势，以伏兔穴为主，辅以毫火针以增强针感，旨在通经活络，祛瘀止痛，治疗 60 例患者，总有效率高达 96.67%。占超等则运用扬刺之法（即《黄帝内经》所谓"正内一，旁内四"，以压痛点为中心进行扬刺），并辅以温针灸，以温经散寒，活血止痛，临床效果亦十分显著。

（2）针刀疗法　针刀疗法能有效松解 L_3 横突处的粘连，具有疏通经络、缓急止痛、解除血管神经卡压之功效，使脊柱力学平衡得以恢复。此法操作简便、见效迅速、痛苦轻微、复发率低，因此临床上应用较广。

苗润采用针刀配合封闭治疗法，共治疗腰三横突综合征患者 102 例，总有效率高达 97%。林昭蔓等则采用针刀松解腰三横突压痛明显处，并在气海穴上进行隔药灸，治疗患者 30 例，总有效率达 96.67%。候筱文则利用针刀松解粘连组织，并辅以手法（前拉后推侧扳法）治疗患者 383 例，临床效果十分显著。刘圆圆等采用针刀对压痛明显处的粘连组织进行剥离松解，并在针刀孔处进行拔火罐治疗，共治疗该病 49 例，总有效率高达 95.9%。姜敬师采用超声引导下进行针刀操作，既确保了安全性，又提高了治疗的精准性，治疗患者 40 例，总有效率达 90.00%。

（3）推拿治疗　推拿手法可对腰部、臀部及大腿后侧的肌群施加直接或间接的作用。运用不同的推拿技巧，旨在解除痉挛、舒筋活络、缓解疼痛。此法安全便捷，患者痛苦小，故在临床上应用颇为广泛。

柯于麟等运用双指推腰联合法，辅以独活寄生汤加减，治疗患者 32 例。其手法涵盖双指推腰弹拨、腰椎斜扳、牵抖及屈膝屈髋等，既能活血理气、通行经络，又可化瘀血、祛湿气、止疼痛，效果显著。张全英选取阿是穴和第三横突骨突处进行指压，配合中药外敷，治疗患者 35 例，效果亦著。卜天等结合手法与功能锻炼，先以手法放松肌肉、缓解痉挛、减轻疼痛，再通过功能锻炼强化腰部力量与稳定性，其效果明显优于单纯手法治疗。王国立等采用新医正骨法，旨在恢复腰部内外力学平衡，纠正移位的腰椎横突，同时配合针刺，共治患者 60 例，总有效率高达 95%。张欣等则采用分筋点穴推拿，包括滚背、按揉、拇指分拨、曲肘点压、掌根分推、空掌叩击等手法，能有效缓解局部筋脉瘀滞，疏通筋脉，解痉止痛，临床效果亦十分显著。

（4）其他治法　除上述疗法之外，临床上尚有一些运用较少、相对新颖的治疗方法，但其疗效亦颇为可观。

郭鹏远等在腰三横突压痛处和委中穴周围采用放血拔火罐法，治疗患者 20 例，总有效率达 95%，方法简单、快速且有效。沈卫玲等采用隔药灸气海穴，选用当归、丹参、韭子、肉桂、威灵仙等药物，操作简便安全，临床效果显著。石磊等运用内热针治疗仪治疗患者 45 例，此仪器较普通针刺更能将热量深入炎症组织，改善肌肉抗氧化能力，疗效显著。林展则运用疏密波电针疗法，通过密波与疏波的交替刺激，旨在活血化瘀、通则不痛，共治 70 例患者，效果显著。杜敏等采用悬吊运动训练配合推拿手法，临床效果亦佳。张观喜等则采用穴位埋线联合神经触激术治疗，通过一系列电生理过程达到良好的止痛效果。董志良等采用中医定向透药配合局部封闭法，共治患者 50 例，总有效率高达 98%，临床疗效显著。

2. 讨论　第三腰椎横突综合征的发病机制，主要在于第三腰椎横突为最长，易受外力损伤，从而引发局部组织炎性变化。此变化可能触及邻近的神经纤维，因此常伴有下肢疼痛。此病症多见于青壮年，且以体力劳动者为主。

笔者对近 5 年内中医药治疗第三腰椎横突综合征的文献进行了深入研究，总结了多种治疗方法与医者心得。发现本病的治疗手段颇为丰富，涵盖局部多针刺法、毫针速刺法、扬刺法等各类针刺疗法，双指推腰、新医正骨、分筋点穴等推拿技法，以及针刀、封闭、隔药灸、物理疗法等。经整理分析后得出，临床医生在治疗第三腰椎横突综合征时，多倾向于采用针刺、针刀及推拿等手法，且多种方法联合应用相较于单一疗法，效果更为显著，值得广泛推广。

第五部分

医案撷菁

第一节　神经根型颈椎病

高某，女，72岁，已退休，患者于2021年5月10日因颈部疼痛及伴发的右上肢放射痛持续20天而入院。患者详述，20天前因劳累引发颈部疼痛与不适，尔后逐渐出现右上肢的麻木与疼痛。曾在诊所接受针灸治疗并静滴甘露醇，但症状未见显著改善。近日病情加剧，即便休息也难以缓解。经门诊医师确诊为"神经根型颈椎病"。

详细查体发现，患者颈椎生理曲度消失，各方向活动均受限。$C_{3\sim6}$右侧棘突旁存在明显压痛，臂丛神经牵拉试验及压颈试验均为阳性。右上肢及右手桡侧皮肤感觉略有减退，右上肢及右手部肌力为Ⅲ级。双上肢肱二头肌腱反射正常，四肢病理反射未被引出，且二便功能如常。患者提供的颈椎核磁共振（2021年4月21日于黑龙江中医药大学附属第一医院拍摄）结果显示，颈椎曲度发生改变，$C_{3\sim7}$椎间盘突出，其中以$C_{5\sim6}$最为显著，伴随椎管狭窄并对脊髓形成压迫。

从中医学角度看，高某所患疾病可诊断为项痹，证属气滞血瘀。患者因年老体衰，长期颈部劳损及可能的颈部扭伤，导致颈部经脉受损。《灵枢·本脏》有云："是故血和则经脉流行，营复阴阳，筋骨劲强，关节清利矣。"颈部受伤加之长期劳损，损伤气血，使气血运行受阻，经脉不畅，瘀滞不通，从而引发颈部疼痛与活动受限。气血不畅导致筋脉失养，拘急不舒，进而出现肌肤肢体的麻木，特别是右上肢的麻木。患者舌质暗红，苔薄黄，脉沉弱。综合四诊，此病属中医学"项痹"范畴，病位主要在颈，辨证为"气滞血瘀"。在诊断时，应与以肩部运动障碍为主的漏肩风相鉴别，后者在上肢抬举时可能伴有紧张性疼痛，但疼痛通常不会超过肘部。

高某所患疾病的西医诊断结果为神经根型颈椎病。该患者颈椎活动受限，$C_{3\sim6}$棘突旁右侧存在压痛等颈部不适之症。这可能是由于患者长时间低头，颈部劳损，从而引发颈部肌肉、韧带、关节囊等软组织的充血与水肿。当局部窦椎神经受到物理性压迫或炎症刺激时，会导致明显的颈部疼痛及椎旁肌肉压痛等症状。臂丛神经牵拉试验与压颈试验均呈阳性，表明存在颈部臂丛神经刺激现象。患者的颈椎核磁共振结果显示，髓核突出、相应节段的椎间孔变窄、椎间小关节骨质增生，以及钩椎关节骨刺形成，这些都可能造成根管的相对骨性狭窄，进而对脊神经根产生刺激与压迫。此外，神经根袖处的粘连性蛛网膜炎及其周围炎症也可能引发臂丛神经的放射痛。患者右上肢及右手桡侧皮肤感觉略显减退，右上肢及右手部肌力为 III 级。由于颈椎核磁显示 $C_{3\sim7}$ 间盘突出，特别是 $C_{5\sim6}$ 最为明显，而 $C_{6\sim7}$ 神经根的感觉支配区主要集中在大臂、小臂及手臂桡侧，因此 $C_{6\sim7}$ 神经根损伤后，其支配区域的皮肤感觉会降低，同时相关肌肉也会出现萎缩和肌力下降。在诊断时，应与上肢血管、臂丛神经、肌肉韧带等损伤性疾病进行鉴别，常见的相关疾病包括胸廓出口综合征、肘管综合征、腕管综合征、肱骨外上髁炎（即网球肘），以及肱二头肌肌腱炎等。

诊疗方案如下：①静脉滴注 0.9% 氯化钠注射液 150mL 配以注射用复方三维 B（II）2 支，每日 1 次，旨在滋养神经。②颈部施以红光治疗，每日 1 次，以达消肿止痛之效。③颈部进行中药熏蒸，每日 1 次，意在温经通络、活血化瘀。自拟中药熏蒸方药组成：防己 20g，防风 25g，当归 25g，羌活 15g，秦艽 15g，木香 10g，白芍 35g，威灵仙 25g，延胡索 20g，红花 15g，川芎 15g，制川乌 15g，海桐皮 20g，乳香 15g，牛膝 20g，没药 15g，穿山龙 15g，车前子 30g，透骨草 15g，川附子 15g，诸药合用，具有活血止痛、温经通络之功。使用时，需将预煎好的药剂置入蒸疗仪内，加 2～3L 水，预热 10 分钟后对颈椎局部进行熏蒸，每次 20 分钟，每日 1 次。④患者每日接受针灸治疗一次，以通调经络。针灸配穴为颈肩部的夹脊穴、阿是穴，手三阳经的部分腧穴如风池穴、风府穴、肩内俞穴、肩井穴、天宗穴，上肢部的曲池穴、手三里穴、列缺穴、合谷穴、大鱼际穴等。⑤实施牵引治疗，每日 1 次，重量为 3kg，以舒缓痉挛。⑥每周进行一次小针刀治疗，以松解椎间关节。

5月13日，主任首次查房。患者表示颈部及右上肢的麻木疼痛感略有减轻，但夜间疼痛仍然明显。查体显示 $C_{3\sim6}$ 棘突旁右侧有压痛，臂丛神经牵拉试验及压颈试验均呈阳性，右上肢及手部感觉有所恢复，肌力为Ⅲ级。舌诊见舌质暗红，苔薄白，脉沉。决定给予颈部小针刀治疗。

5月19日，主任第二次查房。患者反映颈部疼痛及右上肢麻木均有所减轻。查体发现 $C_{3\sim6}$ 棘突旁右侧压痛接近消失，臂丛神经牵拉试验仍为阳性，压颈试验阳性，右上肢及手部感觉继续恢复，肌力维持Ⅲ级。继续采用颈部小针刀治疗。

5月26日，主任第三次查房。患者主诉颈部活动稍受限，右上肢仅有轻度麻痛。查体已无 $C_{3\sim6}$ 棘突旁右侧压痛，臂丛神经牵拉试验仍为阳性，压颈试验接近阴性，右上肢感觉及肌力明显恢复。舌诊显示舌质淡红，苔薄白，脉沉。继续施以颈部小针刀治疗。

5月28日，住院医师查房。患者表示颈部活动自如，右上肢已无明显麻痛。查体结果均正常，右上肢感觉及肌力已显著恢复。

鉴于患者自觉症状已大幅减轻，患者要求出院，总计住院18天。

第二节 腰椎间盘突出症

病例1

车某，男，64岁，于2022年2月11日因腰痛伴双下肢麻痛，活动受限1年，症状加重2个月而入院。患者自述1年前因劳累触发腰痛及双下肢麻痛，活动受限，以右侧为重。症状时轻时重，反复发作，未接受系统治疗。近2个月来，无明显诱因下腰痛及双下肢麻痛加剧，活动受限，为求进一步诊治，遂来黑龙江中医药大学附属第一医院就诊。门诊以"腰椎间盘突出症"之诊断收入院。

经查体，患者腰椎活动受限，$L_{4\sim5}$ 椎体双侧棘旁存在压痛，伴双下肢放射痛。直腿抬高试验显示左侧 55°（＋），右侧 50°（＋），双侧加强试验及仰卧挺腹试验均为阳性。左小腿外侧皮肤感觉减退，右下肢皮肤感觉无显著异常，双足趾背伸肌力达 V 级，膝腱反射，而双跟腱反射正常，存在间歇性跛行。其余生理反射均正常，未引出病理反射。黑龙江中医药大学附属第一医院 2022 年 2 月 11 日的腰椎 CT 报告显示腰椎骨质退行性变，$L_{3\sim4}$ 椎间盘膨出，$L_{4\sim5}$、$L_5\sim S_1$ 椎间盘突出，尤其以 $L_{4\sim5}$ 椎间盘突出最为明显。$L_{3\sim4}$、$L_{4\sim5}$ 水平椎管变窄，L_3 椎体略有前移。

从中医学角度看，车某所患疾病可诊断为"腰痛"，属气滞血瘀证。患者年老体衰，腰部长期劳损及可能的扭伤导致腰部经脉损伤。《金匮翼》有言："盖腰者一身之要，屈伸俯仰，无不由之。"故治疗应着重于腰部。长期腰部劳损，必然损伤该部位气血，导致气滞血瘀，经脉不畅，从而产生腰腿麻木疼痛的症状。患者舌质暗红，苔薄白，脉弦，显示为实证。综合四诊，此病属中医学"腰痛"范畴，病位主要在腰，辨证为气滞血瘀。在诊断时，应与腰肌劳损相鉴别，后者主要表现为腰部酸痛，压痛区广泛，呈钝痛，劳累后加重，休息可缓解，但无下肢放射痛症状，与本病相反。若此病久治不愈，气滞血瘀导致经脉不畅，下肢经脉失养，可能会引发痿证，预后不良。然而，若及时积极治疗，则效果良好，预后佳。

从西医学角度看，车某所患疾病可诊断为腰椎间盘突出症。患者腰椎活动受限，$L_{4\sim5}$ 双侧棘突旁压痛等腰部不适症状，这是由于腰部劳损或损伤导致的腰椎间盘突出症。突出物刺激产生炎症反应，窦椎神经感受到炎症产物刺激后会产生明显的腰部疼痛、压痛等不适症状。盘源性疼痛是腰部疼痛的主要原因。双下肢放射痛、直腿抬高试验及加强试验阳性、仰卧挺腹试验阳性等，均为腰椎神经根刺激征的表现。这是由于椎间盘突出导致神经根受到物理压迫，神经根管狭窄，以及关节囊等软组织的充血水肿，导致神经根管的相对狭窄，对腰神经根造成刺激与压迫。左小腿外侧皮肤感觉迟钝而右下肢皮肤感觉无明显迟钝，是由于腰椎 CT 显示的 $L_{4\sim5}$、$L_5\sim S_1$ 椎间盘突出导致相应节段的神经根，即 $L_5\sim S_1$ 神经根受损，进而出现其支配区的皮肤感觉迟钝。在诊断时，应与以腰部疼痛及坐骨神经损伤症状为主的疾病，如腰三横突综合征、腰椎椎管狭窄、梨状肌综合征等进行鉴别。

2月13日，主任进行查房。患者自述腰部依旧疼痛，双下肢的麻痛并未得到明显缓解。查体发现，腰椎各方向活动受限，$L_{4\sim5}$椎体双侧棘旁压痛明显，双下肢存在放射痛。直腿抬高试验显示左侧55°（+），右侧50°（+），双侧加强试验及仰卧挺腹试验均呈阳性。鉴于此，建议患者考虑手术治疗。

2月15日，住院医师查房。患者反映腰部疼痛难以忍受，双下肢的麻痛依旧没有缓解。在充分沟通后，患者同意接受手术治疗。因此，计划于次日进行硬膜外麻醉下的腰椎间盘切除及钉棒系统内固定术。

2月16日，即术后，主任再次查房。手术过程顺利，未发生神经或主要血管损伤。患者双足部及趾间关节活动自如，血运情况良好。腰部疼痛症状已明显减轻，但腰部活动仍然受限。左下肢的感觉有所恢复，直腿抬高试验显示左侧和右侧均为60°（+），双侧加强试验阳性。术后给予患者常规护理，包括心电、血氧监护，并留置导尿。

诊疗方案调整如下：①静脉滴注0.9%氯化钠注射液100mL配伍地塞米松磷酸钠注射液10mg，每日1次，旨在预防神经再灌注损伤。②静脉滴注0.9%氯化钠注射液100mL与注射用克林霉素磷酸酯0.6g，每日两次，以预防感染。③静脉滴注0.9%氯化钠注射液150mL与注射用复方三维B（Ⅱ）2支，每日1次，以滋养神经。

2月17日，即术后第一天，医师查房。患者表示切口处仅有轻度疼痛，双下肢有轻微麻痛。整体来看，患者术后状态良好，生命体征平稳，双下肢未出现明显放射痛。直腿抬高试验左侧和右侧均为60°（+），双侧加强试验阳性。双下肢皮肤感觉正常，双足趾背伸肌力达到Ⅴ级，双跟腱和膝跳反射均正常，未引出病理反射。舌诊显示舌质淡，苔薄白，脉弦。因此，决定去除留置导尿、心电监护，改为低流量吸氧，其余治疗维持不变。

2月25日，主任进行查房。患者自述切口已无疼痛，双下肢亦无麻痛之感。腰部活动时疼痛感微弱或已消失，双下肢未出现明显放射痛。直腿抬高试验显示，左侧和右侧均达到65°且无疼痛反应。双下肢皮肤感觉正常，双足趾背伸肌力达到Ⅴ级，双跟腱与膝跳反射均正常，未引出病理反射。按常规为患者换药，并辅以腰围带进行保护，同时协助患者进行下床行走训练。

3月2日，主任再次查房。患者表示切口及双下肢均无疼痛或麻痛。腰部活动时已无痛感，双下肢亦无放射痛。直腿抬高试验显示左右两侧均为65°且无痛感。双下肢皮肤感觉依旧正常，双足趾背伸肌力保持在Ⅴ级，双跟腱与膝跳反射正常，无病理反射出现。根据患者病情，今日为患者刀口拆线，并判断患者可以出院。

患者于3月2日痊愈出院，共计住院20日。

病例2

周某，女，47岁，职员，于2021年4月7日因病入院。其症状为腰部疼痛、活动受限，并伴有左下肢麻木，已持续半年。患者自诉半年前劳累后便出现腰部疼痛，活动受限，且左下肢有放射痛。此症状在劳累后加剧，休息时则稍缓，病情反复。虽在诊所接受过治疗，但病情时轻时重，未得以根治。近日，其症状显著加重，即便卧床休息亦无缓解。今日到黑龙江中医药大学附属第一医院求诊，经门诊医师诊治，确诊为"腰椎间盘突出症"。

详细查体发现，其腰椎生理曲度变直，各方向活动受限，$L_5 \sim S_1$棘突间及棘突旁存在明显压痛。直腿抬高试验中，左侧40°即出现疼痛，而右侧60°则无异常。加强试验左侧呈阳性。此外，双侧臀部有压痛，左小腿后外侧皮肤感觉减退，左足趾背伸肌力为Ⅳ级，而跖屈肌力正常。双膝跳反射及双跟腱反射均正常，其余生理反射亦存在，但无病理反射。患者自带的腰椎CT（2021年4月5日于黑龙江中医药大学附属第一医院拍摄）

显示，腰椎曲度变直，$L_{3\sim4}$ 和 $L_{4\sim5}$ 椎间盘突出，并已压迫硬膜囊。

从中医学角度看，周某所患之病可诊断为"腰痛"，属气滞血瘀型。长时间腰部劳损已伤及腰部经脉，导致经脉不通、气滞血瘀，进而引发腰腿麻木疼痛。患者舌质红，苔薄白，脉弦，这些症状均符合中医学"腰痛"的范畴，其病位明确在腰部，证型为气滞血瘀。需注意的是，此证应与腰肌劳损相区别，后者主要表现为腰部广泛压痛、酸痛、钝痛，劳累时加重，休息时缓解，但无下肢放射痛。若此病久治不愈，可能因气滞血瘀、经脉不畅而导致下肢经脉失养，进而发展成痿证，预后较差。然而，若及时积极治疗，则预后良好。

从西医学角度看，该患者可确诊为腰椎间盘突出症。其腰椎各方向活动受限、$L_5 \sim S_1$ 棘突间及棘突旁压痛等腰部不适症状，均源于腰部劳损或相关病史导致的腰椎间盘突出。突出物刺激产生炎症反应，窦椎神经受到炎症产物刺激后引发明显的腰部疼痛、压痛等症状。盘源性疼痛是腰部疼痛的主要原因。此外，左下肢放射痛、直腿抬高试验左侧 40° 即出现疼痛等下肢症状，均为腰椎神经根受刺激的表现。这是由于椎间盘突出对神经根造成物理压迫，以及椎间隙变窄、神经根管狭窄和关节囊等软组织充血水肿导致的神经根管相对狭窄所致。本病应与以腰部疼痛及坐骨神经损伤症状为主的疾病，如腰三横突综合征、腰椎椎管狭窄、梨状肌综合征等进行鉴别。

诊疗方案：①静脉滴注 0.9% 氯化钠注射液 150mL 配伍注射用复方三维 B（Ⅱ）2 支，每日 1 次，旨在滋养神经。②施以中药熏洗（腰部），每日 1 次，以活血化瘀。③采用中医定向治疗（针对腰部），每日 1 次，用以消肿止痛。④进行针灸治疗，每日 1 次，以通经活络。针灸选取的穴位包括腰椎夹脊穴、双侧肾俞穴、大肠俞穴、环跳穴、承扶穴、殷门穴、委中穴、委阳穴、合阳穴、承山穴、足三里穴、条口穴等。⑤必要时，将实施小针刀治疗，以松解椎间软组织并缓解神经压迫，治疗频率为每周 1 次。

4月9日，主任首次查房。患者自述腰部依然疼痛，左下肢麻痛症状无明显缓解，腰椎在各方向上的活动均明显受限。直腿抬高试验中，左侧在45°时出现疼痛，右侧在60°时无异常，左侧加强试验呈阳性。因此，决定今日为患者进行小针刀治疗（针对腰部和臀部），并嘱咐患者治疗部位在两日内避免接触水湿，余治疗同前。

4月16日，主任第二次查房。患者反映腰部疼痛有所减轻，左下肢麻痛也有所缓解，腰椎活动受限的情况得到改善。直腿抬高试验中，左侧抬高至50°时出现疼痛，左侧加强试验阳性。据此，决定今日对患者进行第二次小针刀治疗，并再次提醒患者治疗部位两日内不得接触水湿，其余治疗方案维持不变。

4月22日，主任第三次查房。患者表示腰部仅有轻微疼痛，左下肢偶尔出现麻痛，腰椎活动度略有受限。直腿抬高试验中，左侧抬高至60°时疼痛反应微弱，左侧加强试验阳性。因此，决定今日进行第三次小针刀治疗，并继续叮嘱患者治疗部位两日内保持干燥，其余治疗措施如前。

4月27日，主治医师查房。患者自述腰部已无疼痛，左下肢偶尔有轻微麻痛，腰椎活动已完全不受限。直腿抬高试验中，左右两侧抬高至60°时均无疼痛反应，左侧加强试验反应微弱或消失。患者表示已无明显腰部疼痛及下肢放射痛，因此请求今日出院。结合患者当前病情，同意其出院请求。

患者于4月27日痊愈出院，共计住院20日。

第三节　强直性脊柱炎

胥某，男，23岁，职员，于2020年7月24日入黑龙江中医药大学附属第一医院接受治疗。其主诉双骶部、腰部及颈部疼痛，活动受限已达6年之久，且近1个月来症状有所加重。患者自述，6年前无明显诱因即出现腰骶部疼痛，活动受限，并伴有显著的晨僵现象。病情由轻渐重，反复发作，尤其在劳累、受凉或过度活动后疼痛更为剧烈。曾就诊于哈尔滨医科大学附属第二医院，被确诊为"强直性脊柱炎"。之后在黑龙江中医药大学附属第一医院住院治疗，症状有所改善后出院。然而，患者的疼痛症状时轻时重，反复发作。一个月前，患者无明显诱因出现双骶部、腰部、颈部疼痛急剧加重，活动受限且伴有明显晨僵。今日再次来黑龙江中医药大学附属第一医院求治，经门诊医师诊治后，以"强直性脊柱炎"之诊断收入院治疗。目前，患者睡眠与饮食尚可，二便正常。

详细查体显示，患者颈、腰、骶、背部存在广泛压痛。颈腰椎生理曲度消失，活动受限，腰椎前屈 50°、后仰 5°，略显圆背畸形。双侧髋关节活动受限，双侧骶髂关节压痛明显，骨盆分离试验及"4"字试验均呈阳性，伴有"晨僵"现象。腱反射存在，但无病理反射。患者面色萎黄，舌质红，无苔，脉浮数。颈椎、腰椎及骨盆的 X 线检查（摄于 2020 年 7 月 24 日，黑龙江中医药大学附属第一医院）显示，颈椎有退行性改变，腰椎、双骶髂关节及髋关节均呈现强直性脊柱炎的改变，尤以左骶髂关节和左髋关节为显著。

从中医学角度看，胥某所患疾病可诊断为"大偻"，证属肾虚湿热。《证治准绳》有云："若因伤于寒湿，流注经络，结滞骨节，气血不和，而致腰胯脊疼痛。"患者为青年男性，因双骶部、腰部、颈部疼痛且活动受限，这些症状均符合中医学中"大偻"的范畴。患者素体肾气不足，正气亏虚，易受寒邪侵袭，邪气阻滞督脉，从而发病。随后，因湿邪瘀阻经脉，郁久化热，又因过度补阳祛寒，导致热象显著。目前患者舌红、无苔、脉浮数，综合四诊，病位明确在脊柱，证型为肾虚湿热。此病应与痹证相鉴别，因两者症状虽都以关节疼痛、活动受限为主，但痹证主要表现为四肢关节酸痛、屈伸不利，无脊柱症状；而"大偻"则以骶髂关节疼痛为主，逐渐影响整个脊柱的屈伸活动。

胥某所患之疾，西医诊断为强直性脊柱炎。由遗传与环境等多重因素交织而成，主要侵袭脊柱与骶髂关节，导致脊柱强直、活动艰难，并可能伴有多器官如眼、肺、心血管、肾等不同程度的损伤。本病隶属于多基因遗传病范畴，其中HLA-B27为主要易感基因。该患者HLA-B27检测结果为阳性，且影像学检查显示颈椎有退行性变化，腰椎、双骶髂关节及髋关节均呈现强直性脊柱炎的病理改变（尤以左骶髂关节和左髋关节为显著），骶髂关节炎已达Ⅳ级。因此，确诊为强直性脊柱炎无疑。此病应与类风湿关节炎相区分，因类风湿关节炎主要侵犯四肢小关节，呈对称性，通过检测风湿系列中类风湿因子的升高可以确诊，且早期易与腰痛相关疾病混淆，故早期误诊率较高。

诊疗方案如下：①静脉滴注0.9%氯化钠注射液150mL配伍鹿瓜多肽注射液（松梅乐）16mg，每日1次，旨在改善骨代谢。②采用中药熏蒸法（全身）每日1次，以活血化瘀。所用中药熏蒸方剂由防风、当归、海桐皮、乳香、羌活、木香、白芍、透骨草、没药、秦艽、威灵仙、川芎、川附子、延胡索、红花、制川乌、牛膝、车前子等组成，诸药合用，以达活血止痛、通络之功效。使用时，需将中药预先煎煮后加入蒸疗仪内，加入4～5L水，预热10分钟后进行全身熏蒸，每日1次，每次持续20分钟。③实施中药离子导入治疗，针对腰骶部，每日1次（所用导入方剂为大秦艽汤），以活血止痛。④进行红光治疗（针对颈部和腰部），每日1次。⑤服用中药汤剂以祛湿通络、补肾养阴，方剂选用大补阴丸加减。其组成为醋龟甲、穿山龙、赤芍、知母、盐黄柏、生地黄、烫狗脊、伸筋草、透骨草、甘草片、烫骨碎补、路路通、牡丹皮、赤芍、盐补骨脂等。共7剂，每日1剂，水煎150mL，分早晚两次餐后温服。⑥嘱咐患者佩戴腰围以保护腰部，避免腰部疲劳及外伤，注意防风保暖，避免过度劳累。

7月26日，主任首次查房。经过治疗，患者精神状态尚可，饮食及二便均正常。颈、腰、骶部的广泛按压痛已略有减轻，活动受限情况有所改善，腰椎前屈角度增至55°，后仰5°，仍略显圆背畸形。双侧髋关节活动受限也有所好转，双侧髂关节压痛仍存在，骨盆分离试验及"4"字试验均呈阳性，"晨僵"现象依旧存在，腱反射正常，无病理反射。决定继续当前治疗方案，并嘱咐患者拄双拐行走，保持合理饮食。

8月3日，主任第二次查房。患者生命状态稳定，精神尚佳，饮食与二便均如常，舌质红，苔薄白，脉象稍数。经过治疗，患者各关节及脊柱的疼痛感已显著减轻，双髋关节的活动受限也有所改善。治疗方案依旧，并嘱咐患者需躲避风寒、避免过度劳累，并适当进行髋关节与腰椎的活动功能锻炼。

8月12日，主任第三次查房。患者饮食与二便均保持正常，颈、腰、骶部在轻度按压下仅有微痛，活动受限已大幅好转，腰椎前屈可达65°、后仰5°，仍略显圆背之态。双侧髋关节活动受限已明显改善，双侧骶髂关节压痛近乎消失，骨盆分离试验转为阴性，"4"字试验仍呈阳性，而"晨僵"现象已不复存在，腱反射如常，无病理反射出现。决定继续当前治疗方案，并嘱咐患者佩戴腰围以保护腰部，同时适度进行关节活动度训练。

患者于8月13日因病情显著好转而出院，共住院20日。

第四节　股骨头缺血性坏死

杨某，女，70岁，于2022年4月13日退休。

近年来，患者双髋关节时常作痛，活动受限已达3年，且近1个月病情有所加剧。患者自述，3年前无明显缘由双髋部便隐隐作痛，活动受限，行走时双髋关节疼痛日渐加剧，尤以右髋为甚，右下肢行走不便，症状日重。曾于哈尔滨市第五医院经核磁共振检查，被诊断为"双股骨头缺血性坏死"。后在黑龙江省中医院住院治疗，症状稍有缓解后出院。然而，1个月前因劳累过度，患者双髋关节疼痛及活动受限情况显著加重。为求得更系统的中西医结合治疗，患者于2022年4月13日前来黑龙江中医药大学附属第一医院门诊求医，经门诊医师确诊为"双股骨头缺血性坏死"，随后收入黑龙江中医药大学附属第一医院接受治疗。目前，患者饮食如常，二便通调，夜寐尚安，舌质暗红，舌苔薄白，脉滑。

经黑龙江中医药大学附属第一医院详细查体，患者体态偏胖，行走时显跛行，双髋关节活动时疼痛明显，活动范围受限。骨盆倾斜，左低右高，双下肢长度不等，左下肢较右下肢长出 3cm。双侧腹股沟处压痛明显，双髋关节活动范围严重受限，具体数据如下：左侧前屈 85°、后伸 5°、外展 10°、内收 15°；右侧前屈 65°、后伸 5°、外展 5°、内收 15°。双侧"4"字试验呈阳性，大转子上移征象轻微，双下肢纵轴叩击无痛感，旋转时有痛感，右侧尤为显著。双股骨大粗隆处压痛明显，双侧股内收肌呈现紧张拳缩状态，双下肢肌力正常，生理反射存在且正常，病理反射未引出。患者自带骨盆正位 X 线（2022 年 1 月 24 日拍摄于黑龙江省中医院），显示双股骨头缺血性改变，右侧股骨头略显扁平，关节面有阶梯状变化，左侧股骨头出现囊性变化，但未见明显变形状。

杨某所患之疾，中医诊断为"骨蚀"，缘于气滞血瘀。《灵枢·刺节真邪》云："虚邪之中人也……寒与热相搏，久留而内着，寒胜其热，则骨疼肉枯；热胜其寒，则烂肉腐肌为脓，内伤骨为骨蚀。"《素问·痿论》云："肾气热，腰脊不举，骨枯而髓减，发为骨痿。"髋部之伤，必然损伤气血。肝肾同源，精血互生，血虚则精无以生，肾虚则不能主骨，导致骨髓失养；肝虚不能藏血，营卫失调，气血无法温煦、濡养经脉，从而引发此病。《灵枢·贼风》又云："若有所堕坠，恶血在内而不去。卒然喜怒不节，饮食不适，寒温不时，腠理闭而不通。其开而遇风寒，则血气凝结，故与邪相袭，则为寒痹。"气滞则血流不畅，血瘀亦阻碍气行，营卫失调，闭塞不通，使得骨骼失养。肝肾亏虚，气滞血瘀，不通则痛，故屈伸不利，功能受限。其舌质暗红，苔薄白，脉象滑，均属实证表现。此病与肝肾亏虚、正虚邪侵、气滞血瘀紧密相关。综合四诊，患者年老体衰，肝肾亏虚，加之长期劳损导致髋部经脉受损，气滞血瘀而发病。需与骨痹相鉴别，骨痹常因劳损或外力伤及关节，损伤气血，导致局部气滞血瘀，经脉不通，从而引发局部压痛、疼痛。经脉不通使得筋脉肌肉失养粘连，故屈伸不利。骨骼失养，气血失调，可导致局部关节退化改变。

至于西医诊断，杨某所患疾病为双侧股骨头缺血性坏死，应与化脓性髋关节炎及髋关节滑膜炎相鉴别。化脓性髋关节炎常表现为急性髋部剧痛、局部红肿，并伴有全身发热、酸痛等感染症状；而髋关节滑膜炎则多有髋部劳损或外伤史，髋关节内积液，但无骨骼改变。

诊疗方案：①静脉滴注红花黄色素氯化钠注射液 100mL，每日 1 次，旨在调理气血并活血化瘀。②采用中药熏蒸双髋关节，每日 1 次，以温通经络，活血化瘀。③施以红光治疗于双髋关节，每日 1 次，意在消肿止痛。④进行艾灸治疗，针对双髋关节，每日 1 次，以温经通络。⑤利用体外冲击波治疗双髋关节，旨在松解关节粘连，每周进行两次。

4 月 15 日，主任首次查房。患者自诉双髋关节活动时疼痛，活动受限情况略有改善，双侧腹股沟处仍存在压痛，双侧"4"字试验及旋转痛均呈阳性，右侧尤为明显，双股骨大粗隆处亦有压痛。患者仍感双髋部疼痛，双下肢活动受限。为此，采用小针刀治疗双髋关节及内收肌，并嘱咐患者术后两天内避免术区接触水湿。同时，建议患者使用双拐，避免风寒及过度劳累。

4 月 21 日，主任第二次查房。患者表示双髋部疼痛有所减轻，关节活动受限情况明显改善。治疗方案如前所述。

4 月 26 日，主任第三次查房。患者自述双髋关节活动时的疼痛感已显著减轻，活动受限也有大幅改善。双侧腹股沟压痛已接近消失，双髋关节被动活动范围增加，具体数据如下：左侧前屈 90°，后伸 10°，外展 20°，内收 15°；右侧前屈 85°，后伸 10°，外展 15°，内收 15°。双侧"4"字试验仍呈阳性，但双股骨大粗隆处压痛已消失，双侧股内收肌的紧张挛缩状态也有显著改善。双下肢肌力正常，生理反射正常存在，未引出病理反射。

鉴于患者自觉症状已明显减轻，住院 13 天后要求出院。出院时，嘱咐患者继续进行髋关节活动功能锻炼，使用双拐辅助行走，并建议减轻体重。

第五节　膝关节骨性关节炎

董某，女，63 岁，已退休，于 2021 年 5 月 17 日入院。

主诉双膝关节疼痛，活动受限 5 年余，加重两个月。

自述 5 年前无明显诱因出现双膝关节疼痛，肿胀，活动受限，未经系统治疗。近日病情加剧，即便休息亦难得缓解，故寻求系统治疗，遂来黑龙江中医药大学附属第一医院求诊。经门诊医师诊查，以"双侧膝关节骨性关节病"诊断收入黑龙江中医药大学附属第一医院病区住院治疗。

经详细查体，患者双膝关节肿胀疼痛，活动受限，尤以左侧为甚。观察双膝皮肤，颜色、温度均如常，呈内翻畸形，下蹲动作难以完成。触诊关节内侧间隙、股骨髁及胫骨髁部均有压痛，浮髌试验左侧呈阳性，抽屉及内外翻试验均阴性，旋转研磨试验及髌骨研磨试验均阳性，关节摩擦音清晰可闻。生理反射如常存在，病理反射则未引出。患者自带双膝关节正、侧位 X 线（2021 年 5 月 9 日拍摄于哈尔滨市第五医院），片中显示双膝关节髁间脊增生尖锐，关节间隙狭窄，以左侧为重，双膝关节呈退行性改变。

董某所患之疾，中医诊断为"膝痹"，证属瘀血痹阻。患者年事已高，体虚血弱，骨骼失养，气血运行失调，以致局部关节退化改变。劳损及外力之伤损及膝关节，必然伤及气血，造成局部气滞血瘀，经脉不畅，故而局部压痛、疼痛；经脉受阻，筋脉肌肉失养粘连，因此屈伸不利；察其舌质暗红，苔薄白，脉象细弱，皆为瘀血痹阻之征象。本病属实证，经辨证施治，结论为血瘀阻滞所致膝痹。然此证需与尪痹相鉴别，尪痹乃因感受风、寒、湿邪而发病，风邪善行数变，其疼痛呈游走性，无固定压痛点，疼痛程度与冷热刺激紧密相关，病发时症状尤为明显。

至于西医诊断，董某所患疾病为双侧膝关节骨性关节炎。然此病应与风湿性关节炎、类风湿关节炎相区分。类风湿关节炎多侵犯小关节，呈对称性发病，晨僵时间长且症状严重，类风湿因子多为阳性。风湿性关节炎起病急促，主要侵犯大关节，局部红肿热痛，呈游走性发病，全身症状显著。而本病多见于老年人，起病缓慢，主要表现为关节周围压痛，X 线检查可见关节间隙狭窄、软骨下骨硬化、关节边缘唇样变等特征性改变，实验室检查多无异常发现。

诊疗方案：①静脉滴注 0.9% 氯化钠注射液 150mL 与鹿瓜多肽注射液（松梅乐）16mg，每日施用一次，以改善骨代谢。②静脉滴注灯盏花素氯化钠注射液 250mL，每日 1 次，旨在活血化瘀，通络止痛。③实施中药熏蒸疗法于双膝，每日 1 次，以温经通络，活血化瘀。自拟中药熏蒸方剂：防风、当归、海桐皮、乳香、羌活、木香、白芍、透骨草、没药、秦艽、威灵仙、川芎、川附子、延胡索、红花、制川乌、牛膝、车前子等中药，具有活血止痛、温经通络之功效。使用时，需将预煎好的药剂加入蒸疗仪内，加入 2～3L 水，预热 10 分钟后，对双膝局部进行熏蒸，每日 1 次，每次持续 20 分钟。④采用中医定向透药疗法施治于双膝，每日 1 次，以通络止痛。⑤双膝接受双红光治疗，每日 1 次，旨在消肿止痛。⑥对双膝进行灸法治疗，每日 1 次，以温经通络。⑦对双膝实施小针刀治疗，以松解关节，每周 1 次。⑧给予玻璃酸钠注射液治疗双膝，每周 1 次，以润滑关节。

5 月 19 日，主任首次查房。患者自述双膝关节肿胀现象已减轻，疼痛显著缓解，活动受限情况有所改善。关节内侧间隙、股骨髁及胫骨髁部仍存在压痛，浮髌试验左侧呈现弱阳性，旋转研磨试验及髌骨研磨试验均呈阳性，关节摩擦音已减轻。决定继续当前治疗方案。

5 月 26 日，主任第二次查房。患者表示双膝疼痛进一步缓解，已无明显肿胀。股骨髁及胫骨髁部压痛已近平复，浮髌试验左侧转为阴性，旋转研磨试验仍为阳性，髌骨研磨试验弱阳性，关节摩擦音已显著减轻。继续执行现有治疗方案。

5 月 31 日，主治医生查房。患者反映双膝关节已无肿胀及活动性疼痛，活动仅略受限。双膝呈内翻畸形，关节内侧间隙、股骨髁及胫骨髁部压痛已消失，浮髌试验左侧阴性，抽屉及内外翻试验均为阴性，旋转研磨试验阳性，髌骨研磨试验弱阳性，存在轻度关节摩擦音。

鉴于患者自觉双膝关节疼痛症状已明显减轻，住院 14 天后要求出院。出院时，嘱咐患者进行适度的膝关节肌力锻炼，注意避风寒，避免蹲、跪动作。

第六节　肩周炎

李某，女，50 岁，教师，于 2022 年 1 月 10 日就诊于黑龙江中医药大学附属第一医院。患者主诉其右肩关节已疼痛月余，活动受限。追述 1 个月前劳累之余，右肩关节出现痛感，且活动愈发受制，未经系统治疗。近日，患者症状加剧，经门诊医师确诊罹患"肩周炎"。

详细查体，患者右肩关节并无肿胀，皮色、皮温均如常，但各方向活动受限，并伴有活动痛，肱骨大、小结节处存在压痛。其右上肢肌肉稍显萎缩，然肌力未减，右肩关节前屈 45°、外展 60°、后伸 10°，感知与反射均正常，生理反射无恙，病理反射则未出现。西医诊断为肩周炎。

中医学认为，李某所患乃漏肩风，病因为气滞血瘀。李某已 50 岁，肝肾渐亏，筋肉失养，此为本病之内在因缘。加之肩部过劳或外感风寒，使得肩部筋脉受阻，气血瘀滞，引发疼痛，甚或肌肉痉挛，此乃诱发此病之常见缘由。查其舌象，舌质暗红，苔薄黄，脉弦，皆为气滞血瘀之征。需与肩袖损伤相鉴别，后者多为外力所伤，疼痛有定处，且仅影响受损肌腱之功能与活动。而此病患者发病缓慢，疼痛多集中于肩关节前、外侧部，或为酸痛、钝痛，甚或如刀割般剧痛，入夜更剧，可波及同侧颈背、肘部。肩关节活动严重受限，尤以外展、外旋、后伸为甚。

治疗如下：施以肩周炎推拿治疗，每日 1 次，以求理筋止痛；对右肩关节行小针刀治疗，旨在松解粘连，每周 1 次；外敷六味祛风活络膏，每日一换，以通经活络；内服消络痛片，每次 3 片，每日 3 次，意在通络止痛。

1 月 15 日，患者复诊，自述右肩关节疼痛有所缓解，夜间痛感大减，活动受限亦有所改善。遂继续当前治疗，并辅以右肩关节小针刀治疗，嘱其适度进行右肩关节活动练习。

至 1 月 25 日，患者再度复诊，言右肩关节偶发轻微疼痛，夜间已无痛感，活动受限情况显著改善，右肩关节前屈可达 80°、外展 80°、上举 60°、后伸 30°。治疗依旧，并施以右肩关节小针刀治疗。

经此治疗，患者右肩关节已无明显疼痛，活动几近正常，其肩周炎可谓基本痊愈。

第七节　髌骨半脱位

张某，女，44 岁，职员，于 2020 年 10 月 19 日来黑龙江中医药大学附属第一医院就诊。患者主诉双膝关节疼痛，活动受限 1 年余，加重 1 周。患者自述 1 年前无明显原因便出现双膝关节疼痛，活动受限，并伴有酸软无力之感，长时间行走或劳累后症状加重，休息后则有所缓解。因未予足够重视，故一直未寻求诊治。然而，1 周前因劳累导致双膝关节疼痛及活动受限显著加剧，于是前来黑龙江中医药大学附属第一医院门诊求助。经门诊医师诊断，患者患有"髌骨半脱位、髌骨软化症"。

查体结果显示，患者双膝关节无显著肿胀，皮肤色泽及皮温均正常，但呈现轻度外翻。双膝髌骨周围有压痛感，下蹲困难，膝关节内侧间隙、股骨髁及胫骨髁部有轻微压痛。浮髌试验阴性，抽屉试验、内外翻试验及旋转研磨试验均为阴性，而髌骨研磨试验和挺髌试验则为阳性。麦氏征阴性，髌骨外推恐惧试验阳性。患者双下肢肌力正常，生理反射存在，病理反射未引出。双膝关节动态轴位 X 线（2020 年 10 月 19 日于黑龙江中医药大学附属第一医院拍摄）显示髌骨半脱位。因此，该患者的西医诊断为髌骨半脱位。

张某所患疾病的中医诊断为脱位病，气滞血瘀。《伤科补要》有云："若膝盖骨离位向外侧者，则内筋肿胀；向内侧者，则筋直腘肿。"此患者膝关节髌骨长期半脱位，损伤局部经脉，导致气血流通受阻，形成气滞血瘀。气血不通则痛，故出现局部肿胀疼痛及活动受限之症状。观其舌象，舌质淡，苔薄白，脉象弦紧，此为气滞血瘀之明证。需与膝关节滑膜炎相鉴别，后者常因膝关节劳损或外力损伤导致膝部滑膜组织受损，表现为明显的膝关节肿胀、疼痛及活动受限，且浮髌试验阳性，但无髌骨脱位现象。而本病则以髌骨半脱位为特征，进而损伤髌骨软骨及股骨滑车软骨，通常进展缓慢且无明显外伤，可能伴有髌骨摩擦音及髌骨外推恐惧试验阳性，可通过膝关节动态轴位片进行诊断。

诊疗方案：①佩戴护膝以保护膝关节，并适度限制膝关节活动，避免蹲跪动作。②外用活血止痛膏，每次1贴，每日更换1次，以促进血液循环，消散瘀血。③每周进行一次小针刀治疗，以调整肌力平衡。④指导患者进行腘绳肌及股四头肌等膝部肌力训练。

2020年10月30日，患者首次复查。自述双膝髌骨周围压痛有所减轻，下蹲困难得到改善。查体发现关节内侧间隙、股骨髁及胫骨髁部已无压痛感，但髌骨研磨试验仍为阳性，挺髌试验呈弱阳性至阴性之间，而髌骨外推恐惧试验仍为阳性。根据患者当前状况，决定继续现有治疗方案，并增加膝关节小针刀治疗。

至2021年4月2日患者第二次复查时，患者双膝髌骨周围已无压痛感，髌骨研磨试验转为弱阳性至阴性之间，挺髌试验及髌骨外推恐惧试验均转为阴性。患者双膝关节疼痛基本消失，关节活动已恢复至接近正常水平。经治疗，患者髌骨半脱位症状已得到明显改善。

第八节　桡骨远端骨折

蔡某，女，36岁，职员，于2022年2月7日就诊于黑龙江中医药大学附属第一医院，患者主诉右腕关节疼痛，活动受限3小时。患者自述于3小时前走路时跌倒后出现右腕关节疼痛，活动受限，遂来黑龙江中医药大学附属第一医院门诊求治，门诊医师诊断为"右桡骨远端骨折"。

经详细查体，发现患者右腕关节肿胀，肤色如常，皮温正常，然右腕关节出现背伸畸形，活动受限，且伴有明显痛感，可闻及骨摩擦之声。患肢末梢血液循环良好，感知、肌力及反射均正常，生理反射存在，而病理反射未显现。经X线检查（2022年2月7日，黑龙江中医药大学附属第一医院）后，明确为右桡骨远端骨折。

中医对此病患之诊断为骨折病，并伴有气滞血瘀之证。患者因摔倒受伤，导致骨折筋断，局部经脉受损，血液外溢形成瘀血，进而引发气滞。此即气滞血瘀之证，它阻碍经脉通畅，导致疼痛、肿胀及活动受限。患者舌质暗红，苔薄白，脉象弦紧，均属实证，辨证为气滞血瘀。需与腕关节挫伤相鉴别，后者乃腕部受外力间接作用所致软组织损伤，虽活动受限，但无畸形等症状；而本病则有骨折特有之畸形、骨摩擦音等，X线检查可明确诊断。

治疗方案如下：首先进行复位以纠正右腕桡骨远端骨折之背伸畸形。患者需倒坐于有椅背之椅上，前臂保持中立位，屈肘90°，掌心朝下，将骨折近端轻放于椅背上。由一助手稳住其肘部及上臂，医者则双手拇指并列置于骨折远端之背侧，余四指则置于腕掌部位，紧扣大小鱼际，与助手协同进行持续牵引。当觉察到骨摩擦感时，即骨折重叠或嵌插部分已被牵开，此时需迅速以猛力进行牵引，并立即将骨折远端掌屈、尺偏至最大程度以实现复位。随后以石膏固定腕关节于掌屈、尺偏位置。再次拍摄右腕关节正侧位X线，以确认骨折断端对接良好且复位成功。此外，口服骨康胶囊每次 4 粒，每日 3 次，以滋补肝肾，强筋壮骨。并为改善患者手指末端血液循环状况，特嘱咐其适度进行远端手指屈伸活动锻炼，并定期接受 X 线复查，以确保康复进程。

2 月 15 日，患者第一次复查。自述右腕关节已无明显痛感，亦无显著肿胀，然活动仍有所限制且伴活动痛。掌侧肤色显现青紫，但皮温如常，患肢末梢血运畅旺，感知、肌力及反射均表现良好。遂调整石膏绷带之松紧度。经 X 线检查右腕正侧位，示骨折断端对接对线俱佳，未见明显移位。嘱咐患者进行远端手指关节屈伸之活动锻炼。

3 月 7 日，患者第二次复查。自述右腕关节已无疼痛，肿胀全消，活动虽仍有限制，但已无明显活动痛，肤色亦已恢复正常。患肢末梢血运持续良好，感觉、肌力及反射均正常。再行 X 线检查右腕正、侧位示骨折断端对位对线良好，无移位，且骨折线已趋模糊。于是去除石膏绷带，嘱咐患者适度进行腕关节及掌指关节屈伸活动锻炼。同时，以中药外洗右腕关节，每日两次，旨在活血化瘀，通经活络。自拟中药外洗方药：海桐皮 15g，红花 15g，艾叶 15g，五加皮 15g，防风 15g，荆芥 15g，透骨草 15g，伸筋草 15g，紫花地丁 15g，蒲公英 15g，川椒目 15g，威灵仙 15g，苦参 15g，醋延胡索 15g。使用时，以 4L 水浸泡诸药半小时，熬煮 10 分钟后，待药液降温至皮肤可忍受之温度，进行右手腕部浸洗，并辅以掌指关节、腕部关节之按揉及屈伸活动，每日两次，每次 30 分钟。

3 月 20 日，患者第三次复查。自述右腕关节已无疼痛，无肿胀，活动仅略受限，已无明显活动痛，肤色正常，患肢末梢血运、感觉、肌力及反射均良好。

患者右腕关节已恢复良好，无明显疼痛，关节活动基本接近正常状态。经此治疗，患者右桡骨远端骨折已基本痊愈。

第九节　肱骨外科颈骨折

　　李某，男，29岁，职员，于2022年9月5日入院，患者主诉左肩关节疼痛，活动受限1天。据患者自述，前夜于家中不慎摔倒，而后左肩关节疼痛难耐，活动受制，遂至当地医院拍摄左肩正侧位X线，诊断为"左肱骨外科颈骨折"，然未经处置。为寻求中西医结合之保守治疗，今日特来黑龙江中医药大学附属第一医院门诊求医，经门诊医师再次确诊为"左肱骨外科颈骨折"，并安排入院治疗。

　　经详细查体，见患者左肩关节肿胀，肤色如常，皮温稍高，与健侧相较并无明显短缩。左肩关节活动不便，动则疼痛，压痛及叩击痛均显著，并可闻及骨擦音，然关节无明显畸形。患肢末梢血液循环良好，感知、肌力及反射均正常，生理反射存在，病理反射则未显现。患者自带之肩关节正侧位X线检查亦证实为左肱骨外科颈骨折。

　　中医对此病患之诊断，则为骨折病，证型为气滞血瘀。患者因摔倒受伤，导致骨断筋离，局部经脉受损，血溢于脉外，形成瘀血，进而引发气滞，此即气滞血瘀之症状。阻碍经脉通畅，而致骨折处疼痛肿胀及活动受限。患者舌质暗红，苔薄白，脉象弦紧，均显示气滞血瘀之征象。本病需与肩关节脱位相鉴别，后者为肩关节受外力作用而致脱位，并无骨折现象，然其活动受限及方肩畸形等脱位症状则较为明显。而本病则有骨折特有之骨擦音、纵向叩击痛等症状，通过肩关节X线检查即可明确诊断。

　　诊疗方案：①首先进行复位操作，以矫正患者左肱骨外科颈骨折所致的内收畸形。在复位过程中，患者应采取坐位，一位助手使用毛巾环绕腋窝进行向上提拉，同时使患者屈肘90°，前臂保持中立位置，而另一位助手则握住患者肘部，并沿肱骨纵轴施加牵引，以纠正缩短的移位。接着，根据骨折类型的不同，采取相应的复位手法。术者应以两拇指按住骨折部位向内推送，其余四指则使骨折远端外展，助手在牵引的同时将上臂外展，以完成复位。②在助手持续牵引的条件下，选用适当大小的毛巾放置于上肢部位，将大头垫置于内侧，且头部向下，紧抵肱骨内上髁上部。随后，将三块长夹板分别放置于上臂的前、后及外侧，使用三条扎带紧固夹板，再以绷带固定长夹板顶端的固定环，绕过对侧腋下打结以稳固。调整扎带的松紧度，确保夹板可以上下活动约 1cm。③静脉滴注 0.9% 氯化钠注射液 250mL 配合骨瓜提取物注射液 70mg，每日 1 次，此举有助于改善骨代谢，并促进骨折的愈合。④嘱患者口服骨康胶囊，每次 3 粒，每日 3次，此药能滋补肝肾，强筋壮骨。

9 月 7 日，主任首次查房。患者自述左肩关节疼痛已有所减轻，但活动仍然受限。目前，左肩关节活动时仍有痛感，且关节部位出现肿胀，皮肤颜色呈现青紫，皮温稍高，但较健侧手臂并未见明显短缩。患肢末梢血液循环良好，感觉、肌力及反射均正常。经检查左肱骨正侧位 X 线后，对夹板进行了调整，并决定继续当前的相关治疗。同时，嘱咐患者进行远端手指及腕部关节的屈伸活动锻炼。

9 月 13 日，主任第二次查房。患者表示左肩关节的疼痛已明显减轻。目前患者左肩关节未见明显肿胀，与健侧相比也未有明显短缩。患肢末梢血液循环、感觉、肌力及反射均保持良好。根据恢复情况，再次对夹板进行了调整，并决定继续当前治疗方案。

9 月 19 日，主任第三次查房。患者表示左肩关节已无疼痛，仅在活动时稍有痛感。左肩关节未见肿胀，患肢末梢血液循环、感觉、肌力及反射均正常。再次查左肱骨正侧位 X 线，并对夹板进行了适当调整。

鉴于患者自觉疼痛症状已明显减轻，请求出院回家静养。结合患者的影像资料和当前症状，同意其出院请求。出院后，患者需定期到门诊进行 X 线复查和夹板调整。此次住院共计 14 日。

第十节　腱鞘炎

刘某，男，45 岁，职业工人，于 2021 年 9 月 20 日至门诊求医，主诉左拇指掌侧疼痛，屈伸活动受束缚已历一月。患者自陈，月前因长期紧握硬物，致使左拇指掌侧疼痛，屈伸不利，未经系统诊治。现疼痛及活动受限症状加剧，休息后亦未见明显改善，门诊医师据此诊断为"左拇指屈指肌腱腱鞘炎"。舌质红，苔薄黄，脉弦。经查体，见患者左拇指局部微肿，左拇指掌侧压痛显著，可触及明显结节，左拇指屈伸艰难，动则痛剧，且伴有弹响声。

刘某之病，中医诊断为伤筋病，辨证乃气滞血瘀，西医诊断为左拇指屈指肌腱腱鞘炎。

一、辨证分析

（一）诊断要点

屈指肌腱腱鞘炎之成因，在于屈指肌腱与掌指关节之屈指肌腱纤维鞘管反复摩擦，引发慢性无菌性炎症反应。局部出现渗出、水肿与纤维化，鞘管壁增厚，肌腱局部增粗，阻碍肌腱在该处之滑动，从而引发诸症。当肿胀之肌腱穿越狭窄鞘管时，可产生弹拨动作及响声，因此指屈肌腱腱鞘炎又被称为"弹响指"或"扳机指"。此病好发于拇指，亦有单发于食指与中指者，少数患者为多指同时发病，起病多缓慢。

病初，患者患指屈伸不利，强行屈伸则疼痛，并伴有弹跳动作，尤以晨起、劳作后及触冷水后症状为重，活动后或热敷则症状稍减。掌骨头掌侧面压痛明显，并可触及米粒大之结节。按压此结节，令患者进行充分屈伸活动，则痛感显著，且弹跳声源于此。因屈伸受限，对患者工作与生活构成不便，严重者患指屈曲后竟不能自伸，需借健手之力方能伸直。

（二）中医辨病诊断

此病多有手部劳损病史，常见于妇女及手工劳动者，且好发于拇指、中指与无名指。患者手指活动不灵，有局限性酸痛，尤以晨起或劳累后症状显著。掌指关节掌侧压痛，可触及结节，指屈伸艰难，伴有弹响或交锁现象。

（三）辨证要点

1.气滞血瘀证 多见于急性劳损之后，症状包括局部微肿、疼痛，压痛明显，可触及筋结，手指屈伸不畅，稍动则痛甚，或闻弹响，或有交锁之感。舌质红，苔薄黄，脉弦。

2.虚寒证 常见于慢性劳损或急性劳损后期，患者局部有酸痛之感，按之痛甚，可清晰触及结节，手指屈伸不便，闻有弹响或交锁之声。舌质淡，苔薄白，脉细或沉细。

二、治疗方案

1.瘀血痹片，每次服用3粒，每日需服3次。每周安排一次针对左拇指屈指肌腱腱鞘炎的小针刀治疗。

2.9月27日，患者初次复诊。其左拇指掌侧之疼痛已大幅减轻，屈伸活动之受限亦有显著改善，左拇指已无肿胀之象，掌侧压痛近乎消失，难以触及明显结节，左拇指屈伸动作更为流畅，弹响声已不复存在。决定继续为患者实施左拇指屈指肌腱腱鞘炎的小针刀治疗。

3.10月8日，再次随访。患者自述左拇指掌侧疼痛已完全消失，屈伸活动自如无碍，左拇指外观正常，无肿胀，掌侧已无压痛，亦无明显结节，伸屈活动恢复如常，弹响声绝迹。经此治疗，患者左拇指屈指肌腱腱鞘炎已告痊愈。

第十一节　跟痛症

王某，男，53 岁，保安，于 2021 年 6 月 7 日至门诊求医，主诉左足跟部疼痛 1 年，且近两周疼痛加剧。患者自述，因工作需长期站立，1 年前便出现左足跟部疼痛之症状，时轻时重，缠绵难愈，曾在诊所接受局部封闭治疗，症状稍有缓解，然近两周疼痛再度加剧，休息后亦无明显改善，门诊医师据此诊断为"左足跟痛症"。查其舌质紫暗，苔薄白，脉弦紧。经详细查体，见患者左足跟部并无红肿，皮色、皮温均属正常，但左足跟部压痛显著，痛处固定不移，拒按，稍动则痛甚。左足跟骨侧位片（2021 年 6 月 7 日拍摄于黑龙江中医药大学附属第一医院）显示左足跟部有骨质增生。

王某之病，中医诊断为跟痛症，辨证属气滞血瘀，西医同样诊断为跟痛症。

一、辨证分析

（一）诊断要点

跟痛症，多因外伤、劳损或足跟部某种疾患所引发，疼痛好发于 40 岁以上中老年人。此病多为单侧发病，青少年较少罹患。其病因多为老年肝肾亏虚或久病体衰，气血不足，筋脉弛缓，加之体态丰腴，体重增加，长时间行走或站立，导致足底部皮下脂肪、跖腱膜负担过重。足底的跖腱膜起于跟骨结节跖面，向前延伸止于五趾近节趾骨骨膜，因长期受牵拉，可在跖腱膜的跟骨结节附着处发生劳损或骨质增生，从而引发无菌性炎症，刺激产生疼痛。此病常因长途行走、久站、足跟损伤后周围软组织发炎，或鞋底过硬等因素诱发。病程缓慢，多单侧发病，病史可长达数月乃至数年。患者足跟疼痛，行走时加剧。典型表现为晨起站立或久坐后起立时足跟剧痛，行走片刻疼痛稍减，但行走过久或站立过久则疼痛加剧。跟骨跖面与侧面有明显压痛，但局部无显著肿胀。若跟骨骨质增生较著，可触及骨性隆起。X线检查多可见骨质增生，然临床表现与X线征象并非完全一致，有骨质增生者或无症状，有症状者却未必有明显骨质增生。

（二）中医辨病诊断

足跟部疼痛，行走时痛感加剧，为典型症状。尤其在晨起后站立或长时间坐立后起身时，足跟会感到剧烈疼痛，稍行走后疼痛会稍有缓解，然而行走或站立时间过长，疼痛又会重新加剧。患处通常无明显肿胀，或有轻微红肿，跟骨的跖面或侧面会有明显压痛。若跟骨出现较大的骨质增生，可以触摸到骨性突起。X线检查常显示骨质增生，但值得注意的是，临床表现并不总是与X线征象相吻合。

（三）辨证要点

1.气滞血瘀证　足跟痛如针刺，痛点固定，触之则痛剧，活动则疼痛更甚。舌质显现紫暗或瘀斑，苔薄白或微黄，脉象弦紧或涩。

2.湿热内积证　足跟局部疼痛，伴有轻微红肿及热感，压痛显著，且常有口渴但不欲饮水之症。舌苔黄而厚腻，脉象濡数。

3.寒湿痹阻证　足跟疼痛持续，反复发作，腰膝酸软乏力，可能伴有心烦、失眠、口苦咽干，舌红少津，脉弦细且数；或可能伴有四肢不温，形体畏寒，筋脉拘挛，舌质淡胖，苔薄白，脉沉细而无力。

4.肝肾亏虚证　足跟长期疼痛，劳累时加重，休息时减轻，腰膝酸软无力，常伴失眠、口苦咽干，舌红少津，脉象弦细。

二、治疗方案

1.海桐皮汤加减，每日以此方剂为左足跟进行中药熏洗。活血止痛膏，每次使用1贴，每日更换一次，外用。每周为左足跟进行一次小针刀治疗。

2. 6 月 14 日进行随访。患者自述左足跟部已无明显压痛，经过治疗，患者的左足跟痛症已经完全康复。

第十二节　颈源性眩晕

王某，女，41 岁，会计，于 2021 年 10 月 26 日入院接受治疗。其颈部疼痛并伴有眩晕已持续半个月，且近 1 周内症状加重。患者自述，半月前因过度劳累，出现颈部疼痛和眩晕症状，病情时轻时重，反复发作。近 1 周来，患者颈部疼痛和眩晕明显加剧，休息后并未见明显缓解。门诊医师据此诊断为"颈源性眩晕"。查其舌，见舌质暗红，苔薄黄，脉沉弱。经详细查体，发现其颈椎生理曲度消失，各方向活动受限，$C_{4\sim6}$ 间隙棘旁双侧有明显压痛，旋颈试验呈阳性，而其他神经系统检查均正常。颈椎正侧位片（2021 年 10 月 26 日拍摄于黑龙江中医药大学附属第一医院）显示颈椎生理曲度消失，颈椎椎体骨质有退行性改变，符合颈椎病表现。经颅多普勒超声（TCD）检查结果（2021 年 10 月 26 日拍摄于黑龙江中医药大学附属第一医院）显示椎动脉及基底动脉血管流速减慢。

王某的中医诊断为眩晕，辨证属气虚血瘀，西医诊断为颈源性眩晕。

一、辨证分析

（一）诊断要点

颈源性眩晕为临床常见病症，其成因复杂，可能与椎动脉、交感神经及本体感觉等多种因素有关。此病多见于伏案工作者及中老年女性，且患者发病前往往有慢性颈痛病史。眩晕为其主要症状，多在晨起时出现，可表现为慢性持续性眩晕或发作性剧烈眩晕。患者常伴有精神萎靡、乏力嗜睡、恶心呕吐、耳鸣耳聋、视力减退等症状。X 线检查可见颈椎生理曲度改变、椎间隙变窄、骨赘增生等病理变化。颈椎 CT 扫描可进一步检查横突孔形态、大小及有无孔内骨赘，从而准确判断椎动脉横突孔段是否存在压迫。脑彩超（TCD）对诊断具有一定的参考价值，而脑干诱发电位则有助于眩晕的定位和定性诊断。

（二）中医辨病诊断

1. 椎动脉障碍型　其症状为发作性剧烈眩晕，时常伴随突发性的跌倒。此种眩晕的发作与缓解常与颈部的位置密切相关，当头部突然转动或后仰时，眩晕会加剧，而恢复原位后，眩晕感会得以缓解。体检时，仰头或转头试验可能呈现阳性反应。

2. 交感亢进型　其特征为慢性的眩晕，且眩晕的出现与加剧与头颈的姿态无直接关系。患者面色苍白暗沉，舌质紫暗。此外，常伴随着心悸、失眠、忧郁、焦虑，以及头痛等神经官能症的症状。触摸患者的头颅枕部及顶部皮肤，可能会感觉到不同程度的水肿和增厚。

3. 颈本体感觉紊乱　其症状多为慢性眩晕，尤其在低头或头部极度后仰时，眩晕会更为明显，而当头部处于中立位置时，眩晕会得到一定的缓解。枕下肌群经常处于紧张状态，适当地按压这些肌群可以显著地缓解眩晕。在某些情况下，还可以观察到上颈椎出现错位的体征。

（三）辨证要点

1. 气虚血瘀证　眩晕的程度时轻时重，可能伴随头痛，患者常感疲乏并不愿多言，精神状态萎靡，可能出现嗜睡或失眠，心中悸动不安，听力和视力可能有所下降，面色显得苍白或暗沉。舌头颜色淡紫，可能出现瘀斑，脉细弱或带有涩感。

2. 痰蒙清窍证　主要症状为头晕和头痛，感觉头部如被物裹，颈项部感觉僵硬，活动受限，咽喉部位有堵塞感，可能伴有胸闷、胃部胀满、食欲不振，且面色不佳。舌质淡，舌苔白而腻，脉象滑。

3. 风阳上扰证　眩晕感非常剧烈，可能导致突然跌倒，视物模糊，耳鸣耳聋，患者性情急躁易怒，腰膝酸软，筋骨酸痛。舌质发红，舌苔少，脉象弦细。

二、诊疗方案

1. 使用红花黄色素氯化钠注射液 100mL，每日进行一次静脉滴注。每日为患者进行一次颈部的中药熏洗治疗。每日为患者颈部进行一次红光治疗。每日为患者颈部施以一次针灸治疗。每日还要为患者进行一次颈部的牵引治疗。在必要时，每周为患者进行一次颈部的小针刀治疗。

2. 10 月 30 日，主任首次查房。记录显示，患者的颈部疼痛和眩晕症状已略有改善，$C_{4\sim6}$ 间隙棘旁的双侧有轻微的压痛感，双侧臂丛神经牵拉试验呈阴性，压头试验同样阴性，但旋颈试验阳性。患者的双上肢和双手皮肤感觉正常，肌力达到 5 级，且双上肢的肱二头肌腱反射正常。主任建议继续为患者进行颈部的小针刀治疗。

3. 11 月 7 日，主任第二次查房。患者的颈部疼痛和眩晕症状已有所改善，$C_{4\sim6}$ 间隙棘旁的双侧压痛感已非常轻微，旋颈试验也接近正常。其他检查结果与前次相似，因此，主任建议继续目前的小针刀治疗方案。

4. 至 11 月 14 日，主任第三次查房时，患者的颈部疼痛和眩晕已明显改善，各项试验均呈阴性，双上肢和双手的感觉及肌力均正常。鉴于患者自觉症状已大幅减轻，患者要求当日出院。此次住院总时长为 18 天。

第十三节　骨质疏松症

郭某，女，75 岁，退休职工，患者于 2022 年 3 月 5 日因腰背部疼痛、活动受限已持续半年，且近 2 个月症状加重而入院治疗。患者自述半年前无明显原因出现腰背部疼痛、活动受限，且持续不缓解，负重时疼痛更甚。近两个月来，症状加重，休息后亦无明显改善。经门诊医师确诊为

"骨质疏松症"。舌淡苔白，脉沉细。查体可见腰椎生理曲度消失，体态呈佝偻状，各方向活动均受限，腰背部广泛存在压痛，患者畏寒喜暖，遇寒则症状加重。双侧直腿抬高试验至 70° 时无异常，双侧加强试验亦为阴性。双下肢皮肤感觉正常，肌力达 5 级。四肢未引出病理反射，且二便功能正常。骨密度检测报告（2022 年 3 月 5 日于黑龙江中医药大学附属第一医院）显示 t 值为 -3.8。

综合诊断，郭某所患之病，中医学称之为"骨痿"，辨证为肾阳虚衰，西医诊断为骨质疏松症。

一、辨证分析

（一）诊断要点

骨质疏松症乃一种系统性骨骼疾病，特质在于骨量减少与骨骼微细结构的损毁，其结果是骨骼脆性增加，即便轻微创伤，甚至无外力伤害，亦容易发生骨折，有时症状并不显著。其临床表现多为疼痛、身高变矮、易骨折等。中医学将之归为"痿证"，病根在肾，症状显现在骨骼。骨痿为痿证之一，常现腰背酸软、直立困难，下肢无力，面色暗，牙齿干枯。此症或因大热耗阴，或因长期劳累过度，肾精耗损，肾火过旺等，终致骨髓枯竭。

（二）中医辨病诊断

1.疼痛 患者或感腰背之痛，或觉周身骨骼疼痛，负荷增时，疼痛愈烈，活动受制，重时翻身、起坐、行走均感艰难。

2.脊柱形变 骨质严重疏松者，或见身高变矮、驼背，脊柱畸形、活动受制。胸椎压缩性骨折可致胸廓畸形，影响心肺功能；腰椎骨折或改变腹部结构，引发便秘、腹痛、腹胀、食欲不佳、早饱等症状。

3.脆性骨折 此指低能量或非暴力性骨折，如站立或于低处跌倒、日常活动引发的骨折。常见部位有胸、腰椎、髋部、桡、尺骨远端及肱骨近端等，其他部位亦可能骨折。一次脆性骨折后，再次骨折风险显著提升。

（三）辨证要点

1. 阳虚湿阻证　腰部感冷痛、重滞，转动困难，静卧不减反增，遇寒及阴雨痛加，舌淡苔白腻，脉沉迟缓。

2. 气滞血瘀证　骨节疼痛，定处疼痛，拒按，筋肉挛缩、骨折，多有久病或外伤史，舌质紫暗、有瘀点或斑，脉涩。

3. 脾气虚弱证　腰背酸痛，四肢倦怠，消瘦，少气懒言，纳差，便溏，舌淡苔白，脉缓弱。

4. 肝肾阴虚证　腰膝酸痛，膝软，驼背，患部痿软微热，形体消瘦，眩晕耳鸣，或五心烦热，失眠多梦，男子遗精，女子经闭，舌红少津，脉沉细数。

5. 肾阳虚衰证　腰背冷痛、酸软，甚则驼背，活动受限，畏寒，遇冷加重，尤以下肢为甚，尿频，或久泻，或下肢浮肿，舌淡苔白，脉沉细或弦。

6. 肾精不足证　患部隐痛，筋骨无力，动作迟缓，早衰，脱发齿摇，耳鸣健忘，男子精少，女子经闭，舌淡红，脉细弱。

7. 气血两虚证　腰脊酸痛，四肢麻木，患部肿胀，神疲，面色无华，食少便溏，舌淡苔白，脉细弱。

二、诊疗方案

1. 0.9% 氯化钠注射液 250mL 配以骨瓜提取物注射液 70mg，每日进行一次静脉滴注。每日对腰背部进行一次中药熏洗治疗。每日实施一次腰背部红光照射治疗。每日进行腰背部艾灸治疗一次。每日执行一次腰背部中医定向透药治疗。每日施行腰背部针灸治疗一次。每周对腰背部进行一次小针刀治疗。

2. 3月5日，主任首次查房记录显示：患者主诉腰背部疼痛，活动受限，检查发现腰椎生理曲度消失，体态呈佝偻状，各方向活动均受限，腰背部存在广泛压痛感（阳性反应），患者畏寒喜暖，遇冷时症状加重，双侧直腿抬高试验达到 70° 时无异常（阴性反应），双侧加强试验同样为阴性，双下肢皮肤感觉正常，双下肢肌力评定为 5 级。决定继续为患者实施腰背部小针刀治疗。

3. 3月12日，主任第二次查房记录：患者腰背部疼痛症状有所缓解，活动受限情况得到改善，但仍存在腰椎曲度消失、体态佝偻及各方向活动受限的问题，不过较之前已略有好转，腰背部压痛呈现可疑阳性，双侧直腿抬高及加强试验均为阴性，双下肢感觉与肌力均正常。决定继续腰背部小针刀治疗方案。

4. 3月19日，主任第三次查房记录：患者腰背部疼痛及活动受限情况进一步改善，虽然腰椎曲度仍然消失、体态佝偻，但各方向活动受限已有明显好转，腰背部压痛可疑阳性，其他检查项目与前次相同，均属正常。治疗方案不变，继续腰背部小针刀治疗。患者自觉症状已显著减轻，因此请求今日出院，住院总时长为 14 天。

第十四节　胸腰椎压缩性骨折

李某，男，80 岁，退休，于 2022 年 3 月 20 日因腰部疼痛、活动受限 5 小时而入院求治。患者详述 5 小时前于家中不慎摔倒，臀部触地后腰部疼痛难忍，活动大受限制，即便休息亦无明显缓解。经门诊医师确诊为"腰椎压缩性骨折"。舌苔略显薄白，脉象弦紧。详细查体可见，腰椎活动全方位受限，L_2 椎体存在显著压痛（+），叩击亦感疼痛（+），然双下肢并无明显放射痛，皮肤感觉如常，肌力保持 5 级。四肢未见病理反射，二便功能如常。患者所携腰椎正侧位片（2022 年 3 月 20 日拍摄于黑龙江中医药大学附属第一医院）清晰显示腰椎骨质有退行性变化，且腰 2 椎体出现压缩性骨折。

针对李某病情，中医诊断为骨折，并辨证为气滞血瘀之证，西医则确诊为腰椎压缩性骨折。

一、辨证分析

（一）诊断要点

腰椎压缩性骨折，古称"腰骨损断"，主要指椎体纵向高度被压缩的脊柱骨折，此类骨折在脊柱骨折中尤为常见。临床上，第11、第12胸椎和第1、第2腰椎发生骨折的频率较高。老年人因骨质疏松，其发生概率进一步上升。此类骨折通常有明确的外伤史，胸腰部局部肿胀疼痛，外观上可能呈现后突畸形，伴有局部压痛和叩击痛，腰部活动明显受限。若伴有骨髓损伤，患者可能出现不同程度的功能障碍。通过X线可清晰判断骨折的类型和程度，而CT和MRI检查则能进一步明确脊髓受压的具体情况。

（二）中医辨病诊断

1. 外伤历史　任何由高处坠落、重物落砸、车祸撞击、坍塌等事故，均可能导致脊柱损伤。应详尽了解暴力作用的过程、部位，以及受伤时的姿势与搬运状况。特别在颅脑外伤或醉酒意识不清时，尤需警惕并排除颈椎损伤的可能性。

2. 临床表现　脊柱疼痛及活动障碍为伤后主要症状。通过沿脊柱中线自上而下逐个按压棘突，探寻压痛点，若发现棘突后突，则暗示椎体可能存在压缩或骨折脱位；棘突周围软组织肿胀、皮下瘀血，是韧带肌肉断裂的征象；棘突间距增大，可能意味着椎骨脱位或棘间韧带断裂；若棘突排列不直，则表明脊柱可能发生旋转或侧方移位。当椎体仅轻微压缩骨折时，疼痛及功能障碍可能不甚明显，此时需格外留意，以免漏诊。对所有脊柱损伤患者，均应实施详尽的神经系统检查，以排除是否并发脊髓损伤。

（三）辨证要点

1.气滞血瘀证　表现为局部肿胀，剧烈疼痛，胃纳不佳，大便秘结，舌苔薄白，脉弦紧。

2.筋骨不续证　表现为肿痛虽有所消退但未尽，活动仍受限，舌色暗红，苔薄白，且脉弦缓。

3.肝肾不足证　症状包括腰酸腿软、四肢无力、活动后局部隐痛，舌淡苔白，脉虚细。

二、诊疗方案

1.每日静脉滴注 0.9% 氯化钠注射液 250mL，配以骨瓜提取物注射液 70mg，共 1 次。每日对腰部进行一次中药熏洗。每日实施腰部红光治疗一次。以骨折处为中心垫上软枕，使腰椎处于过伸位进行牵拉。每周对腰部进行一次小针刀治疗。

2.3 月 27 日，主任首次查房记录：患者腰部疼痛，活动受限情况略有减轻，腰椎各方向活动仍受限，L_2 椎体存在可疑压痛，叩击痛呈阳性，双下肢无明显放射痛，皮肤感觉正常，肌力保持 5 级。四肢未见病理反射，二便功能正常。决定继续实施腰部小针刀治疗。

3.4 月 3 日，主任第二次查房记录：患者腰部疼痛及活动受限进一步减轻，腰椎各方向活动受限也有所改善，L_2 椎体压痛仍可疑，叩击痛阳性，双下肢状况良好，无感觉异常，肌力 5 级。四肢病理反射未引出，二便功能正常。继续执行腰部小针刀治疗。

4.4 月 10 日，主任第三次查房记录：患者腰部疼痛持续减轻，活动受限情况明显改善，L_2 椎体压痛仍可疑，叩击痛转为可疑阳性，双下肢无明显异常，感觉与肌力均正常，四肢病理反射未引出，二便功能正常。治疗方案不变，继续腰部小针刀治疗。患者自觉症状已显著减轻，因此请求今日出院，总计住院时长为 21 天。

第十五节　青少年脊柱侧弯

张某，女，15 岁，学生，于 2021 年 6 月 8 日入院治疗，两侧肩膀不等高 2 个月。患者自诉两个月前无明显诱因下出现两侧肩膀高度不一之情况。经门诊医师细致诊查后，诊断为"青少年脊柱侧弯"。查舌质淡红，苔薄白，脉象细弱。详细查体可见脊柱侧弯，形如"S"型，背部右侧有局限性隆起，但各方向活动并无明显限制，脊柱无压痛感，然前屈试验呈阳性，测得脊柱侧弯角度为 22°，四肢未引出病理反射，且二便功能如常。全脊柱 X 线（2022 年 6 月 8 日拍摄于黑龙江中医药大学附属第一医院）清晰显示脊柱侧弯之状况。

张某所患之疾，中医诊断为脊柱侧弯，辨证乃肾气不足之证，西医则确诊为青少年脊柱侧弯。

一、辨证分析

（一）诊断要点

青少年脊柱侧弯乃危害我国青少年之常见病、多发病。其成因多样，包括先天性、特发性、神经肌肉性及功能性等。此病通常在青春发育前期发病，于青春期迅速进展。男女发病概率相当，然女孩之脊柱侧弯弧度更易加剧。脊柱侧弯对患者生理与心理皆有深远影响。于生理层面，侧弯导致脊柱及两侧受力不均，进而影响儿童身高发育，可能引发腰背疼痛，甚至在凹侧形成骨刺，压迫脊髓或神经，引发截瘫或椎管狭窄。对脊柱周围组织而言，弧度超过 100° 者可能引发限制性肺病，影响胸廓发育，压迫心肺，导致心肺功能障碍或衰竭；此外，剃刀背、驼背、骨盆倾斜、胸廓不对称、双肩及双下肢不等长等，亦为脊柱侧弯之常见外观畸形。心理层面，脊柱侧弯所致之畸形常使患儿产生自卑、羞涩、恐惧、自闭等不良情绪，严重妨碍儿童心理健康发展。

（二）中医辨病论断

1.对于脊柱侧弯较为显著的青少年病患，可观察到两侧肩胛之高度存在差异，非处于同一平面。女孩双乳之发育不均衡，往往左侧乳房较为丰满；一侧后背明显隆起；腰部一侧呈现皱褶；一侧髋部相较于另一侧为高；两侧下肢长度不等。女孩着裙时，可见两侧裙摆不对称之现象。

2.背部之不均衡：经体格检查，可察觉脊柱侧弯，形如"S"型，背部一侧有局限性隆起。因脊柱之侧凸，严重者可致胸背部或腰背部显著不均衡，且可能出现剃刀背及胸廓之畸形。轻度症状者，可通过前屈试验进行检查，此法为诊断特发性脊柱侧凸之重要手段。受检者站立，双手平伸并向前弯腰，检查者在前方观察其背部两侧是否对称，倘若存在脊柱侧凸，则背部两侧将显现不均衡。

（三）辨证要点

1.肾气不足证　脊柱侧弯畸形，平时神疲乏力、气短、易劳累，舌质淡红，苔薄白，脉细弱。

2.肾阳亏虚证　脊柱呈侧弯畸形，久坐后腰部隐隐作痛，酸软无力，肢冷，喜暖，舌质淡，脉沉无力。

3.脾肾阳虚证　脊柱呈侧弯畸形，久坐后腰部隐隐作痛，酸软无力，肢冷，喜暖，纳差，倦怠懒言，气短乏力，大便稀溏，舌质淡红，舌体胖大，脉沉无力。

二、诊疗方案

1.以 0.9% 氯化钠注射液 250mL 配骨瓜提取物注射液 70mg，行每日

1次静脉滴注。实施每日1次的腰背部中药熏洗治疗。每日进行1次腰背部红光照射治疗。每日施以1次腰背部艾灸疗法。坚持每日1次的腰背部按摩与康复锻炼。每日施以1次腰背部针灸治疗。每周接受1次腰背部小针刀治疗。

2. 6月14日，主任首次查房记录显示：患者脊柱侧弯，形态如"S"型，背部右侧有明显局限性隆起，但各方向活动未受明显限制，脊柱无压痛感，前屈试验结果阳性，测得脊柱侧弯角度为22°，四肢未引出病理反射，且二便功能均正常。决定继续为患者进行腰背部小针刀治疗。

3. 6月21日，主任二次查房记录如下：患者脊柱侧弯情况仍然存在，形如"S"型，但背部右侧的局限性隆起已有所好转，各方向活动仍然自如，脊柱依旧无压痛，前屈试验接近正常，脊柱侧弯角度减小至15°，四肢病理反射未被引出，二便功能持续正常。决定继续实施腰背部小针刀治疗。

4. 6月28日，主任第三次查房时记录：脊柱侧弯状况已有明显改善，背部右侧的局限性隆起进一步减轻，各方活动均未受限，脊柱无压痛，前屈试验接近正常范围，脊柱侧弯角度已减小至10°，四肢病理反射依然未引出，二便功能保持正常。决定继续腰背部小针刀治疗。患者表示自觉症状已显著减轻，因此请求于今日出院，总计住院22天。

第十六节　桡骨茎突狭窄性腱鞘炎

董某，女，43岁，工人，于2021年9月17日至门诊求医，主诉右桡骨茎突部疼痛，活动受限已达半月。患者自述半月前因过度劳累，导致右桡骨茎突部出现痛感，活动受束缚，虽曾尝试热敷治疗，但症状并未得到显著改善。现今患者症状加重，右桡骨茎突部持续疼痛，活动受限且未有缓解迹象，经门诊医师确诊为"右桡骨茎突狭窄性腱鞘炎"。查见舌苔薄白，脉弦涩。体检发现，右桡骨茎突部存在压痛，但无明显肿胀，腕部在劳累或受寒冷刺激后疼痛加剧，握物显得无力，活动受限，握拳尺偏试验呈阳性。

中医将董某所患之病诊断为筋痛，辨证为气滞血瘀证，西医则诊断为右桡骨茎突狭窄性腱鞘炎。

一、辨证分析

（一）诊断要点

桡骨茎突狭窄性腱鞘炎，常因拇指或腕部的频繁活动，使得拇短伸肌与拇长展肌腱在桡骨茎突部的腱鞘内长期且反复地摩擦，从而引发该处肌腱与腱鞘的无菌性炎症反应。随着病程发展，局部会出现渗出、水肿及纤维化，腱鞘管壁增厚，肌腱局部增粗，进而阻碍肌腱在腱鞘内的正常滑动，导致临床症状的出现。此病起病隐匿，逐渐加重，表现为腕部拇指一侧的骨突（即桡骨茎突）及拇指周边疼痛，致使拇指活动受限。在桡骨茎突处，可触及压痛及摩擦感，有时甚至能摸到轻微隆起的、如豌豆大小的硬结。当将拇指紧握于其余四指之内，并朝向腕的内侧（即尺侧）做屈腕动作时，桡骨茎突处会产生剧烈疼痛。在急性期，局部可能出现肿胀。当增粗的肌腱通过狭窄的腱鞘这一"隧道"时，拇指在屈伸过程中可能会发出响声，因此又有"弹响指"之称。

（二）中医辨病诊断

1. 存在劳损病史，此病好发于家庭主妇及长期从事腕部操作的人群。

2. 桡骨茎突部出现疼痛、肿胀隆起、压痛，腕部在劳累后或受寒冷刺激时疼痛加重，局部腱鞘增厚，握物无力，活动受限。

3. 握拳尺偏试验结果为阳性。

（三）辨证要点

1. 气滞血瘀证 多见于疾病早期，常有急性劳损病史。表现为局部的肿痛，皮肤有轻微灼热感，筋脉显粗。舌苔薄黄或薄白，脉弦或弦涩。

2. 虚寒证 多见于疾病后期，因长期劳损导致。表现为腕部的酸痛乏力，劳累后症状加重，局部有轻度肿胀，筋脉增粗，患者喜欢按压及揉搓患处以求缓解。舌质偏淡，舌苔薄白，脉沉细。

二、诊疗方案

1. 瘀血痹片，每次服用 3 粒，每日需服 3 次，均为口服。每周需进行一次右桡骨茎突的小针刀治疗。

2. 9 月 25 日初次复诊记录。患者反映右桡骨茎突部的疼痛已有显著减轻，活动受限的情况也大有改善。右桡骨茎突部压痛检查呈现可疑阳性，未见明显肿胀，活动受限的状况已有好转，握拳尺偏试验的结果也是可疑阳性。决定继续为患者实施右桡骨茎突的小针刀治疗。

3. 9 月 30 日随访记录。患者表示右桡骨茎突部已无显著疼痛，活动受限的症状也已消失。经检查，右桡骨茎突部已无压痛，未见明显肿胀，活动已无任何限制，握拳尺偏试验的结果为阴性。患者自觉所有症状均已消失，已完全康复。

第十七节　急性腰扭伤

刘某，男，年 34 岁，农民，于 2021 年 9 月 20 日至门诊求医，主诉腰部疼痛、活动受限已达 3 小时。患者自述 3 小时前在搬运重物时不慎扭伤腰部，顿时感到腰部疼痛、活动受限，休息后症状并未明显缓解。经门诊医师诊断为"急性腰扭伤"。查见舌质暗紫，舌苔薄白，脉象弦涩。经详细查体，发现腰部曲度尚算正常，但各方向活动受限，尤其是前屈动作受限最为显著，腰骶关节处存在明显压痛，双下肢直腿抬高试验在 50° 时呈阳性，加强试验则为阴性，拾物试验阳性，双下肢皮肤感觉正常，双下肢肌力达到 5 级，四肢病理反射未引出，二便功能正常。此外，腰椎 CT

（2021 年 9 月 20 日拍摄于黑龙江中医药大学附属第一医院）结果显示腰椎骨质存在退行性改变。

刘某所患疾病的中医诊断为"腰痛"，辨证为气滞血瘀证，西医诊断为急性腰扭伤。

一、辨证分析

（一）诊断要点

急性腰扭伤，指的是腰部肌肉、筋膜、椎间关节，以及腰骶关节的急性损伤，俗称闪腰岔气，在中医学中归属于"瘀血腰痛"的范畴。此病为临床常见病，多发于腰部，且以青壮年和体力劳动者为多见。然而，平时缺乏锻炼者偶然参与劳动时也容易发生此类急性腰扭伤。本病患者以男性居多。腰部范围内的肌肉、筋膜、韧带，以及关节在急性损伤时，可能单独受损，也可能合并损伤，不同部位和组织的损伤，其临床表现也各不相同。急性腰扭伤若能在早期得到妥善治疗，通常能够痊愈。如若失治或误治，则可能导致腰痛迁延不愈，进而转变为慢性疾病。

（二）中医辨病诊断

1. 临床表现　多数患者有腰部扭挫伤史。腰部一侧或两侧出现剧烈疼痛，腰部活动、咳嗽、打喷嚏，甚至深呼吸时，疼痛均会加剧。轻症患者在受伤时可能疼痛不明显，但数小时后或次日症状会加重。重症患者腰部会即刻出现撕裂样疼痛，无法坐立和行走，疼痛有时会牵涉一侧或两侧臀部及大腿后侧。腰肌呈现紧张状态，常见一侧肌肉比另一侧高耸。有时可见脊柱腰段的生理性前曲消失，甚至出现侧曲。患者常用两手撑腰，以防止活动引发更剧烈的疼痛。严重者卧床难起，辗转反侧均感困难。

2. 临床检查　压痛点：在损伤早期，多数患者会有明显的局限性压痛，通常位于腰骶关节、髂嵴后部或第 3 腰椎横突处，同时可触及腰部肌肉明显紧张并伴有压痛。腰部功能检查：腰部在各个方向的活动均受限，尤其是前屈动作受限最为明显。检查时可见患者上床、翻身、起坐均感困难，这些症状可与腰椎间盘突出症等因压迫神经根而引起的下肢痛相鉴别。特殊检查：直腿抬高试验和拾物试验可能呈阳性反应，但加强试验则为阴性。X 线检查：可见脊柱腰段的生理性前曲消失或伴有轻度侧曲。

（三）辨证要点

1. 气滞血瘀证 腰部曾有外伤，腰痛如刺，疼痛剧烈且位置固定，痛处不可触碰，腰部感觉僵硬，活动受限，舌质呈现暗紫色，或可见瘀斑，舌苔薄白或薄黄，脉沉涩。

2. 湿热内蕴证 腰部受伤后疼痛，痛处伴有灼热感，或见关节红肿，口渴但不欲饮水，小便短少色赤，或大便时感急迫，舌质发红，舌苔黄且厚腻，脉濡数或滑数。

二、施治方案

1. 盘龙七片，每次服用 4 片，每日需服 3 次，均为口服。为腰部进行整脊治疗。每周需为腰部进行一次小针刀治疗。

2. 9 月 27 日进行随访。患者自述腰部疼痛及活动受限情况已有显著好转，腰骶关节已无压痛。

第十八节　寰枢关节半脱位

高某，男，49 岁，职员，于 2022 年 3 月 16 日门诊就诊，主诉颈部疼痛并伴有眩晕已持续 20 日。患者自述，约 20 天前无明显诱因下出现颈部疼痛及眩晕，症状时轻时重，屡次发作。近日，颈部疼痛与眩晕症状逐渐加剧，即便休息亦未见明显改善，经门诊医师诊治，确定为"寰枢关节半脱位"。查见舌质暗红，苔薄黄，脉沉弱。详细查体发现，颈椎生理曲度消失，各方向活动受限，颈枕部存在明显压痛，双侧臂丛神经牵拉试验及压头试验均为阴性，但旋颈试验呈阳性。此外，双上肢及双手皮肤感觉正常，肌力达到5级，双上肢肱二头肌腱反射正常，四肢病理反射未引出，二便功能如常。经颈椎正侧位及开口位X线检查（2022年3月16日于黑龙江中医药大学附属第一医院拍摄）结果显示颈椎生理曲度消失，颈椎椎体存在骨质退行性改变，确诊为颈椎病。同时，颈椎开口位影像显示寰枢关节半脱位。

针对高某的病情，中医诊断为骨错缝，依据辨证为气滞血瘀之证，而西医则明确诊断为寰枢关节半脱位。

一、辨证分析

（一）诊断要点

寰枢关节半脱位，常由外伤、劳损、炎症，以及退行性变等因素引发，导致寰枢椎间的正常活动受限或固定，进而刺激局部或相关的血管、神经等，产生一系列症状。影像学上，可见寰枢关节间隙的异常改变。需注意的是，齿侧间隙的不对称不能单独作为诊断依据。唯有在张口正位片上，寰齿侧间隙两侧差值成人大于3cm、儿童大于5cm时，并加照左右双斜15°的开口正位片，若寰齿侧间隙差值依旧存在，且寰枢关节面有错动，方可确诊为寰枢关节旋转半脱位。

（二）中医辨病诊断

1.临床表现 旋转绞锁固定症状，表现为特发性斜颈、颈部僵直疼痛、活动受限，特别是旋转活动明显受限；椎/基底动脉缺血症状，如头晕、头痛、恶心、呕吐等；交感神经受刺激症状，如恶心、呕吐、耳鸣等；C_2脊神经受刺激症状，如枕项部感觉异常、颈部疼痛、活动受限，偶见眼眶胀痛、视物模糊，以及颈髓受压症状，表现为四肢无力、步态不稳等。

2.临床检查 枢椎棘突侧向偏歪，横突、椎弓、后关节一侧隆起，并伴有明显压痛，被动运动会加剧疼痛，而对侧则呈现凹陷且无压痛。若神经受累，可出现皮肤痛觉过敏或迟钝；若脊髓受累，上肢可表现为肌力减弱、握力减退、腱反射亢进、霍夫曼征阳性、旋颈试验阳性，下肢则表现为肌张力增高、步态不稳、跟－膝－胫试验亢进、巴宾斯基征阳性，以及位置觉和振动觉减退。

3. X线检查 齿状突与寰椎侧块的解剖关系受到破坏，左右寰齿距离增宽。

（三）辨证要点

1. 气滞血瘀证 扭伤后，颈部疼痛剧烈，刺痛或胀痛，舌红或紫暗，脉弦细。

2. 气血两虚证 颈部酸痛，遇劳则甚，动作不利，体倦乏力，面色无华。舌质淡，脉细无力。

3. 肝肾亏虚证 颈部隐痛，遇劳更甚，卧则减轻，酸软无力，喜按喜揉。偏阳虚者面色无华，手足不温，舌质淡，脉沉细。

二、诊疗方案

1. 活血止痛膏，每日1贴，每日1次，外用。手法复位。每周1次行颈部小针刀治疗。

2. 3月23日随访，患者自觉颈部疼痛伴眩晕明显好转，查颈椎开口位（2022年3月23日拍摄于黑龙江中医药大学附属第一医院）示寰枢关节结构正常。

附录　骨伤科常用中药方剂

二画

1. 十灰散（《十药神书》）

组成：大蓟、小蓟、荷叶、侧柏叶、茅根、茜根、山栀、大黄、牡丹皮、棕榈皮各 9g。

功效及适应证：凉血止血。主治血热妄行之上部出血证。

歌诀：十灰散用十般灰，柏茅茜荷丹棕煨。二蓟栀黄各炒黑，上部出血势能摧。

2. 十全大补汤（《太平惠民和剂局方》）

组成：党参 10g，白术 10g，茯苓 10g，炙甘草 5g，川芎 6g，当归 10g，熟地黄 10g，白芍 10g，肉桂 3g，黄芪 10g。

功效及适应证：温阳补血。主治骨折脱位损伤后期血虚和阳虚者。

歌诀：四君四物八珍汤，气血双补是名方。再加黄芪与肉桂，十全大补效更强。

3. 七厘散（《良方集腋》）

组成：血竭、儿茶、乳香（制）、没药（制）、红花、朱砂、冰片、麝香。

功效及适应证：活血化瘀，消肿止痛。主治外伤血瘀肿痛、外伤出血、扭伤等。

歌诀：七厘散治跌打伤，血竭红花冰麝香。乳没儿茶朱砂末，外敷内服均见长。

4. 人参养荣汤（《三因极一病证方论》）

组成：黄芪30g，当归30g，桂心30g，炙甘草30g，橘皮30g，白术30g，人参30g，白芍90g，熟地黄9g，五味子4g，茯苓4g，远志15g。

功效及适应证：益气补血，养心安神；心脾气血两虚证。主治倦怠无力，食少无味，惊悸健忘，夜寐不安，虚热自汗，咽干唇燥，形体消瘦，皮肤干枯，咳嗽气短，动辄喘甚；或疮疡溃后气血不足，寒热不退，疮口久不收敛。

歌诀：人参养荣本十全，去芎陈志五味添。食少神衰心气怯，养荣益气损能填。

5. 八仙逍遥汤（《医宗金鉴》）

组成：苦参、川椒、黄柏、苍术、牡丹皮、甘草、荆芥、防风、川芎、当归。

功效及适应证：祛风散瘀，活血通络。主治软组织损伤后瘀滞疼痛，或风寒湿邪侵注，筋骨酸痛等症。

歌诀：八仙逍遥基参椒，黄柏苍术丹皮挑。荆防归芎与甘草，祛风通络瘀痛消。

6. 八珍汤（《正体类要》）

组成：当归、川芎、熟地黄、白芍、人参、白术、茯苓、甘草。

功效及适应证：气血双补。主治气血两虚。

歌诀：双补气血八珍汤，四君四物一枣姜。再加黄芪与肉桂，十全大补效更强。

7. 八厘散（《医宗金鉴》）

组成：土鳖虫、乳香、没药、血竭、生半夏、当归、巴豆霜、砂仁、雄黄、香甜瓜子。

功效及适应证：接骨散瘀。主治跌打损伤。

歌诀：八厘然铜古铜钱，红花木鳖麝丁全。乳香没药同苏木，血竭调和酒服痊。

三画

1. 三仁汤（《温病条辨》）

组成：杏仁 15g，生薏苡仁 18g，白蔻仁 6g，厚朴 6g，半夏 15g，竹叶 6g，滑石 18g，通草 6g。

功效及适应证：清利湿热，宣畅气机。主治湿温初起，头痛恶寒，面色淡黄，身重疼痛，午后身热，胸闷不饥等症。

歌诀：三仁杏蔻与苡仁，朴夏通草滑竹增。宣畅气机清湿热，湿重热轻在气分。

2. 三妙丸（《丹溪心法》）

组成：苍术、黄柏（酒炒）、牛膝。

功效及适应证：清热燥湿，宣痹止痛。主治湿热痹，系湿热下注而致足膝关节红肿疼痛重着，伴乏力，纳呆，舌苔黄腻，脉濡滑。

歌诀：二妙散本苍柏研，若云三妙牛膝添。再加苡仁名四妙，湿热下注廉便验。

3. 三痹汤（《妇人大全良方》）

组成：熟地黄、白芍、当归、川芎、人参、黄芪、茯苓、甘草、防风、独活、杜仲、牛膝、续断、桂心、细辛、秦艽、生姜。

功效及适应证：补肝肾，祛风湿。主治气血凝滞，手足拘挛，筋骨痿软，风湿痹痛等。

歌诀：若去寄生加芪续，汤名三痹古方珍。

4. 大成汤（《仙授理伤续断秘方》）

组成：木通、枳壳、厚朴、当归、芒硝、大黄、苏木、红花、陈皮、甘草。

功效及适应证：攻下逐瘀。主治跌打损伤后，瘀血内蓄、昏睡、二便秘结、腹胀等症。

歌诀：仙授理伤大成汤，木通枳朴归硝黄。苏木红花陈皮草，攻下逐瘀二便畅。

5. 大承气汤（《伤寒论》）

组成：大黄 12g，厚朴 15g，枳实 12g，芒硝 9g。

功效及适应证：活血化瘀，行气导滞。主治脊柱骨折后腹胀痛、便秘、陈伤血瘀、创伤腹膜血肿、脑震荡。

歌诀：大承气汤用硝黄，配伍枳朴泻力强。痞满燥实四症见，峻下热结宜此方。

6. 小活络丹（《太平惠民合剂局方》）

组成：胆南星、川乌、草乌、地龙、乳香、没药。

功效及适应证：温经活络，搜风除湿，祛痰逐瘀。主治风湿痹痛，肢体关节等处疼痛，酸楚，重着，麻木等。遇阴寒潮湿加剧，严重者疼痛，酸楚显著，关节肿大，屈伸不利，步履艰难，行动受阻，舌苔薄白或薄腻，脉弦紧或濡缓。

歌诀：小活络丹用地龙，二乌乳没并胆星。中风手足皆麻木，风痰瘀血闭在经。

四画

1. 天麻丸（《中华人民共和国药典》）

组成：天麻、羌活、独活、萆薢、附子、地黄、玄参、当归、杜仲、牛膝。

功效及适应证：养血祛风，活血通络，舒筋止痛。主治风寒湿痹痛。表现为肢体关节疼痛，酸楚、重着、麻木，而常以腕膝为主。

歌诀：天麻羌独萆薢强，附地玄归杜仲帮。牛膝活血通络畅，养血祛风止痛良。

2. 五味消毒饮（《医宗金鉴》）

组成：金银花、野菊花、蒲公英、紫花地丁、紫背天葵子。

功效及适应证：清热解毒，消散疔疮。主治火毒结聚之痈疖疔疮。

歌诀：五味消毒治诸疔，银花野菊蒲公英。紫花地丁天葵子，煎加酒服效非轻。

3. 乌梅汤（《奇效良方》）

组成：乌梅480g，黄连500g，黄柏180g，人参180g，当归120g，附子180g，桂枝180g，川椒120g，干姜300g，细辛180g。

功效及适应证：安蛔止痛。主治蛔厥，症见上腹阵发性剧痛、恶心呕吐或吐蛔，发作时则冷汗出、四肢凉，脉弦紧或伏者。可用本方或成药丸剂治疗胆道蛔虫症，也可治疗慢性肠炎、久痢而具有寒热错杂之证者。

歌诀：乌梅附桂椒姜辛，当归黄柏连人参。温脏安蛔医久痢，寒热错杂症纷纭。

4. 六君子汤（《医学正传》）

组成：党参、白术、茯苓、炙甘草、半夏、陈皮。

功效及适应证：健脾化痰理气。主治骨折脾气不运，气血运不畅，痰阻等。

歌诀：四君子汤中和义，参术茯苓甘草比。益以夏陈名六君，健脾化痰又理气。

5. 六味地黄汤（《小儿药证直诀》）

组成：熟地黄15g，山茱萸12g，山药12g，泽泻9g，茯苓9g，牡丹皮9g。

功效及适应证：滋补肝肾。主治疾病过程中出现肝肾阴虚、虚火上炎之证，如腰膝酸软、眩晕、耳鸣、咽干、喉痛、潮热、遗精等。以本方加减，可治疗慢性肾炎、糖尿病、高血压、神经衰弱、慢性泌尿系统感染，以及月经过多等肝肾阴虚证候者。

歌诀：六味地黄益肝肾，山药丹泽萸苓掺。

五画

1. 正骨紫金丹（《医宗金鉴》）

组成：丁香、木香、血竭、熟大黄、红花、当归头、莲肉、白茯苓、白芍、牡丹皮、甘草。

功效及适应证：行气活血，消肿止痛。主治跌打损伤，并一切疼痛，瘀血凝聚。

歌诀：正骨紫金血竭莲，大黄丁香木香连。归芍苓草丹红花，活血生血此方研。

2. 左归丸（《景岳全书》）

组成：熟地黄 30g，山药 6g，枸杞子 6g，茯苓 6g，山茱萸 6g，炙甘草 3g。

功效及适应证：补益肾阳。主治损伤日久或骨疾病后，肾水不足，精髓内亏，腰膝腿软，头昏眼花，虚热盗汗等症。

歌诀：左归丸内山药地，萸肉枸杞与牛膝。菟丝龟鹿二胶合，壮水之主方第一。

3. 右归丸（《景岳全书》）

组成：熟地黄 15g，山药 15g，山茱萸 10g，枸杞子 15g，杜仲 15g，菟丝子 15g，附子 10g，肉桂 3g，当归 12g，鹿角胶 15g。

功效及适应证：补益肾阳。主治骨及软组织伤患后期，肝肾不足，精血虚损而致神疲气乏，或肢冷酸软无力。

歌诀：右归丸中地附桂，山药菟丝茱萸归。鹿胶杜仲枸杞子，益火之源此方魁。

4. 归脾汤（《济生方》）

组成：白术 10g，党参 3g，黄芪 10g，茯苓 10g，甘草 4.5g，远志 3g，酸枣仁 10g，木香 1.5g，龙眼肉 4.5g，当归 3g。

功效及适应证：养心健脾，补益气血。主治骨折后期气血不足，神经衰弱，慢性溃疡。

歌诀：归脾汤用参术芪，归草茯神远志齐。酸枣木香龙眼肉，煎加姜枣益心脾。怔忡健忘俱可却，肠风崩漏总能医。

5. 四生丸 (《妇人大全良方》)

组成：生荷叶、生艾叶、生柏叶、生地黄。

功效及适应证：凉血止血。主治血热妄行。

歌诀：四生丸中三生叶，侧柏艾叶荷叶兼。生地合用为丸服，血热吐衄效可验。

6. 四妙丸 (《丹溪心法》)

组成：苍术、牛膝、黄柏、薏苡仁。

功效及适应证：清热利湿，舒筋壮骨。主治风寒热痹，湿热下注。湿热佐注之筋骨疼痛，足膝红肿热痛，或两足麻木，痿软无力。

歌诀：二妙散中苍柏兼，若云三妙牛膝添。再加苡仁名四妙，湿热下注痿痹痊。

7. 四妙勇安汤 (《验方新编》)

组成：金银花、玄参、当归、甘草。

功效及适应证：清热解毒，活血止痛。主治脱疽，症见患肢皮色暗红，灼热微肿，疼痛剧烈，久则溃烂，脓水淋漓，烦热口渴，舌红脉数。

歌诀：四妙勇安用当归，银花玄参甘草随。清热解毒兼活血，阳证脱疽此方魁。

8. 生血补髓汤 (《伤科补要》)

组成：生地黄 12g，芍药 9g，川芎 6g，黄芪 9g，杜仲 9g，五加皮 9g，牛膝 9g，红花 5g，当归 9g，续断 9g。

功效及适应证：调理气血，舒筋活络。主治扭挫伤及脱位骨折的中后期，患处未愈合并有疼痛者。

歌诀：生血补髓地芍芪，芎仲五加同牛膝。当归续断加红花，活血舒筋调血气。

9. 生脉散（《医学启源》）

组成：人参 1.6g，麦冬 1.6g，五味子 7 粒。

功效及适应证：益气敛汗，养阴生津。主治骨折后期，热伤气津或损伤气血，汗出气短，体倦肢凉，心悸脉虚者。

歌诀：生脉麦味与人参，保肺生津又提神。气少汗多兼口渴，病危脉绝急煎斟。

10. 仙方活命饮（《外科发挥》）

组成：白芷、贝母、防风、赤芍、当归尾、甘草、皂角刺、穿山甲、天花粉、乳香、没药、金银花、陈皮。

功效及适应证：清热解毒，消肿溃坚，活血止痛。主治热毒壅滞，痈疡肿毒初起。

歌诀：仙方活命君银花，归芍乳没陈皂甲。防芷贝粉甘酒煎，阳证痈疡内消法。

11. 白虎桂枝汤（《金匮要略·疟病脉证并治》）

组成：知母、石膏、甘草、粳米、桂枝。

功效及适应证：清热化湿，祛风通络。主治热痹，症见关节疼痛，红肿灼热，痛不可触，得冷则舒，伴口渴，烦闷不安，舌苔黄腻，脉滑数。

歌诀：白虎膏知粳米甘，清热生津止渴烦。气分热盛四大证，益气生津人参添。

12. 加味乌药汤（《济阴纲目》）

组成：乌药、缩砂、木香、延胡索、香附、甘草、生姜。

功效及适应证：行气活血，调经止痛。主治血气凝滞，经前腹胀痛，胀过于痛。

歌诀：加味乌药汤砂仁，香附木香乌草伦。配入玄胡共六味，经前胀痛效堪珍。

13. 圣愈汤（《兰室秘藏》）

组成：当归 9g，熟地黄 15g，白芍 9g，川芎 6g，人参 10g，黄芪

15g。

功效及适应证：益气、摄血、补血。主治骨折脱位损伤后期血虚、气虚。

歌诀：东垣方中有圣愈，四物汤内加参芪。气虚血弱均能补，经期量多总能医。

六画

1. 托里透脓散（《医宗金鉴》）

组成：党参10g，附子3g，川芎10g，当归15g，黄芪12g，白术12g，赤芍9g，木香9g，穿山甲9g，甘草6g，陈皮9g，茯苓20g。

功效及适应证：托里透脓。主治痈疽已成未溃而气血衰弱者。

歌诀：托里透脓参术芪，茯苓归芎芍草枯。皂刺白芷金银花，扶正托毒效称奇。

2. 当归补血汤（《内外伤辨惑论》）

组成：黄芪15～30g，当归3～6g。

功效及适应证：补气生血。主治血虚发热，以及大出血后脉芤，重按无力，气血两虚等证。

歌诀：当归补血重黄芪，甘温除热法颇奇。芪取十份归二份，阳生阴长理奥妙。

3. 当归鸡血藤汤（《中医伤科学》）

组成：当归、熟地黄、龙眼肉、白芍、丹参、鸡血藤。

功效及适应证：补血活血，舒筋活络。主治骨伤后期气血虚弱者，肿瘤经放疗或化疗有白细胞及血小板减少者。

歌诀：当归鸡血藤汤好，外伤日久气血少。地黄桂圆芍丹参，每日一剂康复早。

4. 当归拈痛丸（《医学启源》）

组成：苦参、防风、羌活、猪苓、茵陈、黄芩、党参、甘草、升麻、知母、葛根、白术、苍术、泽泻。

功效及适应证：除湿清热散风。主治热痹，症见全身肢体筋骨疼痛，关节肿胀热痹，以下肢为甚，口苦口干，胸脘痞闷，小便短黄，舌苔黄腻，脉弦滑。

歌诀：当归拈痛泽猪苓，二术羌葛苦茵芩。升麻防风知参草，湿重热轻兼风挠。

5. 血府逐瘀汤（《医林改错》）

组成：桃仁、红花、当归、生地黄、川芎、赤芍、牛膝、桔梗、柴胡、枳壳、甘草。

功效及适应证：活血祛瘀，行气止痛。主治胸中血瘀证。

歌诀：血府当归生地黄桃，红花枳壳草赤芍。柴胡芎桔牛膝等，血化下行不作劳。

6. 行气活血汤（《古今名方》）

组成：郁金、紫苏梗、当归尾、制乳香、香附、延胡索、青皮、茜草、木香、泽兰、红花。

功效及适应证：行气活血。主治腹部气血两伤，肿胀疼痛，行走不便等症。

歌诀：行气活血用玄胡，郁金苏梗归香附。茜草青皮乳香制，泽兰木香红花服。

7. 壮筋养血汤（《伤科补要》）

组成：当归9g，川芎6g，白芷9g，续断12g，红花5g，生地黄12g，牛膝9g，牡丹皮9g，杜仲6g。

功效及适应证：活血壮筋。主治软组织损伤。

歌诀：壮筋养血杜续膝，归芎地芷红丹皮。活血壮筋治法好，新旧筋伤两相宜。

8. 壮筋续骨丹（《伤科大成》）

组成：当归、川芎、白芍、熟地黄、杜仲、川续断、五加皮、骨碎补、桂枝、三七、黄芪、豹骨、补骨脂、菟丝子、党参、木瓜、刘寄奴、地鳖虫。

功效及适应证：壮筋续骨。主治骨折、脱位、伤筋中后期。

歌诀：壮筋续骨菟三七，豹骨仲断鳖参芪。四物木瓜碎补骨，桂枝寄奴五加皮。

9. 防风汤（《备急千金要方》）

组成：防风、当归、茯苓、杏仁、黄芩、秦艽、葛根、麻黄、肉桂、生姜、甘草、大枣。

功效及适应证：祛风通络，散寒除湿。主治行痹（风痹），症见肢体关节疼痛，游走不定，屈伸不利，伴恶风发热，头痛，舌苔薄白或白腻，脉浮。

歌诀：防风汤中防麻黄，归桂秦艽葛根姜。茯苓杏芩草枣配，祛风通络行痹方。

七画

1. 身痛逐瘀汤（《医林改错》）

组成：秦艽 3g，川芎 6g，桃仁、红花各 9g，甘草 6g，羌活 3g，没药 6g，当归 9g，五灵脂 6g，香附 3g，牛膝 9g，地龙（去土）6g。水煎服。

功效及适应证：活血行气，祛风除湿，通痹止痛。主治瘀血痹阻经络证，症见肩痛、臂痛、腰痛、腿痛，或周身疼痛经久不愈。

歌诀：身痛逐瘀亦桃红，脂艽羌附与地龙。牛膝红花草川芎，通络止痛力量雄。

2. 羌活胜湿汤（《脾胃论》）

组成：羌活、独活各 6g，藁本 6g，防风 6g，川芎 6g，蔓荆子 10g，甘草 3g。

功效及适应证：祛风除湿。主治伤后风湿邪客者。

歌诀：羌活胜湿草独芎，蔓荆藁本与防风。湿邪在表头腰痛，愈病功归微汗中。

3. 补中益气汤（《内外伤辨惑论》）

组成：黄芪 15g，党参 12g，白术 12g，陈皮 3g，炙甘草 5g，当归 10g，升麻 5g，柴胡 5g。

功效及适应证：补中益气。主治骨折脱位后期，元气亏虚，损伤气血，中气不足诸症。

歌诀：补中益气芪术陈，升柴参草当归身。升举清阳治下陷，气虚发热甘温除。

4. 补阳还五汤（《医林改错》）

组成：黄芪 120g，当归尾 3g，赤芍 5g，地龙 3g，川芎 3g，红花 3g，桃仁 3g。

功效及适应证：活血补气，疏通经络。主治气虚而血不行的半身不遂，口眼㖞斜，以及头、胸髓或脊柱督脉受伤而致的瘫痪。

歌诀：补阳还五赤芍芎，归尾通经佐地龙。四两黄芪为主药，血中瘀滞用桃红。

5. 补筋丸（《医宗金鉴》）

组成：五加皮、蛇床子、沉香、丁香、川牛膝、白云苓、白莲蕊、肉苁蓉、菟丝子、当归（酒洗）、熟地黄、牡丹皮、宣木瓜各 30g，怀山药 24g，人参、广木香各 9g。

功效及适应证：补肾壮筋，益气养血，活络止痛。主治跌仆伤筋，血脉壅滞，青紫肿痛者。

歌诀：补筋丸中地归苓，人参丹膝木香丁。蛇床五加苁蓉茶，怀山木瓜莲蕊沉。

6. 鸡鸣散（《类编朱氏集验医方》）

组成：当归尾、桃仁、大黄。

功效及适应证：攻下逐瘀。主治骨折损伤初期瘀血停滞，疼痛难忍，并见大便秘结者。

歌诀：鸡鸣散中用大黄，归尾桃仁酒煎汤。胸腹挫伤痛难忍，攻下逐瘀是良方。

八画

1. 青娥丸（太平惠民和剂局方）

组成：补骨脂、杜仲、胡桃肉、大蒜头。

功效及适应证：补肾，散寒，止痛。主治肾经虚寒引起的腰腿酸痛，阳痿遗精，小便频数，小腹冷痛。

歌诀：青娥胡桃与大蒜，杜仲补骨蜜盐丸。补肾药与辛通配，肾亏腰痛效可观。

2. 抵当汤（《伤寒论》）

组成：水蛭、虻虫、桃仁、大黄。

功效及适应证：破血下瘀。主治下焦蓄血证。

歌诀：大黄三两抵当汤，里指任冲不指胱。虻蛭桃仁各三十，攻其血下定其狂。

3. 肾着汤（《金匮要略》）

组成：茯苓 15g，白术 12g，干姜 15g，甘草 3g。

功效及适应证：补肾壮骨，强筋通络，祛风除湿，活血祛瘀。主治寒湿瘀血阻滞骨骼经脉，气血受阻而致增生性脊柱炎。

歌诀：肾着汤中用炮姜，茯苓白术炙甘襄。湿伤身痛腰间冷，即此甘姜苓术汤。

4. 知柏地黄汤（《医宗金鉴》）

组成：熟地黄 25g，怀山药 12g，茯苓 10g，泽泻 10g，山茱萸 12g，牡丹皮 10g，知母 10g，黄柏 10g。

功效及适应证：滋水降火。主治腰膝疼痛，头晕目眩，咽干耳鸣，潮热盗汗等严重阴虚者的骨折后期延迟愈合。

歌诀：六味滋阴益肝肾，茱药丹泽地苓丸。阴虚火旺加知柏，附桂温阳逐肾寒。

5. 和营止痛汤（《伤科补要》）

组成：赤芍、当归尾、川芎、苏木、陈皮、桃仁、川续断、乌药、乳香、没药、木通、甘草。

功效及适应证：活血止痛，祛瘀生新。主治损伤瘀积肿痛者。

歌诀：和营止痛汤乌药，归尾苏木与赤芍。桃仁川断芎乳没，木通陈皮加甘草。

6. 金刚丸（《中华人民共和国卫生部药品标准·中药成方制剂》）

组成：肉苁蓉、杜仲、菟丝子、萆薢、猪腰子。

功效及适应证：补肾生精，强壮筋骨。主治痹证日久不愈消瘦，腰腿酸痛无力，劳累后加重，休息后减轻，与天气变化无关，脉沉微。

歌诀：苁蓉杜仲菟薢强，猪腰补肾生精方。金刚丸中藏奥秘，筋骨强健保安康。

7. 金铃子散（《太平圣惠方》）

组成：金铃子、延胡索。

功效及适应证：疏肝泄热，活血止痛。主治肝郁化火证。

歌诀：金铃延胡等分研，黄酒调服或水煎。心腹诸痛由热郁，疏肝泄热痛自蠲。

8. 金匮肾气丸（《金匮要略》）

组成：熟地黄240g，山药120g，山茱萸120g，泽泻90g，茯苓90g，牡丹皮90g，附子30g，肉桂30g。

功效及适应证：温补肾阳。主治伤后肾阳亏损。

歌诀：金匮肾气治肾虚，地黄山药及茱萸。苓泽丹皮合桂附，水中生火在温煦。

9. 肢伤一方（《外伤科学》）

组成：当归、芍药、桃仁、红花、黄柏、防风、川木通、生地黄、甘草。

功效及适应证：行气活血，祛瘀止痛。主治跌打损伤，瘀肿疼痛，四肢骨折或软组织损伤初起者。

歌诀：肢伤一方当芍桃，红柏防通牛地草。加入乳香活气血，用于初期跌打好。

10. 肢伤二方（《外伤科学》）

组成：当归、赤芍、川续断、威灵仙、生薏苡仁、桑寄生、骨碎补、五加皮。

功效及适应证：祛瘀生新，舒筋活络。主治跌打损伤，筋络挛缩疼痛。用于四肢损伤的中后期。

歌诀：肢伤二方赤芍当，苡仁骨碎寄生断。五加皮与威灵仙，跌损中后筋络挛。

11. 肢伤三方（《外伤科学》）

组成：当归、白芍、川续断、骨碎补、威灵仙、川木瓜、花粉、黄芪、熟地黄、自然铜、土鳖。

功效及适应证：补益气血，促进骨折愈合。主治骨折后期愈合较慢者。

歌诀：肢伤三方白芍归，木瓜花粉川断碎。骨折后期益气血，土鳖铜芪熟地黄威。

12. 定痛和血汤（《伤科补要》）

组成：桃仁、红花、乳香、没药、当归、秦艽、川续断、蒲黄、五灵脂。

功效及适应证：活血定痛。主治各部损伤，瘀血肿痛等症。

歌诀：定痛和血汤蒲黄，桃红当归没乳香。秦艽川断五灵脂，活血定痛治诸伤。

13. 参苓白术散（《温病条辨》）

组成：党参 9g，茯苓 9g，白术 9g，炙甘草 3g，炒扁豆 12g，山药

12g，薏苡仁 12g，莲肉 9g，陈皮 6g，砂仁 3g，桔梗 3g，大枣 5 枚。

功效及适应证：补气健脾，和胃渗湿。主治脾肺气虚，湿痰不化之食少乏力、便溏或泄，或咳嗽痰多等症。用本方加减可治疗慢性肠炎久泻、结核病之身疲乏力、痰多食少，以及慢性肾炎等见有上述证候者。

歌诀：参苓白术扁豆陈，山药甘莲砂苡仁。桔梗上行兼保肺，枣汤调服益脾神。

九画

1. 牵正散（《杨氏家藏方》）

组成：白附子 15g，僵蚕 15g，全蝎 3g。

功效及适应证：祛风痰，止痛挛。主治风痰阻络之口眼㖞斜、面肌抽动（如面神经炎）。

歌诀：牵正散治口眼斜，白附僵蚕全蝎研。等分为末热酒下，祛风化痰痉能解。

2. 骨质增生丸（《外伤科学》）

组成：熟地黄、肉苁蓉、骨碎补、鸡血藤、淫羊藿、莱菔子。

功效及适应证：补肾生髓壮骨，活血舒筋止痛，理气和中。主治肥大性脊柱炎，颈椎病，骨刺，足跟痛，大骨节病，创伤性关节炎，以及骨折愈合迟缓或久不生骨痂。

歌诀：熟地苁蓉碎补藤，淫羊藿与莱菔朋。补肾壮骨活血通，理气和中止痛灵。

3. 复元活血汤（《医学发明》）

组成：柴胡 15g，瓜蒌根 9g，当归 9g，红花 6g，甘草 6g，穿山甲 6g，大黄 30g，桃仁 15g。

功效及适应证：活血祛瘀，疏肝通络。主治跌打损伤，瘀血阻滞证，症见胁肋瘀肿，痛不可忍。

歌诀：复元活血主桃红，花粉柴胡黄草充。益以当归炮山甲，损伤瘀血酒煎攻。

4. 复元通气散（《正体类要》）

组成：木香、茴香、青皮、陈皮、穿山甲、白芷、甘草、漏芦、贝母。

功效及适应证：清热解毒，行气散瘀。主治乳痈便毒肿痛，及气滞肿毒。如打仆伤损，闪肭作痛。

歌诀：复元通气木茴香，青陈二皮白芷甘。贝母山甲甘草芦，行气散瘀肿毒止。

5. 顺气活血汤（《伤科大成》）

组成：紫苏梗、厚朴、枳壳、砂仁、归尾、红花、木香、炒赤芍、桃仁、苏木、香附。

功效及适应证：行气活血，祛瘀止痛。主治胸腹挫伤，气滞血瘀，胀满作痛。

歌诀：顺气活血苏梗朴，枳归红花木香附。赤芍桃仁苏木仁，行气活血祛瘀主。

6. 保和汤（《修月鲁般经》引《劳证十药神书》）

组成：山楂180g，神曲60g，莱菔子30g，茯苓90g，陈皮30g，半夏90g，连翘30g（研末为丸，每服6～9g，每日2次。也可按比例煎服）。

功效及适应证：消食和胃。主治停食所致的胸脘痞满胀痛、厌食、嗳腐吞酸或大便不调，苔黄腻，脉滑等。

歌诀：保和丸用曲与楂，陈夏苓翘菔子加。消食和中兼化湿，随方亦有用砂芽。

7. 独参汤（《景岳全书》）

组成：人参。

功效及适应证：大补元气，回阳固脱，兼有养血活血之功。主治产后失血过多，阳气虚浮欲脱所致的产后昏厥。

歌诀：独参汤独用人参，产后失血效堪珍。

8. 活血止痛汤（《伤科大成》）

组成：当归、苏木、落得打、川芎、红花、乳香、没药、三七、炒赤芍、陈皮、紫荆藤、地鳖虫。

功效及适应证：活血止痛。主治损伤瘀血，红肿疼痛。

歌诀：活血止痛归木芎，红花乳香没药虫。落得紫荆藤三七，再加陈皮赤芍成。

9. 活血祛瘀汤（《临证医案医方》）

组成：当归、红花、土鳖、自然铜、狗脊、骨碎补、乳香、没药、三七、路路通、桃仁。

功效及适应证：活血化瘀，通络消肿，续筋接骨。主治骨折及软组织损伤的初期。

歌诀：活血祛瘀汤桃红，乳没三七归路通。损伤初期消瘀痛，狗脊土鳖骨碎铜。

10. 济川煎（《景岳全书》）

组成：当归10g，肉苁蓉12g，怀牛膝6g，泽泻12g，升麻9g，枳壳6g。

功效及适应证：温阳壮阳通便。主治肾虚便秘。

歌诀：济川归膝肉苁蓉，泽泻升麻枳壳从。阴虚血弱肠中燥，滋阴补血便自通。

十画

1. 桂枝芍药知母汤（《金匮要略》）

组成：桂枝、芍药、知母、防风、白术、麻黄、附子、生姜、甘草。

功效及适应证：祛风化湿，温经宣痹，养阴清热。主治历节，系风寒湿邪久羁筋骨，痹阻经脉，损伤正气。症见肢体疼痛肿大，脚肿如脱，身体瘦弱，头眩短气，泛泛欲吐，或发热，舌淡苔白，脉沉细。

歌诀：桂枝芍药知母汤，甘草生姜与麻黄。白术防风加附子，寒热错杂此方良。

2. 桃仁承气汤（《温疫论》）

组成：大黄、芒硝、桃仁、当归、芍药、牡丹皮。

功效及适应证：活血化瘀，通络止痛。主治下焦瘀热，热结血室。

歌诀：桃核承气五药施，甘草硝黄并桂枝。瘀热互结小腹胀，如狂蓄血功效奇。

3. 桃红四物汤（《医宗金鉴》）

组成：当归9g，川芎6g，白芍9g，生地黄12g，桃仁10g，红花6g。

功效及适应证：活血化瘀。主治骨折脱位损伤初期之瘀血未消者。

歌诀：四物汤中桃红入，活血行血又逐瘀。

4. 桃红散（《永类钤方》）

组成：桃仁、红花、川芎、当归、灵仙。

功效及适应证：活血化瘀，祛风通络。主治诸痹日久不愈形成血瘀证或心痹。

歌诀：桃仁红花活血添，当归补血通经显。灵仙祛风络通畅，血瘀心痹皆可痊。

5. 桃核承气汤（《伤寒论》）

组成：桃仁12g，大黄12g，桂枝6g，甘草6g，芒硝6g。

功效及适应证：逐瘀泄热。主治下焦蓄血证，症见少腹急结，小便自利，神志如狂，甚则烦躁谵语，至夜发热，以及血瘀经闭，痛经，脉沉实而涩者。

歌诀：桃核承气用硝黄，桂枝甘草合成方。下焦蓄血急煎服，解除夜热烦如狂。

6. 柴胡疏肝散（《医学统旨》）

组成：柴胡、芍药、枳壳、甘草、川芎、香附。

功效及适应证：疏肝理气止痛。主治胸胁损伤。

歌诀：柴胡疏肝芍川芎，枳壳陈皮草香附。疏肝行气兼活血，胁肋疼痛皆能除。

7. 透脓散（《外科正宗》）

组成：人参 15g，白术 10g，穿山甲 20g，白芷 10g，升麻 10g，甘草 6g，当归 15g，生黄芪 20g，皂角刺 12g，青皮 10g。

功效及适应证：托毒排脓。主治痈疽诸毒。

歌诀：透脓散治脓不溃，生芪皂刺甲芎归。程氏透脓皂甲芷，归芎黄芪银蒂施。透脓溃坚又托毒，正气不支邪毒实。

8. 健骨丸（《沈氏尊生书》）

组成：龟甲、熟地黄、黄柏、知母、白芍、锁阳、干姜、陈皮。

功效及适应证：滋阴降火，强壮筋骨。主治痹证，表现为下肢关节疼痛，午后潮热、盗汗、口干，自觉关节处发热，舌质红，少苔有裂纹，脉细数。

歌诀：健骨滋阴降火强，龟地知柏锁阳帮。白芍干姜陈皮佐，筋骨强健效彰彰。

9. 健脾散（《苏沈良方》）

组成：苍术、白术、茯苓、陈皮、甘草、薏苡仁、防己、五加皮、防风、羌活、独活、生姜、大枣。

功效及适应证：健脾除湿。主治骨折或损伤后期，肢体肿胀。

歌诀：健脾苍术苓草陈，薏苡加皮合大枣。二防生姜羌独活，消补兼施不伤正。

十一画

1. 接骨紫金丹（《杂病源流犀烛》）

组成：地鳖虫、乳香、没药、自然铜、骨碎补、大黄、血竭、硼砂、当归。

功效及适应证：祛瘀、续骨、止痛。主治损伤骨折，瘀血内停者。

歌诀：接骨紫金地鳖虫，硼砂乳没当归身。碎补然铜大黄竭，续筋接骨有奇功。

2. 黄芪桂枝五物汤（《金匮要略》）

组成：黄芪、芍药、桂枝、生姜、大枣。

功效及适应证：益气温经，和血运痹。主治血痹，肌肤麻木不仁，或疼痛，手足冷，舌质暗淡或青紫，脉弦紧或沉细。

歌诀：黄芪桂枝五物汤，芍药大枣与生姜。益气温经和营卫，血痹风痹功效良。

3. 黄连解毒汤（《外台秘要》引崔氏方）

组成：黄连、黄芩、黄柏、栀子。

功效及适应证：清热解毒。主治一切实热火毒，三焦热盛之证。

歌诀：黄连解毒汤四味，黄芩黄柏栀子备。躁狂大热呕不眠，吐衄发斑均可为。

4. 麻子仁丸（《伤寒论》）

组成：麻仁500g，杏仁250g，大黄500g，枳实250g，厚朴250g，白芍250g。

功效及适应证：润肠通便。主治肠胃燥结之便秘或痔疮便秘。

歌诀：麻子仁丸治便难，枳朴大黄杏芍掺。润肠泄热又行气，胃热肠燥便秘施。

5. 麻桂温经汤（《伤科补要》）

组成：麻黄、桂枝、红花、白芷、细辛、桃仁、赤芍、甘草。

功效及适应证：通经活络祛瘀。主治伤后风寒客注而痹痛者。

歌诀：麻桂温经细辛芷，赤芍桃红甘草使。伤后风寒成痹痛，通经活络病立止。

6. 麻黄附子细辛汤（《注解伤寒论》）

组成：麻黄、细辛、白芷、附片（先煎）、川芎、牛膝。

功效及适应证：温阳散寒。主治阳虚痹痛。

歌诀：麻黄附子细辛汤，温经解表并助阳。

7. 清心药（《证治准绳·疡医》）

组成：当归、牡丹皮、川芎、赤芍、生地黄、桃仁、红花、黄芩、黄连、连翘、栀子、甘草。

功效及适应证：祛瘀消肿，清热解毒。主治开放性骨折、脱位及软组织损伤等。

歌诀：清心药治开放伤，桃红四物甘草尝。清热解毒消瘀肿，芩连翘栀丹皮访。

8. 清营汤（《温病条辨》）

组成：犀角、生地黄、玄参、竹叶心、麦冬、丹参、黄连、银花、连翘。

功效及适应证：清营解毒，透热养阴。主治热入营分证。

歌诀：清营汤治热传营，身热夜甚神不宁。角地银翘玄连竹，丹麦清热更护阴。

9. 青蒿鳖甲汤（《温病条辨》）

组成：青蒿 6g，鳖甲 15g，生地黄 12g，知母 6g，牡丹皮 9g。

功效及适应证：养阴清热。主治阴虚潮热或低热，如热病后期或慢性病低热不退、舌红苔少、脉细数等症。目前常用本方治疗结核病潮热及其他慢性消耗性疾病之低热。

歌诀：青蒿鳖甲地知丹，热由阴虚仔细看。夜热早凉无汗出，养阴透热服之安。

十二画

1. 葛根汤（《伤寒论》）

组成：葛根 12g，桂枝 6g，芍药 6g，麻黄 9g，生姜 9g，炙甘草 6g，大枣 4 枚。

功效及适应证：活血祛瘀，镇痉止痛。主治软组织损伤等症。

歌诀：葛根汤内桂枝芍，更有麻黄一味襄。轻能去实因无汗，有汗除麻加葛尝。

2. 舒筋汤（《外科理例》）

组成：当归、白芍、姜黄、宽筋藤、松节、海桐皮、羌活、防风、续断、甘草。

功效及适应证：祛风舒筋活络。主治骨折及脱位后期，或软组织病变所致的筋络挛痛者。

歌诀：舒筋汤为外伤方，当归白芍与姜黄。松节海桐宽筋藤，羌防甘草与续断。

3. 舒筋活血汤（《伤科补要》）

组成：羌活、防风、荆芥、独活、当归、续断、青皮、牛膝、五加皮、杜仲、红花、枳壳。

功效及适应证：舒筋活血。主治筋络、筋膜、筋腱损伤，并用于脱臼复位后之调理。

歌诀：舒筋活血羌防荆，独活当归续断膏。牛膝加皮并杜仲，红花枳壳又通经。

4. 普济消毒饮（《东垣十书》）

组成：黄芩、黄连、陈皮、甘草、玄参、柴胡、桔梗、连翘、板蓝根、马勃、牛蒡子、薄荷、僵蚕、升麻。

功效及适应证：清热解毒，疏风散邪。主治大头瘟。

歌诀：普及消毒芩连鼠，玄参柑桔蓝根侣。升柴马勃连翘陈，僵蚕薄荷为末咀。或加人参及大黄，大头天行力能御。

5. 犀角地黄汤（《备急千金要方》）

组成：犀角、生地黄、芍药、牡丹皮。

功效及适应证：清热解毒，凉血散瘀。主治热入血分证。

歌诀：犀角地黄芍药丹，血热妄行吐衄斑。蓄血发狂舌质绛，凉血散瘀病可痊。

十三画

1.腰伤二方

组成：钩藤、续断、杜仲、熟地黄、当归、独活、牛膝、威灵仙、白芍、炙甘草、桑寄生。

功效及适应证：补养肝肾，舒筋活络。主治腰部损伤中、后期，腰部酸痛者。

歌诀：腰伤二方归芍找，杜仲熟地炙甘草。独活续断威灵仙，牛膝寄生钩藤好。

2.膈下逐瘀汤（《医林改错》）

组成：五灵脂、当归、川芎、桃仁、牡丹皮、赤芍、乌药、延胡索、甘草、香附、红花、枳壳。

功效及适应证：活血祛瘀，行气止痛。主治膈下瘀阻气滞，形成痞块，痛处不移，卧则腹坠。

歌诀：膈下逐瘀桃牡丹，赤芍乌药玄胡甘。归芎灵脂红花壳，香附开郁血亦安。

十五画

黎洞丸（《医宗金鉴》）

组成：三七、生大黄、阿魏、孩儿茶、天竺黄、血竭、乳香、没药、雄黄、山羊血、冰片、麝香、牛黄、藤黄。

功效及适应证：续筋接骨，疏风活络。主治金疮跌仆伤，发背痈疽，恶疮，瘰疬，刑伤。

歌诀：黎洞丸用山羊血，五黄冰麝三血竭。阿魏儿茶乳没入，开窍活血化瘀结。

十六画

薏苡仁汤（《奇效良方》）

组成：薏苡仁、川芎、当归、麻黄、桂枝、羌活、独活、防风、川乌、苍术、甘草、生姜。

功效及适应证：祛湿通络，祛风散寒。主治着痹（湿痹），症见肢体关节疼痛重着或肿胀，痛有定处，伴手足沉重，活动不便，局部麻木不仁，舌苔白腻，脉象濡缓等。

歌诀：薏苡仁汤麻桂芎，二活防风与川乌。苍术甘草当归合，风湿痹痛可消除。

二十三画

蠲痹汤（《是斋百一选方》）

组成：黄芪、羌活、防风、赤芍、当归、姜黄、炙甘草、生姜。

功效及适应证：益气和营，祛风除湿。主治风寒湿痹而兼有营卫两虚。

歌诀：蠲痹汤中草姜黄，归芪赤芍羌活防。伤后风寒痹痛证，气行血活风不藏。